婴幼儿饮食宜忌全书

刘伟玲 于雅婷 主编

江苏凤凰科学技术出版社

图书在版编目（CIP）数据

婴幼儿饮食宜忌全书 / 刘伟玲, 于雅婷主编. -- 南京 : 江苏凤凰科学技术出版社, 2017.5
（含章. 掌中宝系列）
ISBN 978-7-5537-5746-9

Ⅰ. ①婴… Ⅱ. ①刘… ②于… Ⅲ. ①婴幼儿 - 营养卫生 Ⅳ. ①R153.2

中国版本图书馆CIP数据核字(2015)第297161号

婴幼儿饮食宜忌全书

主　　　编	刘伟玲	于雅婷	
责 任 编 辑	樊　明	葛　昀	
责 任 监 制	曹叶平	方　晨	

出 版 发 行	凤凰出版传媒股份有限公司
	江苏凤凰科学技术出版社
出版社地址	南京市湖南路 1 号 A 楼，邮编：210009
出版社网址	http://www.pspress.cn
经　　　销	凤凰出版传媒股份有限公司
印　　　刷	北京旭丰源印刷技术有限公司

开　　　本	880mm × 1 230mm　1/32
印　　　张	14
字　　　数	380 000
版　　　次	2017年5月第1版
印　　　次	2017年5月第1次印刷

标 准 书 号	ISBN 978-7-5537-5746-9
定　　　价	39.80元

图书如有印装质量问题，可随时向我社出版科调换。

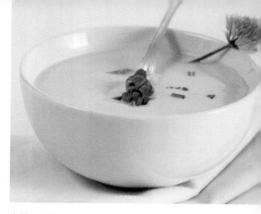

序言 Preface

婴幼儿的健康一直是爸爸妈妈们关心的话题，为了宝宝们的健康，爸爸妈妈们还应多多注意婴幼儿的饮食，尤其是婴幼儿禁忌哪些食物，一定要记清楚。

婴幼儿是比较脆弱的群体，只要适当注意科学喂养，他们一般不会产生营养性疾病。但对于婴幼儿来说，他们的饮食禁忌事项还是需要父母去了解的。

那么宝宝该吃什么、不该吃什么，怎样才能吃得健康、吃出聪明，怎样补充营养才能恰到好处，生病了该怎样护理才有助于恢复健康……相信每位妈妈都会遇到一些困惑，而这些困惑是否得到解决，对宝宝一生的健康会有很大的影响。针对这些问题，《婴幼儿饮食宜忌全书》根据每一个阶段宝宝的一般特点，分别列举了宜吃的食物和忌吃的食物。

在宜吃的食物中，我们详细介绍了每种食物的别名、性味归经、适用量、热量、主要营养素、食疗功效、选购保存、搭配宜忌以及温馨提示等，并且以表格形式展示了食物的主要营养成分，让爸爸妈妈对每一种食材都了如指掌。每一种食材还分别推荐了1~2道实用的营养食谱，详解其原料及制作过程，并翔实分析了每一道食谱的营养与功效，再配上精美、清晰的图片，即使是烹调知识并不丰富的爸爸或妈妈，也能成功制作出对宝宝健康有益的佳肴。

在忌吃的食物中，爸爸妈妈可以清楚了解该种食物不宜吃的理由，真正做到在日常饮食中规避这些食物，从而帮助宝宝远离这些食物，最终确保宝宝的身体健康，喂养出健康、聪明的宝宝。

另外，《婴幼儿饮食宜忌全书》还详细阐述了宝宝所需的各种营养素，让爸爸妈妈对宝宝所需的主要营养素能够全面地有所了解。同时，本书还根据宝宝常见的病症，推荐了合理的饮食调理方法，既安全、健康又有效。

目录 Contents

第一章 | 宝宝成长所需的20大营养素

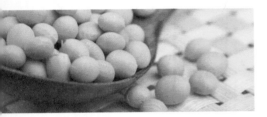

第二章 | 4~6个月宝宝的喂养指南

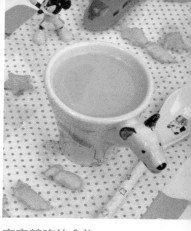

第三章　7～9个月宝宝的喂养指南

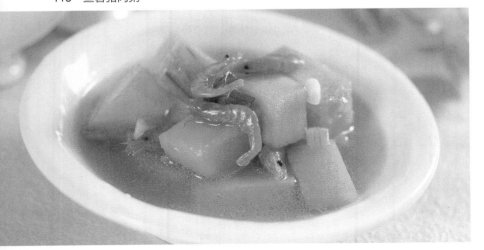

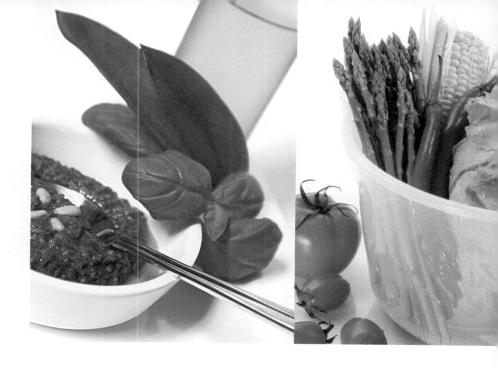

第四章 10~12个月宝宝的喂养指南

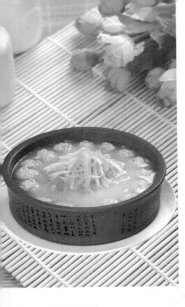

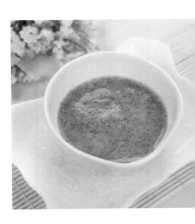

第五章 | 13~18个月宝宝的喂养指南

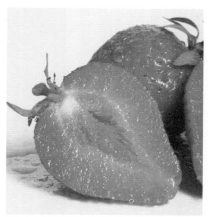

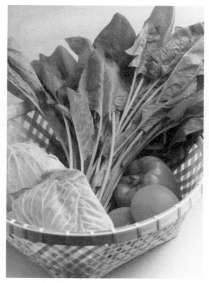

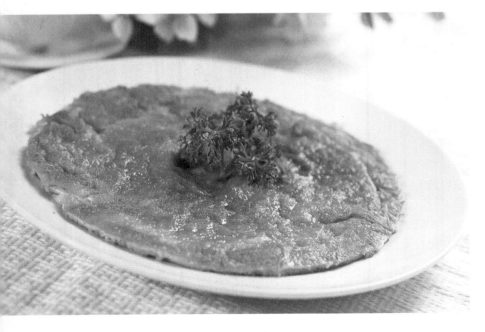

第六章 19～36个月宝宝的喂养指南

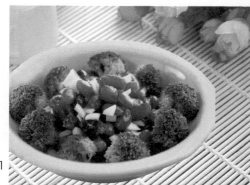

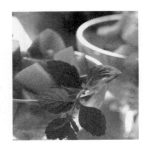
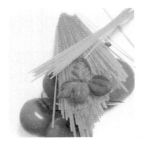
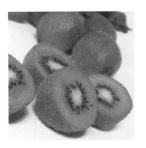

第七章 | 婴幼儿常见疾病的饮食调养

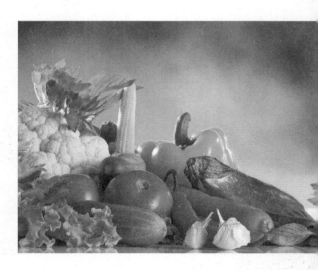

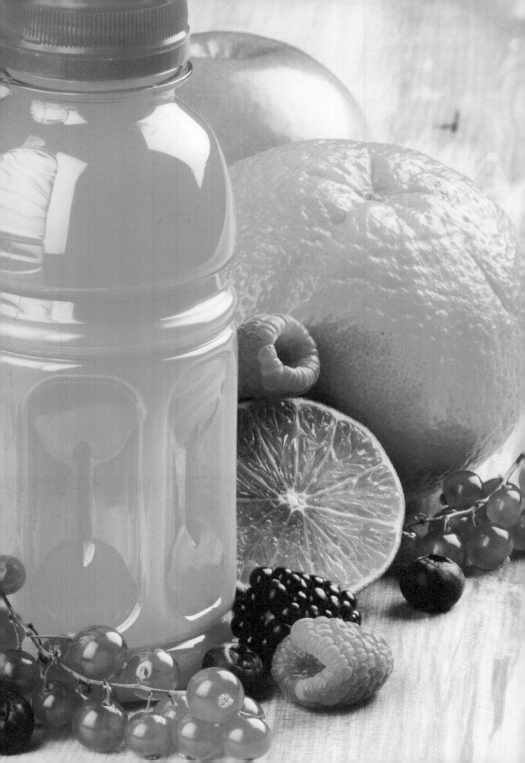

第一章

宝宝成长所需的
20大营养素

宝宝已经4个月大了，

母乳喂养已经不能满足宝宝对营养的需求了，

爸爸妈妈要开始考虑给宝宝添加母乳以外的食物了，

以补充宝宝身体所需的营养。

由于宝宝还小，身体娇弱，

身体各器官均未发育成熟，

再加上成长时期对营养的特殊需求，

就需要格外注意饮食。

那么，具体要注意哪些问题呢？

这一章节，我们将为您解答。

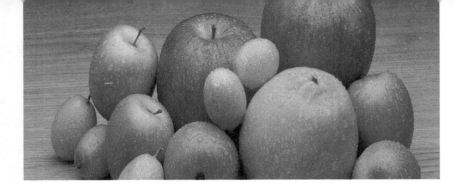

不可缺少的营养素

宝宝成长的每一步都离不开营养，家长们要放弃"吃得越多越好"的错误观点。只有顾及到各种营养素的平衡，才能真正照顾好宝宝。

1 碳水化合物

走近碳水化合物

碳水化合物是人类从食物中汲取能量的主要来源。食物中的碳水化合物分成两类：人体可以吸收利用的有效碳水化合物，如单糖、双糖、多糖；人体不能消化的无效碳水化合物。碳水化合物是一切生物体维持生命活动所需能量的主要来源，它不仅是营养物质，而且有些还具有特殊的生理活性。

碳水化合物的作用

碳水化合物能给宝宝提供身体正常运作的大部分能量，起到保持体温、促进新陈代谢、驱动肢体运动、维持大脑及神经系统正常功能的作用。特别是大脑的功能，完全靠血液中的碳水化合物氧化后产生的能量来支持。碳水化合物中还含有一种不被消化的纤维，有吸水和吸脂的作用，能使宝宝大便畅通。

食物来源

碳水化合物的主要食物来源有谷类、水果、蔬菜等。谷类有水稻、小麦、玉米、大麦、燕麦、高粱等；水果有甘蔗、甜瓜、西瓜、香蕉、葡萄等；蔬菜有胡萝卜、红薯等。

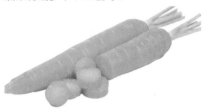

建议摄取量

婴幼儿需要碳水化合物相对比成年人多。1岁以内的婴儿每日每千克体重需要12克碳水化合物，2岁以上的幼儿每日每千克体重需要10克碳水化合物。每克糖能提供热量16.74千焦，每日糖类提供的热量占总热量的35%~65%。

2 蛋白质

走近蛋白质

蛋白质是人体所需营养的重要成分

之一，约占人体体重的18%。食物蛋白质中的各种必需氨基酸的比例越接近人体蛋白质的组成成分，越易被人体消化吸收，其营养价值就越高。一般来说，动物性蛋白质在各种必需氨基酸组成的相互比例上接近人体蛋白质，属于优质蛋白质。

蛋白质的作用

蛋白质是生命的物质基础，是机体细胞的重要组成部分，是人体组织更新和修补的主要原料。人体的每个部分都有蛋白质的参与，如毛发、皮肤、肌肉、骨骼、内脏、大脑、血液、神经、内分泌系统等。宝宝的生长发育比较快，充足的蛋白质是宝宝脑组织生长发育、骨骼生长等新组织形成的必需原料。

食物来源

蛋白质的主要来源是肉、蛋、奶和豆类食品。含蛋白质多的食物包括：畜肉类，如牛肉、羊肉、猪肉、狗肉等；禽肉类，如鸡肉、鸭肉、鹌鹑肉等；海鲜类，如鱼、虾、蟹等；蛋类，如鸡蛋、鸭蛋、鹌鹑蛋等；奶类，如牛奶、羊奶、马奶等；豆类，如黄豆、黑豆等。此外，芝麻、瓜子、核桃、杏仁、松子等干果类食品的蛋白质含量也很高。

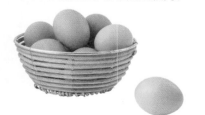

建议摄取量

婴幼儿所摄入的蛋白质大多数用于生长发育，尤其是在宝宝生长和发育最快的头一年，对蛋白质的需求比一生中的其他时间要多得多，大概是成人的3倍。一般来说，新生足月的宝宝，每天每千克体重大约需要2克蛋白质（按照3千克的体重计算，宝宝每天需要630毫升的母乳或450毫升的婴幼儿配方奶粉）。早产儿对蛋白质的需求会更多一些，通常每日每千克体重需要3～4克的蛋白质，当宝宝的体重达到与足月宝宝一样重时（2.5千克以上），对蛋白质的需求就与足月新生儿一样了。1岁以内的宝宝身体发育所需的蛋白质，主要来自于母乳或配方奶粉，平均每天700～800毫升的母乳或配方奶，基本就能满足其生长发育所需。

3 脂肪

走近脂肪

脂肪是构成人体组织的重要营养物质，在大脑活动中起着不可替代的作用。脂肪主要供给人体以能量，是人类膳食中不可缺少的营养素。脂肪酸分为饱和脂肪酸和不饱和脂肪酸两大类。亚麻油酸、次亚麻油酸、花生四烯酸等均属在人体内不能合成的不饱和脂肪酸，只能由食物供给，又称作必需脂肪酸。必需脂肪酸主要存在于植物油中，在动物油脂中含量较少。

脂肪的作用

脂肪具有为人体储存并供给能量、保持体温恒定、缓冲外界压力、保护内脏等作用，并可促进脂溶性维生素的吸收，是身体活动所需能量的最主要来源。

食物来源

富含脂肪的食物有花生、芝麻、开心果、核桃、松仁等干果，及蛋黄、动物类皮肉、花生油、豆油等。油炸食品、面食、点心、蛋糕等也含有较多脂肪。

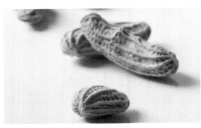

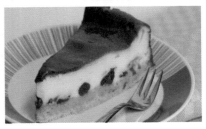

建议摄取量

不同年龄段婴幼儿的生长发育速度相对不同，以能量计算的脂肪摄取量也不同。0～6个月的婴儿，推荐摄取量为总能量的45%～50%。6个月的婴儿按每日摄入人乳800毫升计算，可获得脂肪27.7克，占总能量的47%。6个月至2岁的婴幼儿，每日推荐脂肪摄取量为总能量的35%～40%。2岁以后的幼儿每日推荐

脂肪摄入量为总能量的30%～35%。

4 膳食纤维

走近膳食纤维

膳食纤维是一般不易被消化的食物营养素，主要来自于植物的细胞壁，包含纤维素、半纤维素、树脂、果胶及木质素等。膳食纤维是人们健康饮食不可缺少的营养元素，膳食纤维在维持消化系统健康方面扮演着重要的角色。

膳食纤维的作用

膳食纤维有促进肠道蠕动、抑制有害物质对肠道壁的侵害、促进大便的通畅、减少便秘及其他肠道疾病的发生、增强食欲的作用，能帮助宝宝建立正常的排便规律，保持健康的肠胃功能，可帮助预防成年后的许多慢性病。

食物来源

膳食纤维的食物来源有糙米、胚芽精米，以及玉米、小米、大麦等杂粮。此外，水果类、根菜类和海藻类中食物纤维较多，如柑橘、苹果、香蕉、包菜、菠菜、芹菜、胡萝卜、四季豆、豌豆、薯类和裙带菜等。

建议摄取量

不同年龄段的宝宝所需的膳食纤维量是不同的。4～8个月的婴儿，每天所需的膳食纤维量约为0.5克；1岁左右的幼儿，每天所需的膳食纤维量约为1克；2岁以上的幼儿，每天所需的膳食纤维量为3～5克。

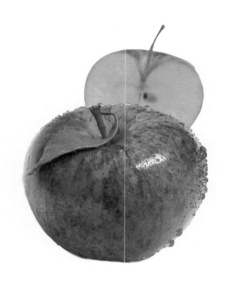

食物来源

富含维生素A的食物有鱼肝油、牛奶、胡萝卜、杏、西蓝花、木瓜、蜂蜜、香蕉、禽蛋、大白菜、荠菜、西红柿、茄子、南瓜、韭菜、绿豆、芹菜、芒果、菠菜、洋葱等。

建议摄取量

0～1岁的婴儿每天维生素A的建议摄取量约为400微克。母乳中含有较丰富的维生素A，用母乳喂养的婴儿一般不需要额外补充。牛奶中维生素A的含量仅为母乳的一半，每天需要额外补充150～200微克。1～3岁的幼儿每日维生素A的建议摄取量为500微克。

5 维生素A

走近维生素A

维生素A的化学名为视黄醇，是最早被发现的维生素，是一种脂溶性维生素，主要存在于海产鱼类肝脏中。维生素A有两种，一种是维生素A醇，是最初的维生素A形态（只存在于动物性食物中）；另一种是β-胡萝卜素，是可在体内转变为维生素A的预成物质（可从植物性及动物性食物中摄取）。

维生素A的作用

维生素A具有维持人的正常视力、维持上皮组织健全的功能，可帮助皮肤、骨骼、牙齿、毛发健康生长，还能促进生殖功能的良好发展。

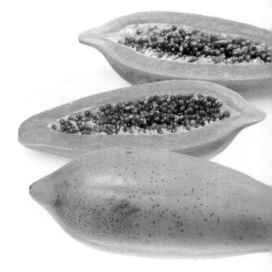

6 维生素B₁

走近维生素B₁

维生素B₁又称硫胺素或抗神经炎素，对神经组织和精神状态有良好的影响。维生素B₁可促进胃肠蠕动，帮助消化，特别是帮助碳水化合物的消化，可增强宝宝的食欲。

维生素B₁的作用

维生素B₁是人体内物质与能量代谢的关键物质，具有调节神经系统生理活动的作用，可以维持食欲和胃肠道的正常蠕动以及促进消化，还能增强记忆力。

食物来源

富含维生素B₁的食物有谷类、豆类、干果类、硬壳果类，其中尤以谷类的表皮部分含量较高，所以谷类加工时碾磨精度不宜过细。蛋类及绿叶蔬菜中维生素B₁的含量也较高。

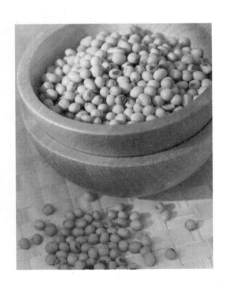

建议摄取量

每100毫升的母乳中，维生素B₁的平均含量约为0.02毫克。0～6个月的婴儿，维生素B₁每日建议摄取量约为0.2毫克；6个月至1岁的婴儿，维生素B₁每日建议摄取量约为0.3毫克；1～3岁的幼儿，维生素B₁每日建议摄取量约为0.6毫克。

7 维生素B₂

走近维生素B₂

维生素B₂又叫核黄素，由异咯嗪与核糖组成，纯维生素B₂为黄棕色针状晶体，味苦，是一种促生长因子。维生素B₂是水溶性维生素，容易被人体消化和吸收，被排出的量随体内的需要以及可能随蛋白质的流失程度而有所增减。如果维生素B₂摄入不足，蛋白质、脂肪、糖类等所有能量代谢都无法顺利进行。维生素B₂不会蓄积在体内，所以时常要通过摄入食物或营养品来补充。

维生素B₂的作用

维生素B₂参与体内生物氧化与能量代谢，在碳水化合物、蛋白质、核酸和脂肪的代谢中起着重要的作用，可提高机体对蛋白质的利用率，促进宝宝发育和细胞的再生，维护皮肤和细胞膜的完整性，帮助消除宝宝口腔内部、唇、舌的炎症，促进宝宝视觉发育，缓解眼睛的疲劳。

食物来源

维生素B₂的食物来源有奶类、蛋类、鱼、肉类、谷类、新鲜蔬菜与水果等。

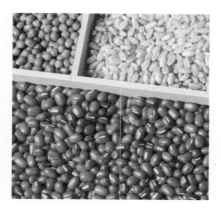

换氨基酸，形成新的红细胞、抗体和神经递质，维持人体内硫和钾的平衡，以调节体液，并维持婴幼儿神经和肌肉骨骼系统的正常功能。

食物来源

维生素B6的食物来源很广泛，动植物中均含有，如肉类、鱼、绿叶蔬菜、黄豆、甘蓝、糙米、蛋、燕麦、花生、核桃等。

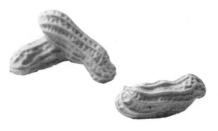

建议摄取量

0~6个月的婴儿每日维生素B2建议摄取量为0.4毫克，6个月~1岁的婴儿每日维生素B2建议摄取量为0.5毫克，1~3岁的幼儿每日维生素B2建议摄取量为0.6毫克。

8 维生素B6

走近维生素B6

维生素B6又称吡哆素，是一种水溶性维生素，遇光或碱易破坏，不耐高温。维生素B6是几种物质的集合，是制造抗体和红细胞的必要物质，摄取高蛋白食物时要相应增加它的摄取量。肠内的细菌具有合成维生素B6的能力，蔬菜、水果等富含膳食纤维的食物有助于改善肠道环境，因此多吃这类食物有助于维生素B6的合成。另外，在消化维生素B12、制造盐酸和镁的过程中，维生素B6是必不可少的。

维生素B6的作用

维生素B6不仅有助于体内蛋白质、脂肪和碳水化合物的代谢，还能帮助转

建议摄取量

婴幼儿每天需要1~2毫克维生素B6，通过母乳或辅食即可满足其需求。

9 维生素B12

走近维生素B12

维生素B12又叫钴胺素，是人体造血原料之一，它是唯一含有金属元素钴的维生素。维生素B12与四氢叶酸（另外一种造血原料）的作用是相互联系的。维生素B12呈红色，容易溶于水和乙醇中，耐热，但在强酸、强碱及光照下不稳定。

维生素B12是微生物合成的，当其进入消化道后，在胃内通过蛋白水解酶作用而游离出来，游离的维生素B12与胃底壁细胞所分泌的内因子结合后进入肠

道，在钙离子的保护下，在回肠中被吸收进入血液循环，运送到肝脏储存或被利用。

维生素B_{12}的作用

维生素B_{12}作为人体重要的造血原料之一，能促进宝宝生长发育，预防贫血和维护神经系统健康，还能增强宝宝食欲、消除烦躁不安、帮助集中注意力、提高记忆力和平衡性。

食物来源

富含维生素B_{12}的食物包括动物的内脏，如牛羊的肝、肾、心，以及牡蛎等；含维生素B_{12}的量中等丰富的食物有奶及奶制品，部分海产品，如蟹类、沙丁鱼、鳟鱼等；含维生素B_{12}较少的食物有海产品中的龙虾、剑鱼、比目鱼、扇贝，以及发酵食物等。

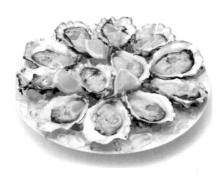

建议摄取量

0～1岁的婴儿，每日的维生素B_{12}摄取量为0.5微克；1～2岁的幼儿，每日的维生素B_{12}建议摄取量为1.5微克；2岁以上的幼儿，每日的维生素B_{12}建议摄取量为2毫克。

10 维生素C

走近维生素C

维生素C又叫L-抗坏血酸，是一种水溶性维生素，普遍存在于蔬菜水果中，但容易因外在环境改变而遭到破坏，很容易流失。维生素C由于其美肤作用而被大家熟知。它关系到毛细血管的形成、肌肉和骨骼的形成。此外，它还能够防治坏血病，它是细胞之间的粘连物，在人体代谢中具有多种功能，参与许多生化反应，还能促进机体蛋白质的合成，特别是结缔组织中胶原蛋白质和其他黏合物质的合成。

维生素C的作用

维生素C可以促进伤口愈合、增强机体抗病能力，对维护牙齿、骨骼、血管、肌肉的正常功能有重要作用。同时，维生素C还可以促进铁的吸收、改善贫血、提高免疫力、对抗应激等。

食物来源

维生素C主要来源于新鲜蔬菜和水果，水果中以柑橘、草莓、猕猴桃、枣等含量居高；蔬菜中以西红柿、豆芽、白菜、青椒等含量较高。其他蔬菜也含有较丰富的维生素C，蔬菜中叶部的维生素C含量比茎部含量高，新叶比老叶含量高，有光合作用的叶部含量最高。

建议摄取量

0～1岁婴儿每日建议摄取量为40～50毫克；1～3岁幼儿每日建议摄取量为60毫克。母乳中含有丰富的维生

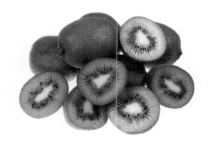

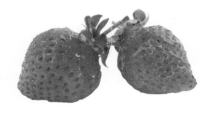

素C，每100毫升母乳中大约含有6毫克的维生素C，基本可以满足宝宝身体发育的需要。宝宝添加辅食后，对维生素C的需求可以通过食物获得满足，爸爸妈妈只需要给宝宝多准备新鲜的蔬菜和水果即可。

11 维生素D

走近维生素D

维生素D是一种脂溶性维生素，是婴幼儿不可缺少的一种重要维生素。它被称作阳光维生素，皮肤只要适度接受太阳光照射便不会缺乏维生素D。维生素D也被称为抗佝偻病维生素，是人体骨骼正常生长的必要营养素，其中最重要的有维生素D_2和维生素D_3。维生素D_2的前体是麦角醇，维生素D_3的前体是脱氢胆固醇，这两种前体在人体组织内是无效的，但当受到阳光中的紫外线照射以后就转变为维生素D。

维生素D的作用

维生素D是钙磷代谢的重要调节因子之一，可以提高机体对钙、磷的吸收，促进骨骼生长和钙化，健全牙齿，并可防止氨基酸通过肾脏损失。

食物来源

维生素D的来源并不是很多，鱼肝油、沙丁鱼、小鱼干、动物肝脏、蛋类，以及添加了维生素D的奶制品等都含有较丰富的维生素D。其中，鱼肝油是最丰富的来源。另外，通过晒太阳也能获得人体所需的维生素D。

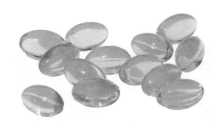

建议摄取量

建议摄取量为每日10微克，可耐受最高摄取量为每日20微克。

12 维生素E

走近维生素E

维生素E又名生育酚，属于酚类化合物，在体内可保护其他可被氧化的物质。维生素E是一种很重要的血管扩张剂和抗凝血剂，在食用油、水果、蔬菜及粮食中均存在。

儿童发育中的神经系统对维生素E很敏感，当其缺乏维生素E又得不到及时的补充治疗，很有可能引发神经方面的症状。

维生素E的作用

维生素E是一种很强的抗氧化剂，具有改善血液循环、修复组织、保护视力、提高人体免疫力等功效。

食物来源

含有丰富的维生素E的食物有核桃、糙米、芝麻、蛋、牛奶、花生、黄豆、玉米、鸡肉、南瓜、西蓝花、杏、蜂蜜、坚果类食物以及植物油等。

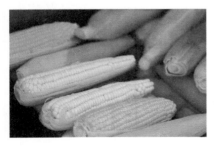

建议摄取量

0～1岁的婴儿，每日维生素E建议摄取量为14毫克；1～3岁幼儿每日维生素E建议摄取量为4毫克。

13 维生素K

走近维生素K

维生素K是脂溶性维生素，是促进血液正常凝固及骨骼生长的重要维生素，是形成凝血酶原不可缺的物质，有"止血功臣"的美誉。维生素K经肠道吸收，在肝脏产生出凝血酶原，从而起到凝血的作用。维生素K在细胞中有助于葡萄糖磷酸化，可促进糖类吸收利用，并有助于骨骼中钙质的新陈代谢，对肝脏中凝血物质的形成起着重要的作用。

维生素K的作用

维生素K可以让新生儿体内血液循环正常，对促进骨骼生长和血液正常凝固具有重要的作用。新生儿极易缺乏维生素K。合理的饮食可以帮助宝宝摄取维生素K，可以有效预防小儿慢性肠炎等疾病。

食物来源

鱼肝油、蛋黄、奶酪、海藻、藕、菠菜、甘蓝、莴笋、西蓝花、豌豆、大豆油等均是维生素K很好的膳食来源。

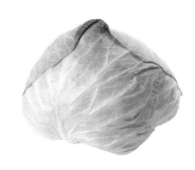

维生素K有助于骨骼中钙质的新陈代谢，对肝脏中凝血物质的形成起着非常重要的作用。0～1岁婴儿每日维生素K建议摄取量为10～20微克，1～11岁儿童每日维生素K建议摄取量为11～60微克。

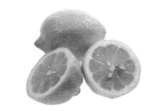

14 钙

走近钙

钙是人体的生命元素，在宝宝骨骼发育、大脑发育、牙齿发育等方面发挥了重要的作用。婴幼儿时期、学龄前期、学龄期到青少年期，是人体生长发育速度最快的阶段。这一时期，人体脑质量增加，脑内部结构发育完善，牙齿发育完全，神经系统也逐渐成熟，为满足成长需要，此阶段需大量的钙。血液、组织液等其他部位中也有一定的钙含量，虽然其占人体含钙量不到1%，但对于骨骼的生长发育和生命体征的维持有着重要的作用。

钙的作用

钙是构成人体骨骼和牙齿硬组织的主要元素，除了可以强化牙齿及骨骼外，还可维持肌肉神经的正常兴奋、调节细胞及毛细血管的通透性、强化神经系统的传导功能等。

食物来源

钙的来源很丰富。乳类与乳制品：牛奶、羊奶、奶粉、起司、酸奶。豆类与豆制品：黄豆、毛豆、扁豆、蚕豆、

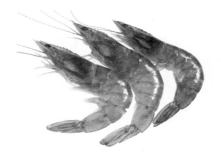

豆腐、豆腐干、豆腐皮等。水产品与海产品：鲫鱼、鲤鱼、鲢鱼、泥鳅、田螺、虾、虾皮、螃蟹、海带、紫菜、蛤蜊、海参等。肉类与禽蛋：羊肉、猪肉、鸡肉、鸡蛋、鸭蛋、鹌鹑蛋等。蔬菜类：芹菜、油菜、胡萝卜、萝卜缨、芝麻、香菜、雪里蕻、黑木耳、蘑菇等。水果与干果类：柠檬、枇杷、苹果、黑枣、杏仁、山楂、葡萄干、核桃、西瓜子、南瓜子、花生、莲子等。

建议摄取量

0～6个月的婴儿，每日钙的建议摄取量为300毫克；6个月～1岁的婴儿，每日钙的建议摄取量为400毫克；1～3岁的幼儿，每日钙的建议摄取量为600毫克；4～10岁的儿童，每日钙的建议摄取量为800毫克。

15 铁

走近铁

铁元素是构成人体必不可少的元素之一，其在人体内含量很少，主要和血液有关，负责氧的运输和储存。人体中2/3的铁元素存在于血红蛋白中，是构成血红蛋白和肌红蛋白的元素。铁是人体生成红细胞的主要材料之一。老年人缺铁可以影响细胞免疫功能，降低机体的抵抗力，使感染率增高。

铁的作用

铁元素在人体中具有造血功能，参与血蛋白、细胞色素及各种酶的合成，促进生长；铁还在血液中起运输氧和营养物质的作用；人的颜面泛出红润之美，离不开铁元素。人体缺铁会发生小细胞低色素贫血、免疫功能下降和新陈代谢紊乱，使人的脸色萎黄，皮肤也会失去光泽。

食物来源

食物中含铁丰富的有动物肝脏、动物肾脏、瘦肉、蛋黄、鸡肉、鱼、虾和豆类。绿叶蔬菜中含铁较多的有菠菜、芹菜、油菜、苋菜、荠菜、黄花菜、西红柿等。水果中以杏、桃、李、红枣、樱桃等含铁较多，干果中以葡萄干、核桃等含铁较多。其他如海带、红糖也含有丰富的铁。

建议摄取量

0～6个月的婴儿每日铁的建议摄取量为0.3毫克，6个月～1岁的婴儿每日铁的建议摄取量10毫克，1～4岁的幼儿每日铁的建议摄取量为12毫克，4～11岁的儿童每日铁的建议摄取量为12毫克。

16 锌

走近锌

锌是人体必需的微量元素，被科学家称为"生命之素"，对人体的许多正常生理功能的完成起着极为重要的作用。锌是一些酶的组成要素，参与人体多种酶活动，还参与核酸和蛋白质的合成，能促进细胞的分裂和生长，对宝宝的生长发育、免疫功能、视觉及性发育有重要的作用。

锌的作用

锌在核酸、蛋白质的生物合成中起着重要作用，还参与碳水化合物和维生素A的代谢过程，能维持胰腺、性腺、垂体、消化系统和皮肤的正常功能。缺锌会影响细胞代谢，妨碍生长激素轴的功能，导致宝宝生长发育缓慢，使其身高、体重均落后于同龄孩子，严重缺锌还会使脑细胞中的二十二碳六烯酸（DHA）和蛋白质合成发生障碍，影响宝宝智力发育。

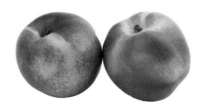

食物来源

一般蔬菜、水果、粮食均含有锌，含锌较多的有牡蛎、瘦肉、西蓝花、蛋、核桃、花生、西瓜子、板栗、干贝、榛子、松子、腰果、杏仁、黄豆、银耳、小米、白萝卜、海带、白菜等。

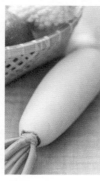

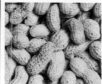

建议摄取量

建议0～10岁儿童每日摄入10毫克的锌。母乳中的锌吸收率高，可达62%，比牛乳中的锌更易被吸收利用，母乳是预防宝宝缺锌的好途径。适量摄入含锌丰富的食物也能有效预防宝宝缺锌。

17 硒

走近硒

硒是一种比较稀有的准金属元素。人体不能合成硒，要从食物中摄取。天然食品硒含量很少，目前的硒产品大多为含有有机硒的各种制品。

硒是维持人体正常生理功能的重要微量元素，它是谷胱甘肽过氧化物酶的重要组成成分，有滋润皮肤、调节免疫、抗氧化、排除体内重金属、预防基因突变的作用，被科学界和医学界称为"细胞保护神""天然解毒剂""抗癌之王"。

硒的作用

硒能清除体内自由基、排除体内毒素、抗氧化、有效抑制过氧化脂质的产生、防止血凝块、清除胆固醇、增强人体免疫功能。同时，其还有促进糖分代谢、降血糖、提高视力、预防白内障、预防心脑血管疾病、护肝、防癌等作用。

食物来源

硒主要来源于猪肉、鲜贝、海参、鱿鱼、龙虾、动物内脏、大蒜、蘑菇、黄花菜、洋葱、西蓝花、甘蓝、芝麻、白菜、南瓜、白萝卜、酵母等。

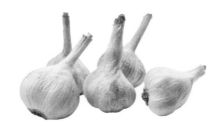

建议摄取量

人体对硒的需求量很少，一般情况下，宝宝对硒的日摄入量为180～350微克，过多或缺少都会影响宝宝身体健康。母乳喂养的宝宝不容易缺硒，如果宝宝已经开始添加辅食，也可以通过食用含硒丰富的食物补充所需。

18 钾

走近钾

钾是人体内不可缺少的元素，是机体重要的电解质，其主要功能是维持酸碱平衡，参与能量代谢，维持神经肌肉的正常活动。人体缺乏钾会造成全身无力、易疲乏，还可能会引起烦躁、心跳不规律、心电图异常、肌肉衰弱，严重者还会引起呼吸肌麻痹死亡，导致心跳停止。

钾的作用

钾可以调节细胞内的渗透压和体液的酸碱平衡，还参与细胞内糖和蛋白质的代谢。其有助于维持神经健康、心跳规律正常，可以协助肌肉正常收缩。

食物来源

含钾丰富的水果有猕猴桃、香蕉、草莓、柑橘、葡萄、柚子、西瓜等，菠菜、山药、毛豆、苋菜、黄豆、绿豆、蚕豆、海带、紫菜、黄鱼、鸡肉、牛奶、玉米面等也含有一定量的钾。各种果汁，特别是橙汁，也含有丰富的钾，而且能补充水分和能量。

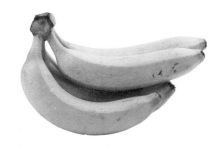

建议摄取量

0～6个月的婴儿，每日钾的建议摄取量为350～925毫克；6个月～1岁的婴儿，每日钾的建议摄取量为425～1275毫克；1～3岁的幼儿，每日钾的建议摄取量为550～1650毫克；4～7岁的儿童，每日钾的建议摄取量为775～2325毫克。

19 铜

走近铜

铜是人体健康不可缺少的微量元素，广泛分布于生物组织中，大部分以有机复合物存在，很多是金属蛋白，以酶的形式起着功能作用。铜对血液、中枢神经和免疫系统，头发、皮肤和骨骼组织以及大脑和肝脏、心脏等内脏的发育有着重要的作用。在血液中，铜对铁的利用还有重要的作用，可以帮助铁吸收，促进血红素形成，提高细胞活力。

铜的作用

铜为体内多种重要酶系的组成成分，能够促进铁的吸收和利用，预防贫血，还能维持中枢神经系统的功能，促

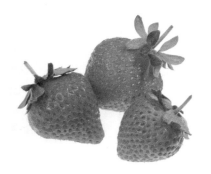

进大脑发育。而且对于血液、头发、皮肤和骨骼组织以及肝、心等内脏的发育和功能有重要作用。

食物来源

食物中铜的丰富来源有口蘑、虾米、红茶、绿茶、榛子、葵花子、芝麻酱、西瓜子、核桃等。良好来源有蟹肉、蚕豆、蘑菇（鲜）、青豆、黑芝麻、豆制品、松子、龙虾、绿豆、花生米、黄豆、土豆粉、紫菜、莲子、芸豆、香菇、毛豆、板栗、黄豆粉和小麦胚芽等。

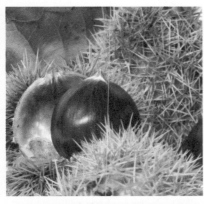

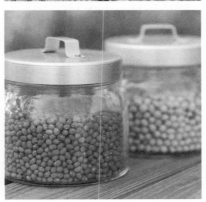

建议摄取量

母乳基本能满足宝宝对铜的需求。宝宝开始添加辅食后，可多食用一些含铜丰富的食品，从食物中获取营养素。为满足成长需要，宝宝每日应摄入约2毫克的铜。

20 碘

走近碘

碘是人体必需的微量元素，有"智力元素"之称，具有促进分解代谢、促进能量转换、增加氧耗量、加强产热的作用，还能参与并调节体温，使机体保持正常新陈代谢的生命活动。

碘的作用

婴幼儿时期是宝宝体格生长发育以及脑细胞发育的关键期，宝宝碘营养是否摄取充足，对宝宝身高、体重、肌肉、骨骼的增长以及智力水平的发育都会有重要影响。

食物来源

海洋生物含碘量很高，主要食物有海带、紫菜、淡菜、海鲜鱼、干贝、海蜇等。陆地食物中，蛋、奶含碘量也较高，其次为肉类、淡水鱼等。

建议摄取量

0～3岁的婴幼儿，每日碘的需求量为40～70微克；3岁以上的宝宝，每日碘的需求量为90～120毫克。

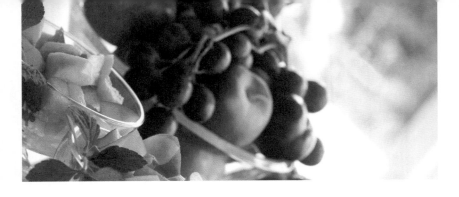

辅食添加的必知事项

宝宝的肠胃还很稚嫩，消化能力也较差，所以在选择辅食上除了食材的选择要严格把关，还要兼顾口味颜色，让宝宝越吃越爱吃。

1 为宝宝添加辅食的重要性

宝宝4个月后，为满足其成长发育的需要，除母乳外，还需要添加半流质或固体食物，简称辅食。宝宝逐渐成长，胃内分泌的消化酶也慢慢增加，消化能力渐渐提高，到宝宝4～6个月的时候，已经能够消化一些淀粉类的半流质食物。而此时，母乳中的营养成分，如维生素、微量元素等已经不能满足宝宝生长发育的需要，光吃母乳就会导致宝宝营养不良，虽然看上去体重仍然在增加，但维生素和铁质等将会越来越不够，宝宝就容易出现贫血、抵抗力下降等症状。不添加辅食，孩子就长得不结实，肌肉显得很松弛，而且双眼无神，情绪变坏。因此，添加辅食具有十分重要的意义。

2 自制辅食的注意事项

天然新鲜：给宝宝吃的水果、蔬菜要天然新鲜。做的时候一定要煮熟，避免发生感染，密切注意食用后是否会引起宝宝过敏反应。

清洁卫生：在制作辅食时要注意双手、器具的卫生。蔬菜水果要彻底清洗干净，以避免有残存的农药。尤其是制作果汁时，如果采用有果皮的水果，如柳橙、苹果、梨等，要先将果皮清洗干净，避免果皮上的不洁物污染果肉。

营养均衡：选用各种不同的食物，让宝宝从不同的食品中摄取各种营养素。同时食物多变，还可以避免宝宝吃腻。

3 让宝宝爱上辅食的秘诀

对于宝宝来说，辅食是一个新的东西，不会有特殊的偏好。因此，妈妈可以运用一些小秘诀，帮助宝宝顺利爱上辅食。

秘诀一：示范如何咀嚼食物

初次喂宝宝食物时，有些宝宝因为不习惯咀嚼，会用舌头往外推，妈妈在这个时候可以给宝宝示范如何咀嚼食物并吞下去。耐心并放慢速度多试几次，让宝宝观察并鼓励他模仿学习。

秘诀二：不要喂太多或太快

根据宝宝的具体情况喂食，喂食的速度不要太快，喂食量也不宜过多。喂完食物后，让宝宝休息一下，不宜进行剧烈的运动。

秘诀三：品尝各种新口味

成人经常吃同一种食物都会觉得没有食欲，如果宝宝常常吃同一种食物，也会没胃口，只有富有变化的饮食才能刺激宝宝的食欲。在宝宝原本喜欢的食物中，加入新材料，分量和种类由少到多，逐渐找出更多宝宝喜欢吃的食物。宝宝不喜欢某种食物，可减少供应量和次数，并在制作方式上多换花样，逐渐让宝宝接受，养成不挑食的好习惯。另外，还可以在丰富食材的基础上，注意食物的颜色搭配，以引起宝宝对食物的兴趣。

秘诀四：鼓励宝宝主动探索

宝宝出生6个月之后，探索的欲望会加强，并逐渐有了自己的独立性，想自己动手拿东西吃。此时，妈妈要鼓励宝宝自己拿汤匙吃东西，给他自主学习的机会，也可以在地上铺餐布方便宝宝练习。如果宝宝喜欢用手抓东西吃，可制作易于用手拿的食物，满足宝宝的欲望，增强宝宝的食欲。

秘诀五：准备一套可爱的儿童餐具

用大碗、杯子盛满食物，会对宝宝产生压迫感，进而影响食欲。尖锐的叉子及易破的餐具也不宜让宝宝使用，以免发生意外。市场上销售的儿童餐具有鲜艳的颜色、可爱的图案，使用这样的餐具可以吸引宝宝的注意力，增强宝宝的食欲。

秘诀六：保持愉快的用餐情绪

保持愉快的情绪进餐可以增加宝宝的食欲，还可以增强宝宝对事物的兴趣，因此，不要强迫宝宝进食。经常强迫宝宝吃东西，不仅会影响宝宝的肠胃消化系统，还会让他认为吃饭是件讨厌的事情，对进食产生逆反心理。

秘诀七：隔一段时间再尝试

如果宝宝出现对某一种食物感到讨厌、坚决不吃的情况，妈妈可以暂时停止喂食这一食物。如果只是暂时性的不喜欢，可以尝试隔一段时间再让他吃。强迫宝宝进食，有可能会让宝宝对这种食物产生永久性的厌恶感，以后就更不容易喜欢上了。

秘诀八：学会食物替代法

如果宝宝对某种食材存在很强烈的排斥感，妈妈可以多些耐心找出与其营养成分相似且他喜欢的食物替代。只要宝宝营养均衡，身体健康有活力，且生长发育正常，即便有时候吃少点也没有关系，顺其自然就好。

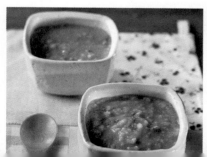

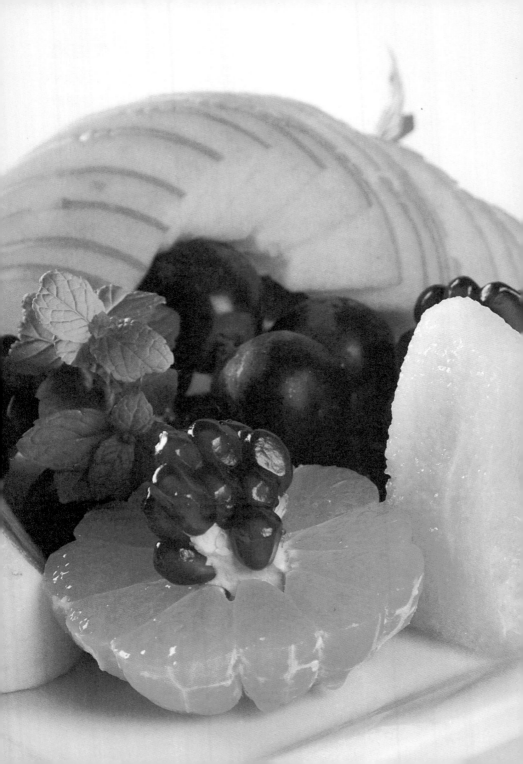

第二章

4~6个月宝宝
的喂养指南

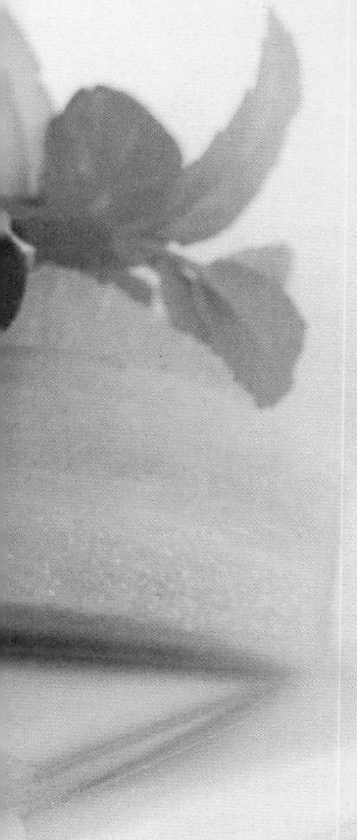

4~6个月的宝宝已经开始长牙了，

开始能消化一些泥糊状的食物，

爸爸妈妈可以为宝宝准备一些米糊或奶糊，

以及菜汁、稀释的果汁等，

补充含铁高的食物，如蛋黄泥。

从第6个月开始，

可以添加菜泥、烂粥、土豆泥、水果泥、鱼肝油等。

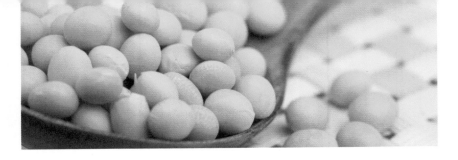

喂养须知

　　宝宝开始吃母乳以外的食物了，新手爸爸妈妈要赶紧了解给宝宝添加辅食时需要注意的问题，以免对宝宝娇弱的肠胃造成伤害。

1 添加辅食的时机

　　一般从4～6个月开始就可以给宝宝添加辅食了，但每个宝宝的生长发育情况不一样，存在着个体差异，因此添加辅食的时间也不能一概而论。父母可以通过以下几点来判断是否应该开始给宝宝添加辅食了。

　　体重：婴儿体重需要达到出生时的

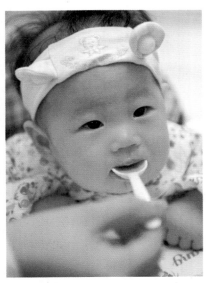

4～6个月的宝宝就需要添加辅食了。

2倍，至少达到6千克。

　　发育：宝宝能控制头部和上半身，能够扶着或靠着坐，胸能挺起来，头能竖起来，宝宝可以通过转头、前倾、后仰等来表示想吃或不想吃，这样就不会发生强迫喂食的情况。

　　饥饱：宝宝经常半夜哭闹，或者睡眠时间越来越短，每天喂养次数增加，但宝宝仍处于饥饿状态，一会儿哭，一会儿想吃。当宝宝在6个月前后进入生长加速期时，是开始添加辅食的最佳时机。

　　行为：如别人在宝宝旁边吃饭时，宝宝会感兴趣，可能还会来抓勺子、抢筷子。如果宝宝将手或玩具往嘴里塞，说明宝宝对吃饭有了兴趣。

　　食欲：如果当父母舀起食物放进宝宝嘴里时，宝宝会尝试着舔进嘴里并咽下，宝宝表现出很高兴、很好吃的样子，说明宝宝对吃东西有兴趣，这时就可以放心给宝宝喂了。如果宝宝将食物吐出，把头转开或推开父母的手，说明宝宝不愿吃也不想吃。父母一定不能勉强，隔几天再试试。

2 菜汁、果汁的添加方法

婴儿在满月之后，可以适量地添加一些菜汁和果汁，以补充营养素的缺乏和满足宝宝生长发育的需要。这些不仅可以补充维生素及纤维素，还可以使大便变软，易于排出，而且果汁、菜汁好喝，宝宝比较容易接受。

制作蔬菜汁时，宜选用新鲜、深色菜的外部叶子。将蔬菜叶洗净、切碎，放入干净碗中，再放入盛一定量开水的锅内蒸开，取出后将菜汁滤出。制作好的菜汁中可加少许盐再喂宝宝。

在不同的季节选用新鲜、成熟、多汁的水果，如橘子、西瓜、梨等。制作果汁前爸爸妈妈要洗净自己的手，再将水果冲洗干净，去皮，把果肉切成小块状放入干净的碗中，用勺子背挤压果汁，或用消毒干净的纱布过滤果汁。还可以直接用果汁机来制作果汁，既方便又卫生。制作好果汁后，加少量温开水，即可喂哺婴儿，不需加热，否则会破坏果汁中的维生素。当宝宝出现腹泻情况时，要停止喂果汁。

需要注意的是，在给宝宝喂养菜汁和果汁的时候，不要使用带有橡皮奶头的奶瓶，应用小汤匙或小杯，以免造成乳头错觉，逐渐让宝宝适应用小勺喂养的方式。一般一天喂两次，时间最好安排在两次喂奶之间，开始的时候可以用温开水稀释，第一天每次一汤匙，第二天每次2汤匙……直至第10天10汤匙。等宝宝习惯后就可以不用稀释。宝宝不

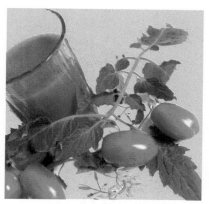

西红柿汁营养丰富，妈妈可以兑水给宝宝饮用。

愿意吃或吃了就吐时，不要勉强。

3 鱼肝油的添加方法

母乳中所含的维生素D较少，不能满足婴儿的发育及需求。维生素D主要是依靠晒太阳获得的。而且食物中也含有少量的维生素D，特别是浓缩的鱼肝油中含量较多。一旦孕妇在孕晚期没有补充足够的维生素D及钙质，婴儿非常容易发生先天性佝偻病，因此在出生后2周就要开始给婴儿添加鱼肝油。添加时应从少量开始，并观察大便性状，鉴别有无腹泻发生。

4 淀粉类食物的添加方法

宝宝在3个月后唾液腺逐渐发育完全，唾液量显著增加，富含淀粉酶，因而满4个月起婴儿即可食用米糊或面糊等食物，即使乳量充足，仍应添加适量淀粉食品以补充能量，并培养婴儿用匙

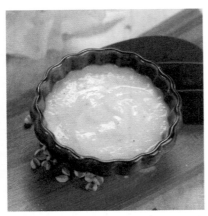

淀粉类食物既适宜宝宝食用，还能给宝宝补充能量。

进食半固体食物的习惯。初食时，可将营养米粉调成糊状，开始较稀，逐渐加稠，要先喂1汤匙，逐渐增至3～4汤匙，每日2次。5～6个月时，乳牙逐渐长出，可改食烂粥或烂面。一般先喂粳米制品，因其比小麦制品较少引起婴儿过敏。6个月以前的婴儿应以乳汁为主食，可在哺乳后添喂少量米糊，以不影响母乳量为标准。

5 米粉与米汤的添加方法

刚开始添加米粉时1～2勺即可，需用水调和均匀，不宜过稀或过稠。婴儿米粉的添加应该循序渐进，有一个从少到多、从稀到稠的过程，这个时候奶粉还是主食。

米汤味道香甜，含有丰富的蛋白质、脂肪、碳水化合物及钙、磷、铁、维生素C、B族维生素等，能促进宝宝消化系统的发育，也为宝宝添加粥、米粉等淀粉辅食打下良好基础。做法是将锅内水烧开，放入淘洗干净的粳米，煮开后再用文火煮成烂粥，取上层米汤即可食用。

6 蔬菜与水果的添加方法

在辅食添加初期，当宝宝能熟练地吃米粉等谷物食品后，就可以尝试提供其他新的辅食，如蔬菜和果汁。妈妈需要谨记的是：必须先让宝宝尝试蔬菜，然后才是水果。

孩子天性喜欢甜食，如先吃水果，孩子就可能不爱吃蔬菜。刚开始可以提供1～2勺单一品种的过滤蔬菜汁或蔬菜泥，例如青菜、南瓜、胡萝卜、土豆。这些食物不容易让宝宝产生过敏反应。这些蔬菜可以煮熟后做成泥，是便捷又健康的婴儿食品。

食物的量渐渐增加至每次2～4勺，每天2次，具体的数量要取决于婴儿的胃口，不要硬喂。妈妈可以试着将蔬菜和水果混合，例如苹果和胡萝卜。根据婴儿的食欲，逐渐增加餐次和每餐的量。到6个月时，婴儿仍应在继续吃母乳或配方乳的基础上，每天吃两餐谷物、水果和蔬菜。

7 鱼泥与肝泥的添加方法

鱼类营养丰富，鱼肉纤维细嫩，最适合婴幼儿食用。婴儿到了4个月以后，就可以吃鱼泥了。做鱼泥的方法很简单，把鱼放少量盐以后清蒸，蒸的时间为8～10分钟，然后取去长骨，把鱼肉撕裂，用匙研碎，拌进米糊或稀饭里，不仅营养丰富，而且美味可口，可以增加食欲，消化吸收率在95%左右。

猪肝含铁十分丰富，还有核黄素、胡萝卜素及烟酸。婴儿到6个月以后，可以吃猪肝。猪肝泥的做法常有两种：一种方法是把猪肝煮得嫩一点，切成薄片，用匙研碎，拌入米糊或稀饭中；另一种方法是煮粥的时候，把猪肝切开，在剖面上用刀刮，稀饭在滚开时，把猪肝一点点地刮下去，随着温度上升，肝泥也煮熟了。

8 妈妈不宜嚼食喂宝宝

许多父母怕婴儿嚼不烂食物，吃下去不易消化，就自己先嚼烂后再给宝宝吃，有的甚至嘴对嘴喂，有的则用手指头把嚼烂的食物抹在宝宝嘴里，这样做是很不卫生的。因为大人的口腔里常带有病菌，很容易把病菌带入宝宝的嘴里，大人抵抗力较强，一般细菌不会引发疾病，而婴儿抵抗力非常弱，很容易传染上疾病。因此，婴儿不能嚼或不能嚼烂的食物最好先煮烂、切碎，再用小匙喂给婴儿吃。

9 本阶段的喂养要点

从4～6个月开始，宝宝因大量营养需求而必须添加辅食，但是此时宝宝的消化系统尚未发育完全，如果辅食添加不当容易造成消化系统紊乱，因此在辅食添加方面需要掌握一定的原则和方法。

由于宝宝在此阶段的摄食量差别较大，因此要根据宝宝的自身特点掌握喂食量，辅食添加也应如此。添加辅食要循序渐进，由少到多，由稀到稠，由软到硬，由一种到多种。开始时可先加泥糊样食物，每次只能添加一种食物，还要观察3～7天，待宝宝习惯后再加另一种食物，如果宝宝拒绝饮食就不要勉

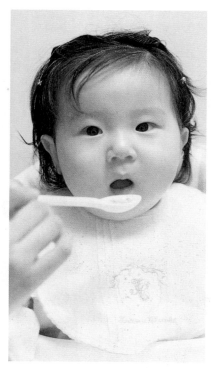

给宝宝喂食的食物应该稀一些，呈半流质状态。

强，过几天后可再试一次。另外，在宝宝快要长牙或正在长牙时，父母可把食物的颗粒逐渐做得粗大一点，这样有利于促进宝宝牙齿的生长，并锻炼宝宝的咀嚼能力。

每次给宝宝添加新的食材时，一天只能喂一次，而且量不宜大。每次进食新的食物时，要观察宝宝的大便性质有无异常变化，如有异常要暂缓添加。最好在哺乳前给宝宝添加辅食，饥饿中的宝宝更容易接受新食物，当宝宝生病或天气炎热时，不宜添加辅食；也不要在婴儿烦躁不安时尝试添加新的食物。

刚开始喂的食物应稀一些，呈半流质状态，为以后吃固态食物作准备。宜用勺子喂，不要把断奶食物放在奶瓶里让婴儿吮吸，对婴儿来说，"吞咽"与"吮吸"是截然不同的两件事。吞咽食物的过程是一个逐渐学习和适应的过程。这个过程，婴儿可能会出现一些现象，如吐出食物、流口水等。因此，每种食物在刚开始喂的时候，要少一些，先从1～2勺开始，等到婴儿想多吃一些时再增加喂食的量，一般一个星期左右婴儿就可以度过适应期了。婴儿的食物摄取量每天都在变化，因此只要隔几周少量地增加断奶食品的摄取量，就能自然地减少哺乳量。在这个时期，婴儿只能食用果汁或非常稀薄的断奶食品，因此需要通过母乳或奶粉补充所需的营养。

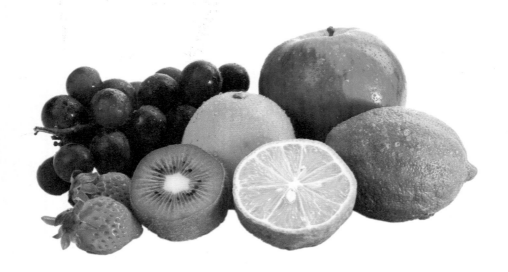

宝宝 宜 吃的食物

宝宝的消化系统尚未发育完全，能吃的食材还不是很多，爸爸妈妈在给宝宝选择食材、制作辅食时，一定要小心谨慎一些。

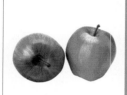

苹果
Ping Guo

别名：奈、林檎、里檎、来檎、频婆果。

性味归经：性凉，味甘、微酸。入脾、胃经。

适用量：每天1个为宜　热量：208千焦/100克

主要营养素

果胶、锌

苹果中富含的果胶，能在宝宝肠内吸附水分，使粪便变得柔软而容易排出。此外，苹果中含有大量的锌元素，是促进生长发育的关键元素，还可以增强宝宝的记忆力。

食疗功效

苹果有润肠、安眠养神、益心气、消食化积等功效，同时能抑制食欲，很适合食欲过盛、营养过剩的宝宝食用；苹果汁能破坏传染性病毒、治疗腹泻、预防蛀牙。苹果中含有大量的纤维素，常吃可以预防宝宝便秘。

选购保存

选购苹果时，以色泽浓艳、果皮外有一层薄霜的为好。苹果应在低温增湿环境下保存，苹果切开后与空气接触会因发生氧化作用而变成褐色。可切开后放在盐水里泡15分钟左右，这样可防止苹果氧化变色。苹果放在阴凉处可以保持7～10天，如果装入塑料袋放进冰箱，能保存更长的时间。

♥ 温馨提示

最好选择无公害、绿色和有机认证的苹果，这样的苹果重金属和农药残留会少得多，即便不等于零，也会比普通苹果皮中有害物质的残留量小，吃起来会更放心。另外，平时有胃寒症状者不要生食苹果。

搭配宜忌		
宜	苹果＋芦荟	生津止渴、健脾益胃
	苹果＋枸杞	提供更丰富的营养成分，治疗小儿腹泻
忌	苹果＋海味	引起腹痛、呕吐
	苹果＋萝卜	导致甲状腺肿大

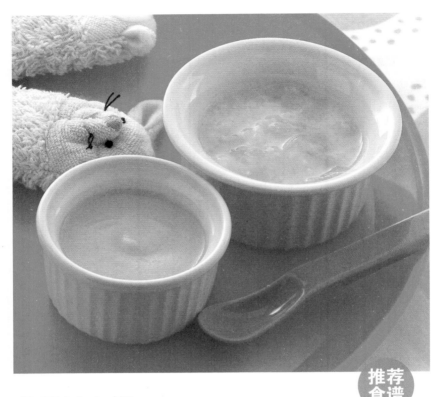

推荐食谱

苹果奶米糊

原料：苹果30克，婴儿米粉30克，配方奶40毫升

做法：

❶ 苹果洗净，去皮，去核。

❷ 用研磨器将苹果磨成泥，过滤出苹果汁备用。

❸ 将婴儿米粉、苹果汁和配方奶粉一起拌匀即可。

专家点评：苹果中含有丰富的锌，锌是人体必需微量元素之一，能促进细胞的分裂和生长，它对宝宝的生长发育、免疫功能、视觉及性发育有重要的作用。小宝宝容易出现缺铁性贫血，而铁质必须在酸性条件下和在维生素C存在的情况下才能被吸收，所以吃苹果燕麦糊对婴儿缺铁性贫血有较好的防治作用。苹果汁和婴儿米粉或配方奶混合食用口感会更好，宝宝会更加爱吃。

烹饪常识：做完之后在微波炉中热1~2分钟，这样不会很烫又能保证营养元素的完整。

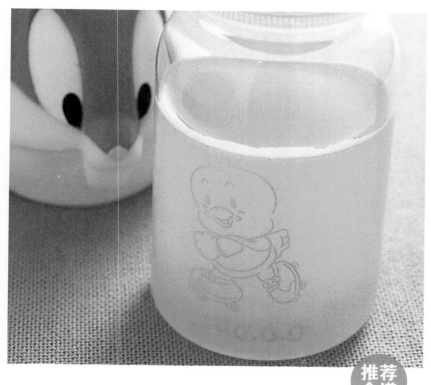

稀释苹果汁

原料： 苹果2个，橙汁少许，温开水40毫升

做法：

❶ 苹果洗净去皮，去核，切丁。

❷ 将苹果丁放入榨汁机榨出汁，倒进奶瓶。

❸ 取温开水，倒入奶瓶，加入橙汁搅匀。

专家点评： 苹果含有丰富的矿物质和多种维生素，婴儿常吃苹果，可预防佝偻病。苹果可维持消化系统健康，减轻腹泻现象。而稀释的苹果汁对宝宝来说更易于吸收，榨汁服用能顺气消食。但是，1岁以下的的婴儿肠胃特别敏感，所以喂食量不宜过多，一天最好不要超过半个奶瓶的量。同时需要注意的是，不可以用苹果汁代替水。

烹饪常识： 为了有效避免或者延长苹果氧化变黑，可以将苹果切成小块，在沸水中烫到半熟再榨汁，或者在榨汁时加入几滴柠檬汁。

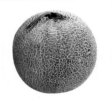

哈密瓜
Ha Mi Gua

别名： 洋香瓜、网仔瓜、黎子瓜、厚皮甜瓜

性味归经： 性寒，味甘。归心、脾、肝经。

适用量： 每天10～20克　　**热量：** 136千焦/100克

主要营养素

蛋白质、膳食纤维

哈密瓜营养丰富，丰富的膳食纤维能有效地促进肠胃的蠕动，帮助宝宝排便通畅。哈密瓜中含有的蛋白质能为人体提供能量，参与生理功能的调节，还可以增强机体的免疫力。

食疗功效

哈密瓜有除烦、止渴、防暑、疗饥、清肺热、止咳、解燥的作用，能够辅助治疗发热、中暑等症，很适合在夏天给宝宝食用，尤其适合风热感冒的宝宝食用。哈密瓜是夏季解暑的佳果，对人体的造血功能也有显著的促进作用，能预防宝宝贫血。哈密瓜中的水溶性维生素C和B族维生素能确保机体保持正常的新陈代谢。

选购保存

挑选时用手摸一摸，如果瓜身坚实微软，说明成熟度比较适中，且皮色越黄成熟度越好。还可以看瓜皮上面是否有疤痕，疤痕越老的越甜。哈密瓜属后熟果类，放在阴凉通风处储存可放两周左右。切开的哈密可用保鲜膜包好放入冰箱保存。

♥ 温馨提示

哈密瓜中钾离子含量相当高，所以，肾功能衰竭者不宜食用哈密瓜。

营养成分表

营养素	含量（每100克）
蛋白质	0.5克
脂肪	0.1克
碳水化合物	7.7克
膳食纤维	0.2克
维生素A	153微克
维生素C	12毫克
维生素E	一
烟酸	一
钙	4毫克
铁	一
锌	0.13毫克
磷	19毫克

搭配宜忌

宜	哈密瓜+银耳	润肺止咳
忌	哈密瓜+梨	引起腹胀
	哈密瓜+黄瓜	破坏维生素C

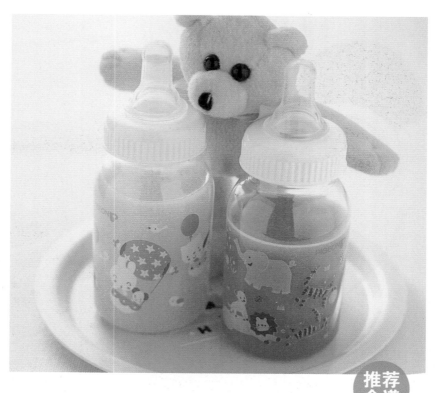

推荐食谱

哈密瓜草莓汁

原料： 哈密瓜100克，草莓100克

做法：

❶ 哈密瓜洗净，取出果肉，切小块；草莓去蒂洗净，切小块。

❷ 将哈密瓜、草莓放入果汁机中，搅打均匀，倒入杯中。

❸ 加少许凉开水拌匀即可。

专家点评： 哈密瓜中富含维生素A、B族维生素、膳食纤维及蛋白质等，能促进人体的造血功能，还可缓解身心疲惫、润肠通便。草莓的营养成分容易被人体消化、吸收，多吃也不会受凉或上火。草莓中所含的胡萝卜素是合成维生素A的重要物质，具有明目养肝的作用，对胃肠道有一定的滋补调理作用。此汁宝宝易吸收，经常食用有利于宝宝的身体健康。

烹饪常识： 去除草莓蒂时，可用一根吸管从草莓的底部往上推，草莓蒂就可以很容易地剔除了，不要觉得这样很浪费，因为蒂头部分很容易残留农药。

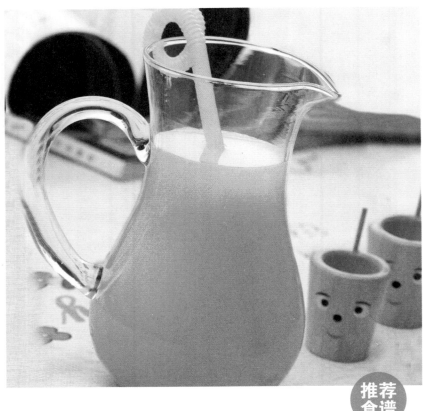

推荐
食谱

哈密瓜奶

原料：哈密瓜100克，配方奶100毫升，凉开水少许

做法：

❶ 将哈密瓜去皮，去籽，放入榨汁机中榨汁。

❷ 将哈密瓜汁、配方奶放入榨汁机中。

❸ 加入凉开水，搅打均匀即可。

专家点评：配方奶中的含钙量丰富，能促进宝宝的骨骼及牙齿的生长。配方奶中含有的碘、铜、锌、铁、维生素A等

能使宝宝的皮肤光滑丰满，促进宝宝大脑的健康发育，增强宝宝的免疫力。哈密瓜中富含大量的膳食纤维、蛋白质及维生素，有利于宝宝的肠道健康和顺利排便。二者搭配，能增强宝宝的食欲。

烹饪常识：哈密瓜切皮时，可以像切西瓜那样，将哈密瓜切成片状，再从果皮上取下整片的果肉，这样就比先切皮再切块方便。

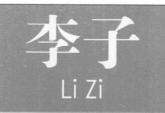

李子
Li Zi

别名：嘉庆子、李实、嘉应子。

性味归经：性凉，味甘、酸。归肝、肾经。

适用量：每天3个为宜　热量：134千焦/100克

主要营养素

维生素B₁、维生素B₂、钙

李子富含维生素B₁、维生素B₂、钙等成分，这些成分都参与着体内糖分的代谢，能维持宝宝的身体健康；李子中还富含钙，能补充宝宝骨骼和牙齿发育所需要的营养。

食疗功效

李子具有清热生津、泻肝涤热、活血解毒、利水消肿的功效，适用于辅助治疗胃阴不足、口渴咽干、大腹水肿、小便不利等症，还可用于内伤痨热、肝病腹水等病症。饭后吃李子能促进胃酸分泌，帮助消化；在暑热时吃李子，有生津止渴、去热解暑的功效。有食欲不振、消化不良等症状的宝宝，也可适量食用，有很好的食疗功效。

选购保存

要选择颜色均匀、果粒完整、无虫蛀的果实。成熟的李子果肉软化，酸度降低；成熟度不足的李子，果肉较爽脆，但酸度较高，可放入冰箱中冷藏一周。

♥ 温馨提示

李子适合一般人群食用，也包括宝宝，但一定要适量。李子可以促进消化、预防便秘、增强食欲，有利于营养的补充。同时，李子含有多种抗氧化物，对脸生黑斑有改善效果。由于李子性凉，所以，脾胃弱的宝宝应该少吃为妙。

营养成分表	
营养素	含量（每100克）
蛋白质	0.7克
脂肪	0.2克
碳水化合物	8.7克
膳食纤维	0.9克
维生素A	25微克
维生素B₁	0.03毫克
维生素B₂	0.02毫克
维生素C	5毫克
维生素E	0.74毫克
钙	8毫克
铁	0.6毫克
锌	0.14毫克
硒	0.23微克

搭配宜忌		
宜	李子+香蕉	可美容养颜
	李子+绿茶	可清热利尿、降糖降压
忌	李子+鸡肉	会引起腹泻
	李子+青鱼	会导致消化不良

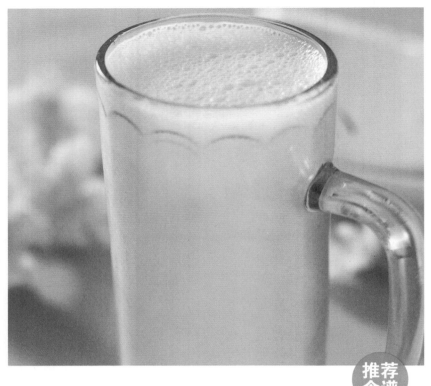

推荐
食谱

李子蛋奶汁

原料：李子2个，蛋黄1个，配方奶240毫升

做法：

❶ 李子清洗干净，去核，切大丁。

❷ 将李子丁、蛋黄、配方奶一同放入搅拌机内，搅打2分钟即可。

专家点评：这款饮品味道酸甜，能引起宝宝的食欲。李子能促进胃酸和胃消化酶的分泌，有增加肠胃蠕动的作用。宝宝吃些李子可以促进消化，防治食欲不振和消化不良，有利于营养的补充。同时，李子有很好的美容养颜功效，宝宝适量食用一些李子，对皮肤很有益处。此外，李子还有促进血红蛋白再生的作用，贫血者也可以食用。将李子与富含卵磷脂的蛋黄以及富含蛋白质、钙、铁的配方奶一同制作饮品，营养更均衡。

烹饪常识：不要选用未熟透的李子。配方奶的使用量，可以根据个人的喜好来决定。

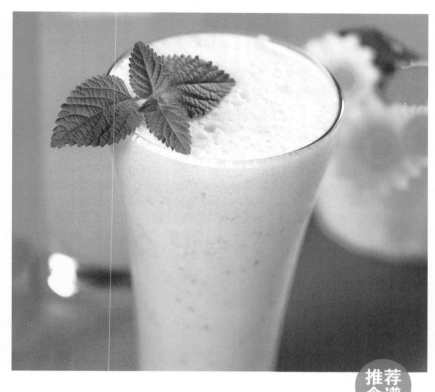

推荐食谱

李子奶饮

原料： 李子6个，配方奶250毫升

做法：

❶ 李子清洗干净，去核，取肉。

❷ 将李子肉、配方奶放入搅拌机中。

❸ 一起搅拌均匀即可。

专家点评： 这款果汁有润肠、助消化的作用，因为李子含有大量纤维，不仅不会增加肠胃消化负担，还能帮助排毒，而且富含钾、铁、钙、维生素A、B族维生素，是矿物质的宝库，还有预防贫血、消除疲劳的作用。李子还能促进胃酸和胃消化酶的分泌，有增强肠胃蠕动的作用，能有效防治宝宝便秘。另外，加入营养丰富的配方奶后，相当于添加了钙质和优质蛋白，给宝宝提供的营养就更全面了，有助于宝宝的骨骼发育，可预防小儿佝偻病。

烹饪常识： 将配方奶换成豆浆，此饮品味道也很好。在果汁中加入少许柠檬汁，味道更佳。

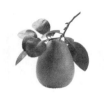

柚子
You Zi

别名：文旦、气柑。

性味归经：性寒，味甘、酸。归肺、脾经。

适用量： 每天50克为宜　　**热量：** 401千焦/100克

主要营养素

维生素C、胡萝卜素

柚子中含有大量的维生素C，能提高宝宝身体的免疫功能。柚子中还含有丰富的胡萝卜素，可以帮助改善夜盲症、皮肤粗糙的状况，还可使身体免受自由基的伤害。

食疗功效

柚子中含有丰富的钾元素，有助于维持神经健康、心跳规律正常，并协助肌肉正常收缩，宝宝适量食用，有助于维持身体的正常功能。柚子还具有健胃、润肺、补血、清肠、利便等功效，可促进伤口愈合，对败血症等有良好的辅助疗效。

选购保存

最好选择上尖下宽的标准型，表皮须薄而光润，并且色泽呈淡绿或淡黄的柚子。刚采下来的柚子，滋味不是最佳，最好在室内放置几天，一般两周以后，吃起来更甜。柚子可存放3个月而不失香味。

♥ 温馨提示

柚子中含有一种不知名的活性物质，对人体肠道的一种酶有抑制作用，吃药时不宜食用柚子。

搭配宜忌		
宜	柚子+鸡肉	可补肺、下气、消痰止咳
忌	柚子+胡萝卜	会破坏维生素C
	柚子+黄瓜	会破坏维生素C
	柚子+螃蟹	会刺激肠胃，引起不良反应

营养成分表	
营养素	**含量（每100克）**
蛋白质	0.8克
脂肪	0.2克
碳水化合物	9.5克
膳食纤维	0.4克
维生素A	2微克
烟酸	0.3毫克
维生素B_2	0.03毫克
维生素C	23毫克
钙	4毫克
钾	119毫克
铁	0.3毫微克
锌	0.4毫微克
硒	0.7微克

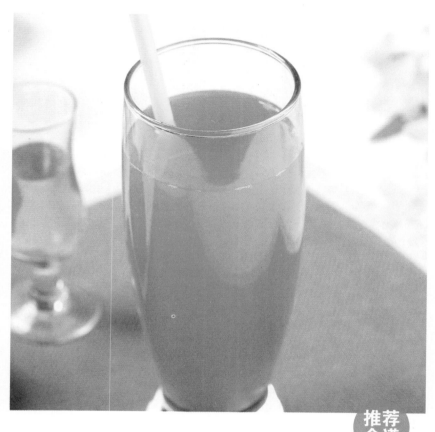

推荐
食谱

西红柿柚子汁

原料： 柚子半个，西红柿1个，凉开水适量

做法：

❶ 将半个柚子清洗干净，切开，放入榨汁机中榨汁。

❷ 然后将1个西红柿清洗干净，切块，与柚子汁、凉开水放入榨汁机内榨汁即可。

专家点评： 本饮品有开胃消食、健脾和胃的功效，适量给宝宝食用，还能防治便秘。柚子营养价值很高，含有丰富的蛋白质、糖类、有机酸、维生素A、维生素C、钙、磷、镁、钠等营养成分，可以补充多种宝宝身体所需的营养元素。

烹饪常识： 制作此饮品时加入苹果，味道会更好。

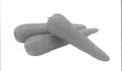

胡萝卜
Hu Luo Bo

别名：红萝卜、金笋、丁香萝卜。

性味归经：性平，味甘、涩，无毒。归心、肺、脾、胃经。

适用量： 每天20～30克　　**热量：** 149千焦/100克

主要营养素

维生素A、膳食纤维

维生素A是骨骼正常生长发育的必需物质，对促进婴幼儿的生长发育具有重要意义。胡萝卜含有膳食纤维，是肠道中的"充盈物质"，可加强肠道的蠕动，有利于宝宝宽肠通便。

食疗功效

胡萝卜有健脾和胃、清热解毒、降气止咳等功效，对于肠胃不适、便秘、麻疹、小儿营养不良等症状有食疗作用。胡萝卜富含维生素，并有轻微而持续发汗的作用，可刺激皮肤的新陈代谢，促进血液循环，使皮肤细嫩光滑，肤色红润，对美容健肤有独到的作用。

选购保存

选购胡萝卜，以色泽鲜嫩、匀称直溜、掐上去水分很多的为佳。颜色深的比浅的好。胡萝卜应避开与苹果、梨等能产生大量乙烯的东西混合存放。可将胡萝卜加热，放凉后用密封容器保存，冷藏可保鲜5天，冷冻可保鲜2个月左右。

♥ 温馨提示

注意不要生吃胡萝卜，胡萝卜虽是蔬菜，但所含的类胡萝卜素只有烹调后才较稳定。炒食营养可保存76%～94%。

营养成分表

营养素	含量（每100克）
蛋白质	1克
脂肪	0.2克
碳水化合物	7.7克
膳食纤维	1.1克
维生素A	688微克
维生素C	13毫克
维生素E	0.41毫克
烟酸	0.6毫克
钙	32毫克
铁	1毫克
锌	0.32毫克
磷	27毫克

搭配宜忌

宜	胡萝卜+香菜	开胃消食
	胡萝卜+绿豆芽	排毒瘦身
忌	胡萝卜+柠檬	破坏维生素C
	胡萝卜+红枣	降低营养价值

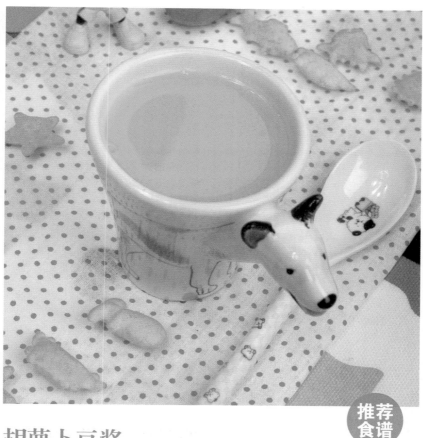

推荐
食谱

胡萝卜豆浆

原料： 胡萝卜30克，黄豆50克

做法：

❶ 黄豆加水浸泡至变软，洗净。

❷ 胡萝卜洗净切成黄豆大小的块。

❸ 将胡萝卜和黄豆放入豆浆机中，加水搅打成浆，煮沸后滤出豆浆，装杯饮用即可。

专家点评： 黄豆含有丰富的B族维生素以及钙、磷、铁等矿物质，对于促进宝宝生长发育及预防缺铁性贫血极其有益。胡萝卜素被宝宝吸收后转化成维生素A，可增强宝宝自身的免疫能力，而且对宝宝的眼睛和皮肤都很有好处。食用此汁，也可以促进宝宝骨骼的健康生长，增强自身的抵抗力。作为辅食，一天的食用量不要超过主食的量。

烹饪常识： 用温水浸泡黄豆，可使其快速变软。

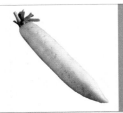

白萝卜
Bai Luo Bo

别名：莱菔、芦菔。

性味归经：性凉，味辛、甘。归肺、胃经。

适用量：每天20~30克　热量：80千焦/100克

主要营养素

维生素C、淀粉酶

白萝卜含丰富的维生素C和微量元素锌，有助于增强宝宝机体的免疫功能，提高抗病能力。白萝卜中的淀粉酶能分解食物中的淀粉、脂肪，还可以促进宝宝消化，改善消化不良。

食疗功效

白萝卜能促进新陈代谢、增进食欲、帮助消化，对痰咳失音、痢疾、头痛、排尿不利等症有很好的食疗作用。白萝卜中的芥子油能促进胃肠蠕动，增加食欲，对食欲不振、消化不良的宝宝有很好的食疗功效。其含有的淀粉酶能够减少胃炎及胃溃疡的发生。而其辛辣的成分可促进胃液分泌，调整胃肠功能。

选购保存

应选择个体大小均匀、根形圆整、表皮光滑的白萝卜。白萝卜最好能带泥存放，也可放在阴凉通风处晾一个晚上，等表皮起皱后装进密封袋存放。如果是已经切开的白萝卜，可包好保鲜膜后再放入冰箱。

♥ 温馨提示

白萝卜不适合脾胃虚弱的人食用，例如大便稀者应减少食用。白萝卜性偏寒凉而利肠，脾虚泄泻者慎食或少食。白萝卜略带辛辣味，所以宝宝食用时应以熟食为佳。

搭配宜忌

宜	白萝卜+紫菜	清肺热、治咳嗽
	白萝卜+豆腐	促进吸收
忌	白萝卜+黄瓜	破坏维生素C
	白萝卜+黑木耳	易引发皮炎

营养成分表

营养素	含量（每100克）
蛋白质	0.9克
脂肪	0.1克
碳水化合物	4克
膳食纤维	1克
维生素A	3微克
维生素C	21毫克
维生素E	0.92毫克
烟酸	0.3毫克
钙	36毫克
铁	0.5毫克
锌	0.3毫克
磷	26毫克

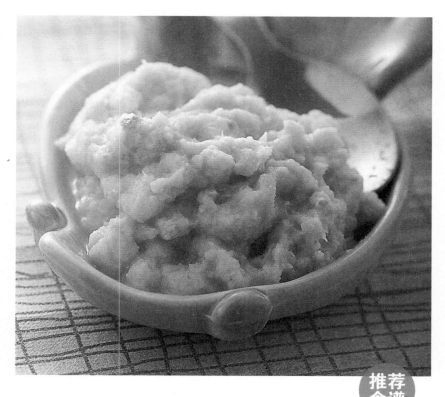

推荐食谱

白萝卜土豆泥

原料：白萝卜50克，土豆50克，高汤适量

做法：

❶ 将白萝卜洗净，去皮，切成小块。

❷ 土豆去皮，洗净，切成小块。

❸ 将切成块状的白萝卜和土豆放入锅中，蒸熟。

❹ 将蒸熟的土豆和白萝卜碾成泥状，再放入锅中加适量高汤煮成糊状。

专家点评：白萝卜除含有锌元素外，还含有淀粉酶，可以促进脂肪的吸收。这道菜对宝宝的生长发育和大脑发育极为有益。土豆中有丰富的淀粉、蛋白质、脂肪、糖类，还含有人体必需的氨基酸、维生素、胡萝卜素、纤维素、钙、磷、铁、钾、钠、碘、镁和钼等营养元素，和白萝卜一起制作成泥给宝宝食用，不仅能补充宝宝身体发育所需的多种营养，而且能促进宝宝的大脑发育。

烹饪常识：土豆切开后容易氧化变黑，可将切开的土豆用冷水浸泡，这样就不会变黑了。

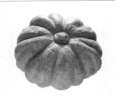

南瓜
Nan Gua

别名：麦瓜、番瓜、倭瓜、金冬瓜。

性味归经：性温，味甘。归脾、胃经。

适用量： 每天30～50克　　**热量：** 368千焦/100克

主要营养素

糖类、胡萝卜素

南瓜多糖是一种非特异性免疫力增强剂，能增强宝宝的抗病能力。南瓜中含有的胡萝卜素，食用后可转化成维生素A，对宝宝皮肤组织的生长分化与骨骼的发育有重要作用。

食疗功效

南瓜具有消炎止痛、润肺益气、化痰、止喘、驱虫解毒等功效，可以减少粪便中的毒素对人体的危害。同时南瓜中的胡萝卜素含量也较高，可以维持宝宝眼睛的正常发育。南瓜富含锌，有益宝宝皮肤和指甲健康，所含果胶还可以保护胃肠道黏膜，免受粗糙食品刺激。南瓜含有丰富的钴，钴能促进人体的新陈代谢，增强人体的造血功能。

选购保存

应选购外形完整，最好是瓜梗蒂连着瓜身的南瓜。如果要长时间储存，可购买未熟透的南瓜。吃不完的南瓜，可去掉南瓜子，裹好保鲜膜后再放入冰箱冷藏保存。

❤ 温馨提示

南瓜性温，有胃热、湿热气滞的人要少吃南瓜，同时有脚气、黄疸的患者最好也不要食用。南瓜是发物，所以吃中药期间不要吃南瓜。患感染性疾病和发热症状者也不宜食用，以防止病情恶化。

搭配宜忌

宜	南瓜+绿豆	清热解毒、生津止渴
	南瓜+山药	提神补气
忌	南瓜+辣椒	破坏维生素C
	南瓜+虾	引起腹泻、腹胀

营养成分表

营养素	含量（每100克）
蛋白质	0.7克
脂肪	0.1克
碳水化合物	4.5克
膳食纤维	0.8克
维生素A	148微克
维生素C	8毫克
维生素E	0.36毫克
烟酸	0.4毫克
钙	16毫克
铁	0.4毫克
锌	0.14毫克
磷	24毫克

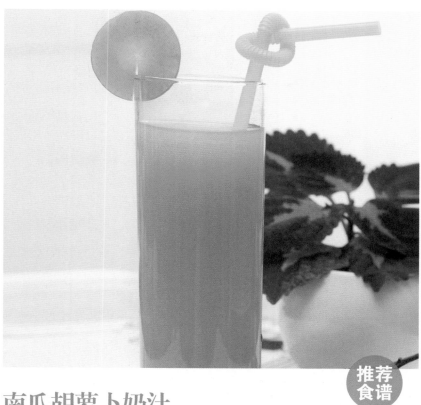

推荐
食谱

南瓜胡萝卜奶汁

原料: 胡萝卜80克,南瓜50克,配方奶粉20克,温开水200毫升

做法:

❶ 南瓜洗净,去皮,切块,蒸熟。

❷ 胡萝卜洗净去皮,切小丁,配方奶粉加温开水调开。

❸ 将所有的材料放入榨汁机中,搅拌2分钟即可。

专家点评: 胡萝卜富含胡萝卜素,食用后在人体转变为维生素A,有助于增强宝宝的免疫力,同时也是宝宝骨骼正常生长发育的必需物质。南瓜所含果胶可以保护宝宝的胃肠道黏膜,加强宝宝的胃肠蠕动,帮助食物消化;南瓜中还含有丰富的锌,锌是促进宝宝成长发育的重要物质。将这两种营养丰富的食材加工制作成果汁给宝宝饮用,能补充宝宝身体所需的多种营养。当然,宝宝一天不能吃太多,否则效果会适得其反。

烹饪常识: 南瓜心含有相当于果肉5倍的胡萝卜素,所以在蒸南瓜时,可以尽量利用南瓜心。

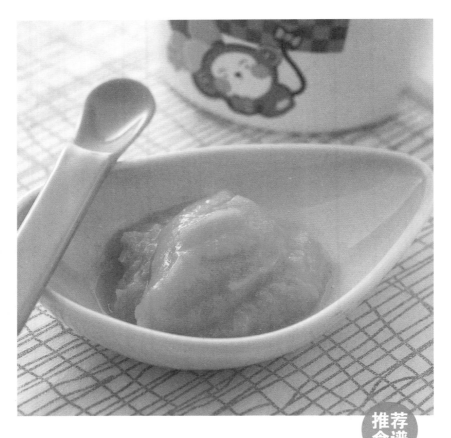

推荐食谱

南瓜奶泥

原料： 南瓜120克，配方奶适量

做法：

❶ 南瓜洗净，去皮、去瓤。

❷ 锅注水，倒入南瓜煮透。

❸ 将南瓜和配方奶一起放入碗中，捣成泥即可。

专家点评： 南瓜中含有的丰富的B族维生素、维生素C及纤维质，能够提高肠道的免疫力，改善宝宝由于便秘引起的身体虚弱的症状。配方奶中含有大量蛋白质，也是宝宝成长发育必不可少的物质。由于南瓜含有丰富的β-胡萝卜素，注意不可食用过量，否则宝宝就会变成"黄皮"宝贝。

烹饪常识： 挑选无疤痕、无黑斑、表面光滑干净的南瓜，可以带皮煮，因为南瓜皮也有补脾胃的功效。

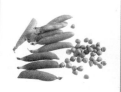

豌豆
Wan Dou

别名：寒豆、麦豆、雪豆。

性味归经：性平，味甘。归脾、胃经。

适用量：每天10~30克　**热量：**420千焦/100克

主要营养素

蛋白质、粗纤维

豌豆中富含人体所需的各种营养物质，其中的优质蛋白质，可以提高机体的抗病能力和康复能力。豌豆中还富含粗纤维，能促进大肠蠕动，起到清洁大肠、防治宝宝便秘的作用。

食疗功效

豌豆具有益中气、止泻痢、利小便、消痈肿等功效，还可治痈肿、脾胃不适、呃逆呕吐、心腹胀痛、口渴泻痢等病症。豌豆含有丰富的维生素A原，维生素A原可在体内转化为维生素A，具有润泽皮肤的作用。豌豆中富含优质蛋白质，可以提高宝宝的抗病能力。

选购保存

豌豆以色泽嫩绿、柔软、颗粒饱满、未浸水的为佳，手握一把时"咔嚓"作响表示新鲜程度高。保存时如果是去壳的豌豆，可用保鲜膜包好，放入冰箱保存就行了。若是带壳的豌豆，最好不要去外壳，用塑料袋装好保存即可。

♥ 温馨提示

豌豆适合与富含氨基酸的食物一起烹调，可以明显提高豌豆的营养价值。豌豆多食会腹胀，易产气，故不宜长期大量食用。

搭配宜忌		
宜	豌豆+虾仁	提高营养价值
	豌豆+蘑菇	增强食欲
忌	豌豆+蕨菜	降低营养
	豌豆+菠菜	影响钙的吸收

营养成分表	
营养素	含量（每100克）
蛋白质	20.3克
脂肪	1.1克
碳水化合物	55.4克
膳食纤维	10.4克
维生素A	42微克
维生素C	8.0克
维生素E	8.47毫克
烟酸	2.4毫克
钙	97毫克
铁	4.9毫克
锌	2.35毫克
磷	259毫克

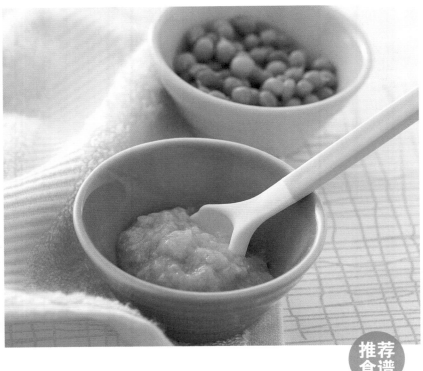

推荐食谱

豌豆米糊

原料: 豌豆60克,粳米100克

做法:

❶ 锅中注水,烧沸后加入洗净的豌豆,煮熟后将豌豆捞出,沥干水分;将粳米洗净后加水浸泡。

❷ 将豌豆放入碗中,用汤勺压碎,过滤出豌豆泥备用。

❸ 将泡好的粳米放入豆浆机中,按"米浆"键,待浆成后倒入碗中,将准备好的豌豆泥加入碗中,和米浆调和即可。

专家点评: 这款米糊不仅能补充宝宝身体发育所需的钙质,还具有健脑的作用,让宝宝越吃越健康,越吃越聪明。妈妈还可以将粳米磨成粉,宝宝能吃多少就用多少米粉,既便于保存,又不浪费。粳米的营养非常丰富,含有蛋白质、脂肪、碳水化合物、粗纤维、钙、磷、铁以及多种维生素,用粳米给宝宝制作米糊,方便又富有营养,是宝宝营养辅食的好选择。

烹饪常识: 荚用豌豆可清炒,也可作汤,粮用豌豆可与米煮粥。

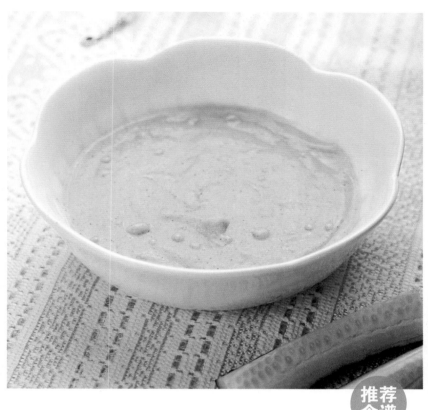

推荐
食谱

豌豆黄瓜糊

原料： 鲜豌豆50克，鲜黄瓜50克

做法：

❶ 将豌豆洗净后浸泡；鲜黄瓜洗净后去皮切小块。

❷ 将浸泡后的豌豆和黄瓜放入豆浆机中，按"米浆"键，打成糊即可。

专家点评： 豌豆有清肝、明目的作用。黄瓜的利尿功效名列前茅，在强健心脏和血管方面也占有重要的地位。黄瓜中含有维生素B_1，有保护神经系统的作用，还能促进肠胃蠕动，提高宝宝的食欲。将黄瓜和豌豆混合做成米糊给宝宝食用，能补充宝宝身体所需的多种营养。肠胃上火而便秘的宝宝，特别适合食用此糊。

烹饪常识： 黄瓜皮表面凹凸不平，简单的清洗很难将黄瓜皮表层的农药清除掉，用来给宝宝制作食物的黄瓜一定要去皮。

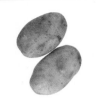

土豆
TU DOU

别名：土芋、山药蛋、地蛋、洋芋。
性味归经：性微寒，味甘。入胃、肠二经。

适用量：每天10～30克　热量：305千焦/100克

主要营养素

维生素C、膳食纤维

土豆含有大量的淀粉以及蛋白质，还有维生素C，能促进脾胃的消化功能。此外，土豆中的大量膳食纤维也能帮助机体及时排泄毒素，防止便秘，预防肠道疾病的发生。

食疗功效

土豆具有和胃、活血、消肿等功效，可辅助治疗消化不良、习惯性便秘、神疲乏力等症。土豆富含维生素、钾、纤维素等，可以帮助通便，还可以增强机体的免疫力。土豆含有维生素C，能有效地缓解人体的负面情绪，使人体保持活力。

选购保存

应选表皮光滑、个体大小一致、没有发芽的土豆。土豆应储存在低温、无阳光照射的地方，可保存2周左右。土豆可以和苹果放在一起，因为苹果产生的乙烯会抑制土豆牙眼处的细胞产生生长素。但土豆不能与红薯放在一块，否则会加速土豆发芽。

♥ 温馨提示

土豆切开后容易氧化变黑，属正常现象，不会造成危害。由于土豆的生物碱含量很高，孕妇不宜食用，以避免胎儿畸形。去了皮的土豆如不马上烧煮，应浸在凉水里，以免发黑，但不能浸泡太久，否则营养成分会流失。

营养成分表

营养素	含量（每100克）
蛋白质	2克
脂肪	0.2克
碳水化合物	16.5克
膳食纤维	0.7克
维生素A	5微克
维生素C	27毫克
维生素E	0.34毫克
烟酸	1.1毫克
钙	8毫克
铁	0.8毫克
锌	0.37毫克
磷	40毫克

搭配宜忌

宜	土豆+黄瓜	有利于身体健康
	土豆+醋	能分解有毒物质
忌	土豆+西红柿	易致消化不良
	土豆+石榴	易引起中毒

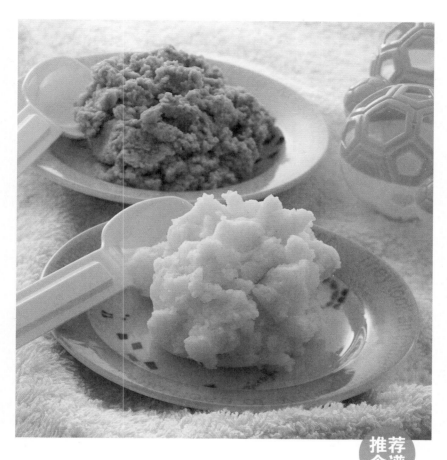

推荐
食谱

土豆泥

原料： 土豆80克

做法：

❶ 将土豆去皮，洗净，切成小块。

❷ 将土豆块放入蒸锅中煮熟，用勺子碾成泥即可。

专家点评： 能满足宝宝身体所需的多种营养，促进宝宝的肠胃蠕动，帮助宝宝的骨骼和牙齿健康生长，还能促进宝宝大脑健康发育。

烹饪常识： 土豆可以选择老土豆，因为老土豆比较容易熟，淀粉含量较高，食用起来口感比较好。

61

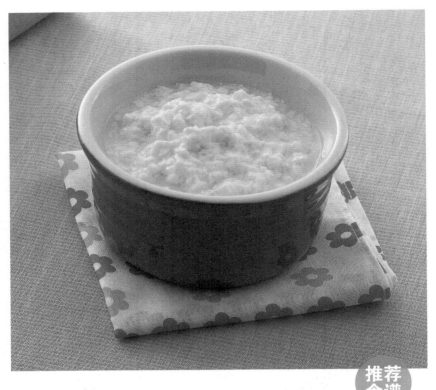

推荐
食谱

米汤土豆羹

原料： 土豆50克，米汤适量

做法：

❶ 将土豆洗净，去皮后放入锅中用水煮熟。

❷ 将煮熟的土豆碾成泥状。

❸ 米汤入锅，将土豆泥加入汤中，用小火煮，搅拌成羹状即可。

专家点评： 土豆和米汤混合搅拌，香甜可口，能够提高宝宝的食欲。米汤中含有维生素B_1、维生素B_2、磷、铁等，还有一定的碳水化合物及脂肪等营养元素，有益气、滋阴、润燥的功能，还能帮助宝宝消化和吸收脂肪，对宝宝的健康和发育均有益处。米汤散发的清香能使这道食品味道更醇香，宝宝会更爱吃。

烹饪常识： 土豆煮熟后，捞出放入凉开水中，做出的土豆羹味道会更好。存放过久的土豆表面往往有蓝青色的斑点，如在煮土豆的水里放些醋，斑点就会消失。

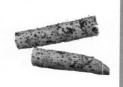

山药
Shan Yao

别名： 淮山药、薯蓣、怀山、薯药、山芋。

性味归经： 性平，味甘。入肺、脾、肾经。

适用量： 每天20～50克　　**热量：** 224千焦/100克

主要营养素

淀粉酶、蛋白质

山药含有淀粉酶、多酚氧化酶等物质，有利于脾胃消化吸收功能。山药中的蛋白质形成酶系统，可维持人体正常的消化功能，同时对提高宝宝身体的免疫能力也有一定的帮助。

食疗功效

山药具有健脾益胃、聪耳明目的功效，对食欲不振、脾胃虚弱、饮食减少、便溏腹泻、消渴尿频、倦怠无力、皮肤赤肿等症状也有很好的食疗作用。鲜山药富含多种维生素、氨基酸和矿物质，可以防治人体脂质代谢异常，保持胰岛素正常分泌，能增强宝宝的免疫功能。

选购保存

选购山药时要掂重量，大小相同的山药，较重的更好。好的山药洁净、无畸形或分枝、没有腐烂和虫害、切口处有黏液。尚未切开的山药，可存放在阴凉通风处保存。切开了的山药，则可盖上湿布保湿，放入冰箱的冷藏室保鲜。

♥ 温馨提示

山药宜去皮食用，以免产生麻、刺等异常口感。山药有收涩的作用，故大便燥结者不宜食用。另外，山药也不可与碱性药物同服，以免影响药物的治病效果，同食也会导致山药营养物质的破坏和流失。

搭配宜忌

宜	山药+玉米	增强人体的免疫力
	山药+扁豆	增强人体的免疫力
忌	山药+黄瓜	降低营养价值
	山药+鲫鱼	不利于营养物质的吸收

营养成分表

营养素	含量（每100克）
蛋白质	1.9克
脂肪	0.2克
碳水化合物	11.6克
膳食纤维	0.8克
维生素A	3微克
维生素C	5毫克
维生素E	0.24毫克
烟酸	0.3毫克
钙	16毫克
铁	0.3毫克
锌	0.27毫克
磷	34毫克

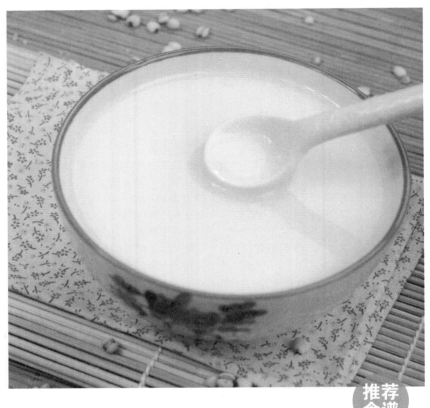

推荐
食谱

山药粳米浆

原料：山药30克，粳米50克

做法：

❶ 将粳米洗净，浸泡备用。

❷ 山药去皮，洗净切碎丁。

❸ 将泡好的粳米和山药一起放入锅中熬煮，至米烂汤稠即可。

专家点评：山药健脾养胃，并且含有丰富的蛋白质以及淀粉等营养。粳米中蛋白质、脂肪、维生素含量较丰富，能促进血液循环、胃肠蠕动，提高机体的免疫功能，还能治疗便秘、净化血液，有增强体质的作用。两者煮此米浆，味美、滋润，是成长期宝宝辅食的理想选择。

烹饪常识：在削山药皮之前戴上手套可避免手部过敏。新鲜山药切开时会有黏液，极易滑刀伤手，可以先用清水加少许醋洗，这样可减少黏液。

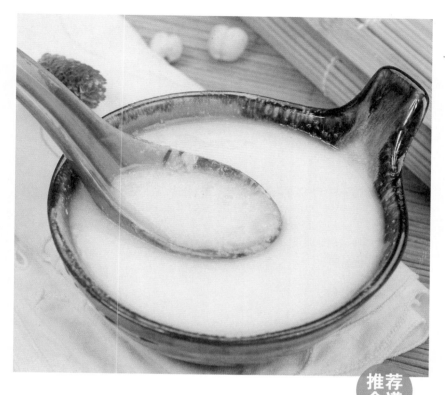

山药莲子米浆

原料： 山药30克，莲子10克，粳米50克

做法：

❶ 粳米洗净，入水浸泡；山药去皮，洗净切块，泡清水里；莲子泡软，去心洗净。

❷ 将粳米、山药、莲子放入豆浆机中，添水，按"米浆"键，待浆成，装杯即可。

专家点评： 莲子中的钙、磷和钾含量非常丰富，还含有维生素、微量元素、荷叶碱、金丝草苷等物质，对于消化不良有一定的疗效。莲子能帮助机体进行蛋白质、脂肪、糖类的代谢，可以健脑、增强记忆力，还有清热泻火的功能。山药也具有滋补、助消化、清热解毒等功效，这款米浆是宝宝消化清火的好食物。

烹饪常识： 粳米浸泡的时间不宜过长，否则会影响食物的味道。去莲心时，可用一根牙签从莲子中间穿过，带出莲子心，再用手拔出莲子心。

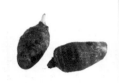

芋头
Yu Tou

别名：青芋、芋艿。
性味归经：性平，味甘、辛，有小毒。归肠、胃经。

适用量： 每天约1小个　　**热量：** 456千焦/100克

主要营养素

多糖类植物胶体、黏液蛋白

　　芋头含有一种天然的多糖类植物胶体，能促进宝宝的食欲，帮助宝宝润肠通便。芋头中还含有一种黏液蛋白，被人体吸收后能促进免疫球蛋白的生成，可提高抵抗力。

食疗功效

　　芋头具有益胃、宽肠、通便、解毒、消肿止痛等功效，对有便秘症状的宝宝有很好的食疗功效。芋头中的氟具有洁齿防龋、保护牙齿的作用，很适合出牙期的宝宝食用。芋头含有丰富的黏液皂素及多种微量元素，可补充宝宝身体所需的多种微量元素。对食欲不振、消化不良的宝宝也有很好的调理作用。

选购保存

　　应选择较结实、没有斑点的芋头。也可以观察芋头的切口，切口汁液如果呈现粉质，肉质则香脆可口。芋头买回后，应尽快吃完。芋头不耐低温，故鲜芋头一定不能放入冰箱，在气温低于7℃时，应存放于室内较温暖处，防止因冻伤造成腐烂。

♥ 温馨提示

　　芋头烹调时一定要煮熟，否则其中的黏液会刺激咽喉。有痰、过敏性体质（荨麻疹、湿疹、哮喘、过敏性鼻炎）者、小儿食滞及糖尿病患者应少食。食滞胃痛、肠胃湿热者忌食。

搭配宜忌

宜	芋头+芹菜	增食欲、补气虚
	芋头+鲫鱼	辅助治疗脾胃虚弱
忌	芋头+香蕉	引起腹胀

营养成分表

营养素	含量（每100克）
蛋白质	2.2克
脂肪	0.2克
碳水化合物	17.1克
膳食纤维	1克
维生素A	27微克
维生素C	6毫克
维生素E	0.45毫克
烟酸	0.7毫克
钙	36毫克
铁	1毫克
锌	0.49毫克
磷	55毫克

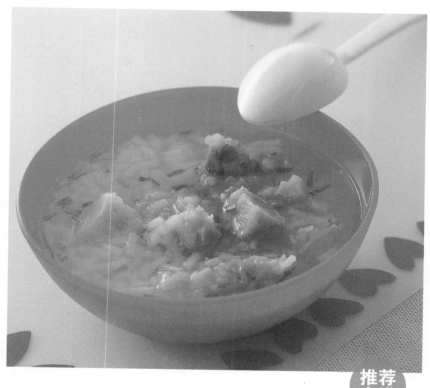

芋头米粉汤

原料： 芋头70克，粗米粉50克，芹菜少许，大骨汤350毫升

做法：

❶ 芋头洗净切丁；粗米粉洗净并泡水10分钟，切段备用；芹菜洗净切末。

❷ 锅烧热，倒入大骨汤，下芋头煮软，倒入粗米粉段煮熟。

❸ 撒入芹菜，焖煮2分钟即可。

专家点评： 芋头中富含蛋白质、钙、磷、铁、钾、镁、钠、胡萝卜素等多种营养元素，其丰富的营养能够增强宝宝的免疫力，并且有健脾和胃的功效。同时还能够增进宝宝的食欲，帮助消化。在幼儿身体长得最快的时期，骨骼和肌肉发育需要大量的钙，大骨汤刚好满足了宝宝成长所需的钙。

烹饪常识： 由于芋头的黏液中含有皂苷，能刺激皮肤使之发痒，因此削芋头皮时需小心。可以倒一点醋在手中，搓一搓再削皮，或者戴上手套再削皮。

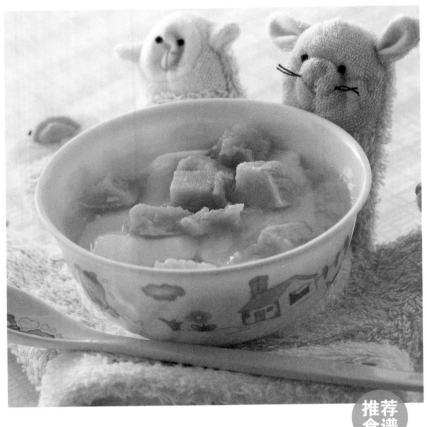

推荐
食谱

芋头豆花

原料： 芋头半个，豆花粉35克，水1300毫升

做法：

❶ 芋头洗净去皮，切成小块，蒸熟。

❷ 清水入锅，煮沸后加入豆花粉。

❸ 豆花粉煮开后，加入蒸熟的芋头，一起食用即可。

专家点评： 芋头的营养价值很高，它的块茎淀粉含量达70%，既可当粮食，又可做蔬菜。芋头还富含蛋白质、钙、磷、铁、钾、镁、胡萝卜素、烟酸、维生素、皂苷等多种营养成分，这些都是宝宝生长发育过程中必不可少的营养物质。高汤的加入会使汤汁口感更醇厚、香气更浓郁，宝宝会更爱喝。

烹饪常识： 可以将芋头放在冰箱中半个小时，然后再拿出来去皮。另外，喂宝宝吃芋头时，一定要将芋头碾成泥状。

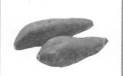

红薯
Hong Shu

别名：番薯、山芋、白薯、金薯、甜薯。

性味归经：性平，味甘。归脾、胃经。

适用量： 每天约1/3小个　　**热量：** 397千焦/100克

主要营养素

膳食纤维、维生素C

红薯中含有大量的膳食纤维，能够通便排毒，降低肠道疾病的发生率。红薯中还富含维生素C，能提高宝宝的免疫力，还能维持牙齿、骨骼、血管的正常功能，促进钙、铁的吸收。

食疗功效

红薯能供给人体大量的黏液蛋白、糖、维生素A和维生素C，并且具有暖胃、和胃、宽肠通便、生津止渴的功效。红薯中的膳食纤维在肠道内无法被消化吸收，能刺激肠道增强蠕动，从而预防宝宝便秘。

◎选购保存

要选择外表干净、光滑、形状好、坚硬和发亮的红薯，发芽、表面凹凸不平的红薯不新鲜，不宜购买。红薯买回来后，可放在外面晒一天，使其保持干爽，然后放到阴凉通风处。红薯不能和土豆放在一起，否则红薯会变硬，土豆会加快发芽的速度。

♥温馨提示

红薯一定要蒸熟煮透再吃，因为红薯中的淀粉颗粒不经高温破坏，难以被人体消化。由于红薯缺少蛋白质和脂质，因此要搭配蔬菜、水果及蛋白质食物一起吃，才不会导致营养失衡。红薯最好在午餐这个黄金时段吃。

营养成分表

营养素	含量（每100克）
蛋白质	1.1克
脂肪	0.2克
碳水化合物	23.1克
膳食纤维	1.6克
维生素A	125微克
维生素C	26毫克
维生素E	0.28毫克
烟酸	0.6毫克
钙	23毫克
铁	0.5毫克
锌	0.15毫克
磷	39毫克

搭配宜忌

宜	红薯+莲子	润肠通便
	红薯+猪排	补充膳食纤维
忌	红薯+鸡蛋	不消化
	红薯+西红柿	易得结石，腹泻

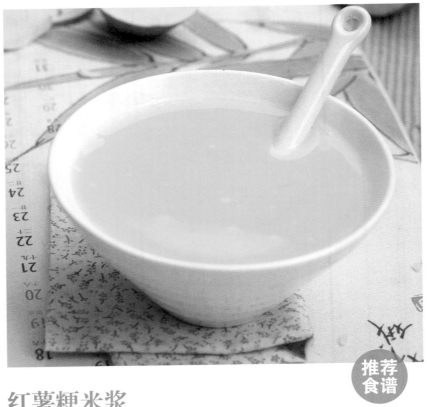

推荐
食谱

红薯粳米浆

原料： 红薯1小个，粳米100克

调料： 白糖适量

做法：

❶ 将红薯洗净，煮熟后去皮，切小块；粳米洗净泡软。

❷ 将红薯、粳米放入豆浆机中，加水，按"米浆"键。

❸ 待浆成，装杯，加入白糖调味即可。

专家点评： 红薯是廉价食材，但它的营养成分却极丰富，尤其富含纤维素。纤维素能清肠胃、使排便顺畅，所以对于宝宝的胃和肠道有极大的益处，还可以有效地防止钙流失。粳米是B族维生素的主要来源，而磨成米浆后，更易于宝宝吸收，具有补脾、和胃、清肺的功效。加入红薯煮成粥，可以提高宝宝的食欲，对宝宝的健康大有益处。

烹饪常识： 宝宝吃红薯后常常会腹胀、打嗝。若将红薯放在淡碱水中浸泡20分钟左右，然后再煮熟，便可避免这种状况的发生。

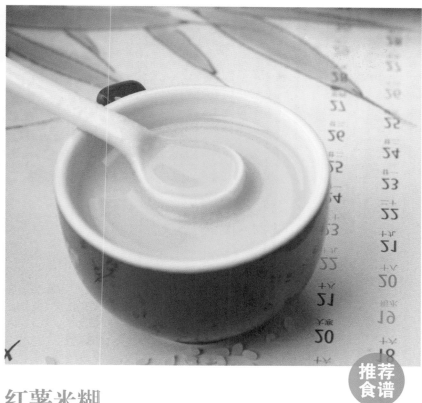

推荐食谱

红薯米糊

原料： 红薯40克，粳米50克，燕麦30克

做法：

❶ 红薯洗净，切成小粒；粳米、燕麦分别淘洗干净，浸泡至软。

❷ 将上述材料放入豆浆机，加适量凉开水，按豆浆机提示制作好米糊，装杯即可。

专家点评： 米糊可以生胃津、健脾胃，是中国传统的营养食品，介于干性和水性之间，品质细腻，易于宝宝消化吸收。而红薯是最健康的食品之一，富含膳食纤维、胡萝卜素、维生素A、B族维生素、维生素C、维生素E等营养元素，营养价值很高。燕麦中含有大量的膳食纤维，能够促进宝宝的肠胃蠕动，使宝宝的肠胃更加健康。

烹饪常识： 粳米不宜多淘，因为米中含有一些溶于水的维生素和无机盐，多洗的话会损失米中的这些元素，所以洗1~2次即可。

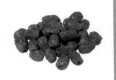

红枣
Hong Zao

别名：枣、大枣、良枣。

性味归经：性温，味甘。入脾、胃、心经。

适用量：每天10~30克　热量：488千焦/100克

主要营养素

环磷酸腺苷、维生素C

红枣中含有大量的环磷酸腺苷，对宝宝常见的过敏症状有一定的辅助治疗效果。红枣中富含的维生素C能够帮助宝宝对铁的吸收，增强宝宝自身的免疫力。

食疗功效

红枣是我国的传统补品，既含蛋白质、脂肪、粗纤维、糖类、有机酸、黏液质、钙、磷、铁等，又含有多种维生素，故有"天然维生素丸"的美称。此外，吃一定量的红枣能提高免疫功能，起到养血安神、健脾和胃的功效。红枣中含有丰富的铁元素，宝宝适量食用，可以预防缺铁性贫血。

选购保存

好的红枣有自然光泽，手感紧实，捏之不变形，不脱皮，不粘连。将红枣置干燥处，可以防蛀。为防止红枣发黑，可在枣子上遮一张簸席，在通风阴凉处摊晾几天后加木盖或拌草木灰入桶内盖好。

♥ 温馨提示

秋季食鲜枣，可以补充维生素C，但过量食用可伤脾胃。痰多者和大便秘结者应忌食，以免助火生热。糖尿病患者最好少食用，因为红枣含糖量太高。另外，红枣不易消化，吃时一定要充分咀嚼。宝宝食用最好去皮或者碾碎成泥。

搭配宜忌

宜	红枣+白菜	清热润燥
	红枣+小麦	润燥安神
忌	红枣+黄瓜	破坏维生素C
	红枣+鱼	易致消化不良

营养成分表

营养素	含量（每100克）
蛋白质	1.1克
脂肪	0.3克
碳水化合物	28.6克
膳食纤维	1.9克
维生素A	40微克
维生素C	243毫克
维生素E	0.78毫克
烟酸	0.9毫克
钙	22毫克
铁	1.2毫克
锌	1.52毫克
磷	23毫克

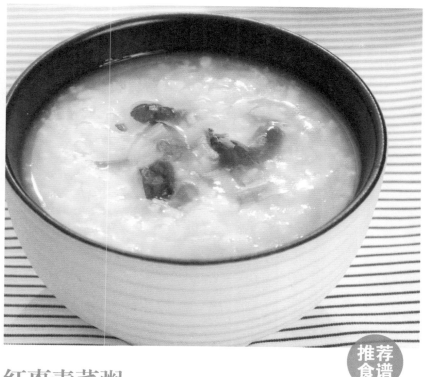

红枣青菜粥

原料： 干红枣15克，青菜15克，粳米50克

做法：

❶ 将粳米淘洗干净，用冷水浸泡30分钟，沥干水分备用。

❷ 将干红枣在水中浸泡30分钟，洗净后放入锅内，加入清水煮15～20分钟。

❸ 将青菜洗净后切碎；将煮熟的红枣去掉红枣皮和核。

❹ 锅中加适量水，放入粳米、红枣和青菜，先用大火煮沸，再转小火熬煮，至米粥烂熟即可。

专家点评： 这道粥含有丰富的维生素C、维生素A、铁等营养成分，能提高宝宝的免疫力，预防和缓解宝宝缺铁性贫血、脾虚消化不良等症状，具有健脾胃、补气血的功效。青菜中含有宝宝成长所需的维生素、胡萝卜素、钙、铁等，有助于增强宝宝的免疫力。还可用高汤熬煮粥，营养更丰富，口感更美味。宝宝适量食用此粥，对健康有益。

烹饪常识： 将蒸熟去核的红枣放在面粉筛里面，用勺子轻压红枣，红枣泥就能从网格里漏下去，而皮则留在筛网里。

推荐食谱

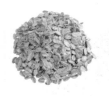

燕麦片
Yan Mai Pian

别名：雀麦片、野麦片。

性味归经：性平，味甘。归肝、脾、胃经。

适用量：每天10~30克　热量：1468千焦/100克

主要营养素

蒽酰胺（生物碱）、蛋白质

燕麦中的蒽酰胺具有抗刺激的特性，能消除皮肤表面泛红的症状，对过敏性皮肤具有较好的护理作用。燕麦中的蛋白质可润滑头发表层，促进宝宝头发的生长。

食疗功效

燕麦片具有健脾、益气、止汗、养胃、润肠的功效，而且对便秘以及水肿等有很好的辅助治疗作用，可以增强人的体力、促进血液循环、缓解生活压力。燕麦含有丰富的钙、磷、铁、锌等矿物质，不仅能改善血液循环，预防宝宝缺铁性贫血，还能促进宝宝骨骼和牙齿的发育。燕麦片中的植物纤维还可以使人体中的有毒物质及时排出体外。

选购保存

尽量不要选择甜味很浓与口感细腻、黏度不足的产品，这样的产品燕麦片含量不高。燕麦片应在保质期内食用，存放时需防潮、防污染、防虫害、防高温。

♥ 温馨提示

燕麦片一次不宜食用太多，否则会造成胃痉挛或者腹胀，食用过多也容易造成滑肠。在购买的时候也要注意，麦片和燕麦片是不相同的，购买时要仔细区分。

搭配宜忌

宜	燕麦+牛奶	营养丰富
	燕麦+南瓜	降低血糖
忌	燕麦+白糖	容易胀气
	燕麦+红薯	导致胃痉挛、胀气

营养成分表

营养素	含量（每100克）
蛋白质	15克
脂肪	6.7克
碳水化合物	61.6克
膳食纤维	5.3克
维生素A	一
维生素C	一
维生素E	3.07毫克
烟酸	1.2毫克
钙	186毫克
铁	7毫克
锌	2.59毫克
磷	291毫克

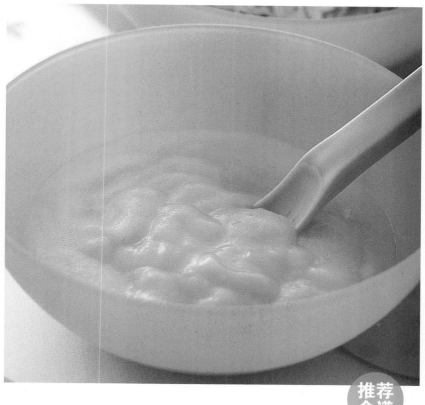

推荐食谱

燕麦糊

原料： 婴幼儿燕麦粉50克，米汤150毫升

做法：

❶ 将婴儿燕麦粉装入碗中。

❷ 再加入煮沸的米汤。

❸ 用汤匙充分拌匀即可。

专家点评： 燕麦糊中富含赖氨酸和精氨酸，符合宝宝成长的需要。特别是在夏季，人的胃酸分泌减少，加之饮水较多冲淡胃酸，导致机体消化功能较弱，所以应多吃营养丰富、气味清淡的燕麦。燕麦是宝宝辅食中很好的选择，纤维含量高，还含有维生素E、亚麻酸、铜、锌、硒、镁等营养元素，宝宝食用后有助于均衡营养。

烹饪常识： 燕麦除了加入牛奶、豆奶、米汤等液体食品外，也可以根据宝宝的喜好加入固体食品，如水果、坚果，只要适量就好。

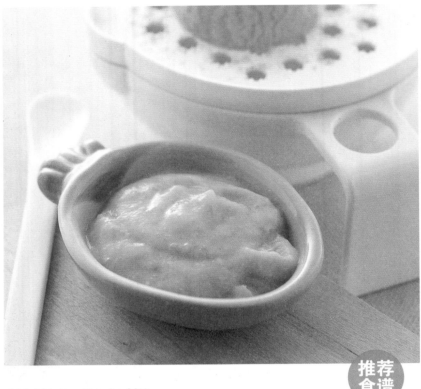

推荐食谱

胡萝卜燕麦糊

原料： 胡萝卜80克，婴儿燕麦粉30克，温开水70毫升

做法：

❶ 胡萝卜洗净去皮，切成小块，加水煮熟后捞出，沥干水分。

❷ 将煮好的胡萝卜用研磨器磨成泥状。

❸ 将婴儿燕麦粉、胡萝卜泥和温开水一起拌匀即可。

专家点评： 燕麦中富含的膳食纤维能够润肠排毒、通便导泻，对宝宝大便干燥有很好的食疗功效。胡萝卜中含有的胡萝卜素被人体吸收后，不仅对宝宝的眼睛发育有好处，在人体内转化成的维生素A还能增强机体的免疫力，促进宝宝的骨骼健康生长。宝宝本身的抵抗力弱，食用这款食品可以增强宝宝的免疫力。

烹饪常识： 平时煮粥或煮饭的时候，可用麦片替代部分粳米。如红豆粥，将红豆、粳米、麦片按1：1：1的比例，用高压锅煮10分钟，这样煮出来的味道会更好。

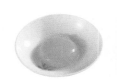

蛋黄
Dan Huang

别名： 无。

性味归经： 性平，味甘。归心、肾经。

适用量： 每天2个　**热量：** 1302千焦/100克

主要营养素

卵磷脂、DHA、铁

鸡蛋黄含有丰富的卵磷脂和二十二碳六烯酸（DHA），对神经的发育有重要作用，可增强记忆力，有健脑益智的功效。蛋黄中还富含人体所需的铁元素，能补充宝宝身体所需的铁质。

食疗功效

蛋黄中的卵磷脂、甘油酸酯、胆固醇和卵黄素对宝宝的神经系统和身体发育有很大的作用。

选购保存

看蛋壳：鲜蛋的蛋壳上附着一层白霜。

用手摇：轻轻摇鸡蛋，有水声的是陈鸡蛋。

闻味道：在鸡蛋上哈一口热气，然后闻一闻生鸡蛋的味道，鲜蛋有生石灰的味道。蛋黄不宜单独保存，最好将鲜蛋放在冰箱中存放。

♥ 温馨提示

不可食用生鸡蛋。生鸡蛋的蛋白质结构致密，有很大部分不能被人体吸收，煮熟后的蛋白质才变得松软，人体胃肠道才能消化吸收。生鸡蛋有特殊的腥味，会抑制中枢神经，使胃液和肠液等消化液的分泌减少，从而导致食欲不振、消化不良。

搭配宜忌

宜	鸡蛋+西红柿	预防心血管疾病
	鸡蛋+豆腐	有利于钙的吸收
忌	蛋黄+糖	危害健康
	鸡蛋+红薯	易致腹痛

营养成分表

营养素	含量（每100克）
蛋白质	15.2克
脂肪	28.2克
碳水化合物	3.4克
膳食纤维	—
维生素A	438微克
胡萝卜素	1.7微克
烟酸	0.1毫克
维生素C	—
维生素E	5.06毫克
钙	112毫克
铁	6.5毫克
锌	3.79毫克
硒	27.01微克

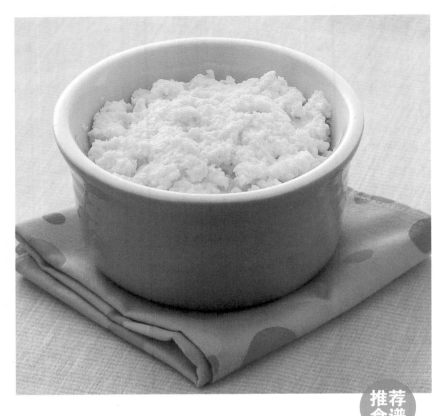

推荐
食谱

蛋黄泥

原料： 鸡蛋2个，配方奶少许

做法：

❶ 鸡蛋洗净表面杂质。

❷ 锅置火上，水入锅，放入鸡蛋煮熟。

❸ 将煮熟的鸡蛋捞出晾凉，去壳取蛋黄。

❹ 将鸡蛋黄与配方奶放入容器内，碾压成泥即可。

专家点评： 一般5～6个月的宝宝就可喂食蛋黄了，有过敏史的宝宝，可以推迟几个月喂。还要添加其他食品，如肉类、肝脏等补充铁质。在给有过敏症状的宝宝制作有蛋黄的辅食时，妈妈可以这样做：将鸡蛋煮20分钟，一定要煮熟、煮透，然后立刻剔除蛋白，取出蛋黄捣碎，再将蛋黄混在宝宝的谷类食物或蔬菜中烹调。

烹饪常识： 鸡蛋煮的时间过长，蛋黄表面会形成灰绿色硫化亚铁层，蛋白质也会老化，不仅影响食欲，也不易吸收。

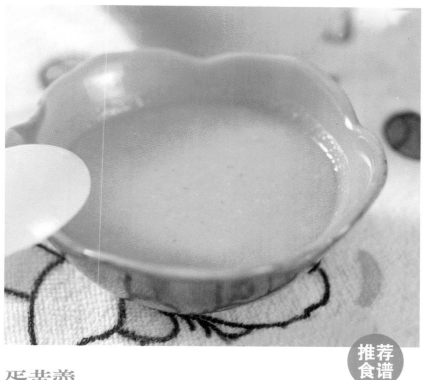

推荐食谱

蛋黄羹

原料： 鸡蛋2个，骨头汤100毫升

做法：

❶ 锅置火上，倒入适量水，将鸡蛋放入锅中，大火烧煮。

❷ 将鸡蛋煮熟后，去壳取蛋黄，压成蛋黄泥。

❸ 将骨头汤倒入蛋黄泥中调成糊状即可。

专家点评： 蛋黄中含有丰富的蛋白质、脂肪，其中包括中性脂肪、卵磷脂、胆固醇等，是宝宝生长发育必需的物质。鸡蛋中还含有丰富的钙、磷、铁等对人体有益的矿物质，对促进婴儿骨骼生长、脑细胞发育、预防婴幼儿贫血非常有益。骨头汤中不仅含有丰富的钙，还含有宝宝身体发育所需的蛋白质、脂肪、铁、磷等多种营养成分。用营养丰富的骨头汤混合蛋泥调成羹食用，味道鲜美，可以为正在快速发育的宝宝补充钙和铁，还能预防佝偻病和缺铁性贫血。

烹饪常识： 鸡蛋在形成过程中会带菌，未煮熟的鸡蛋不能将细菌杀死，容易引起腹泻。因此鸡蛋要经高温加工后再吃，不要生吃。

宝宝 禁 吃的食物

小宝宝的肠胃还未完全发育成熟，很多食材都还不能进入宝宝的食谱计划，新爸爸妈妈一定要多多注意。

食盐

忌吃关键词：
高钠、钾流失、
水肿、高血压

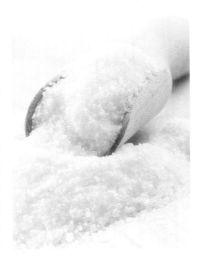

不宜食用食盐的原因

新生儿的肾脏发育不成熟，无法充分排出食盐中的钠。食盐中的钠滞留在体内，不仅容易引起局部水肿，还会增加宝宝将来患高血压的概率。同时，摄入过多的盐分还会导致人体内钾的大量流失，引起心脏肌肉衰弱，最后导致的后果。因此，9个月以内的宝宝最好不要食用食盐，9个月以后的宝宝每天食用食盐不应超过1克，1～6岁的宝宝每天不宜超过2克。

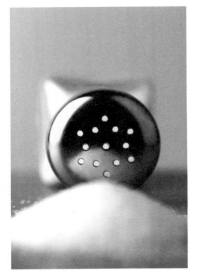

味精

忌吃关键词：
谷氨酸钠、缺锌

不宜食用味精的原因

父母在菜肴中加些味精的做法不仅会增加宝宝肠胃的负担，让宝宝产生"美味综合征"，还会因为食用味精导致宝宝出现缺锌的症状。味精中含有谷氨酸钠，能使血液中的锌转变为谷氨酸锌，最后从尿中排出，而锌是大脑发育的重要营养元素之一，人体一旦缺锌，不仅影响大脑发育，还会影响身体的发育。因此，爸爸妈妈在给宝宝制作营养餐时，应尽量避免使用味精等调料。

胡椒

忌吃关键词：
辛辣、刺激、偏食

不宜食用胡椒的原因

　　胡椒是热性食物，很多家长在宝宝出现腹泻的时候，认为吃点胡椒能缓解宝宝的腹泻；其实，这是不对的。宝宝还小，味觉正处于发育阶段，所食用的辅食的味道太重，或味道太丰富，都不适合宝宝味觉发育。另外，胡椒属辛辣食物，刺激性强，食用后还会引起消化不良、便秘等不适。因此，1岁以前的宝宝不宜食用胡椒，1岁以后的宝宝最好少吃。

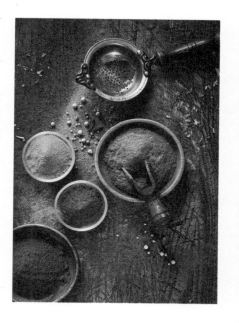

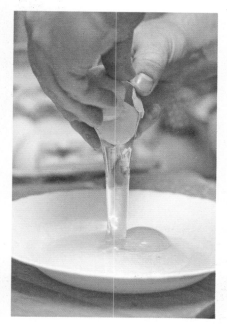

蛋清

忌吃关键词：
白蛋白、过敏

不宜食用蛋清的原因

　　1岁以内的宝宝胃肠道功能尚未发育完善，肠壁很薄，通透性很高。而蛋清中的白蛋白分子较小，可以直接透过肠壁进入宝宝的血液中，这种异体蛋白为抗原，可以使宝宝的体内产生抗体，再次接触异体蛋白时，宝宝会出现一系列过敏反应性疾病，如湿疹、荨麻疹、喘息性支气管炎等。另外，蛋清中含有一种抗生物素蛋白，在肠道中与生物素结合后，能阻止宝宝对维生素的吸收，造成宝宝维生素缺乏，从而影响宝宝身体健康。因此，在宝宝1岁以前，只宜给宝宝喂食蛋黄，不宜喂蛋清。

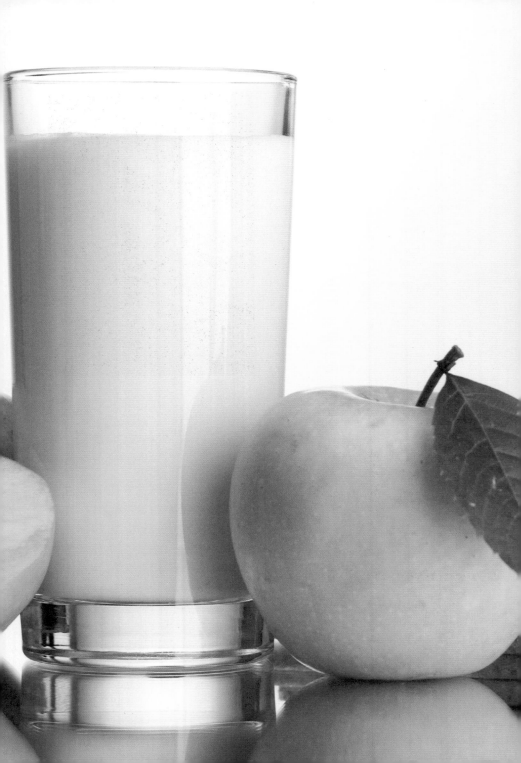

第三章

7~9个月宝宝
的喂养指南

宝宝7~9个月时，
爸爸妈妈可以准备一些烂粥、
烂面、鱼泥、肝泥、肉糜、豆腐、水果泥、蒸鸡蛋羹、
碎菜和鱼肝油等作为宝宝的辅食，
也可以为宝宝准备一些烤面包片、饼干或馒头片，
锻炼宝宝的咀嚼能力，
帮助牙齿的生长发育。

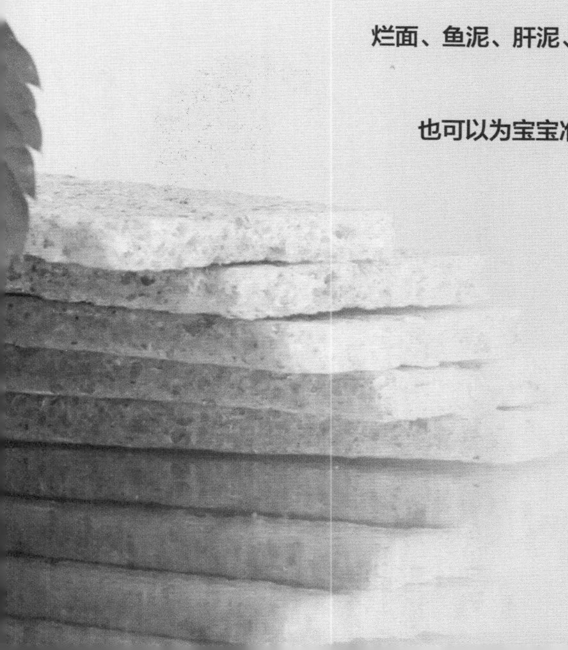

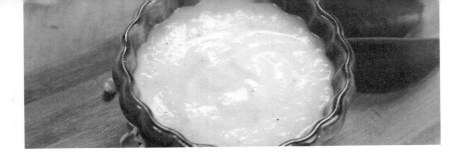

喂养须知

宝宝又长大了一些，他的身上发生了很多变化，爸爸妈妈在惊喜宝宝变化的时候，也需要了解宝宝成长发育中需要注意的营养问题。

1 婴儿营养不良的表现及治疗

营养不良是由于营养供应不足、不合理喂养、不良饮食习惯及精神、心理等因素所致的。另外，因食物吸收利用障碍等引起的慢性疾病也会引起婴儿营养不良。

婴儿营养不良的表现为体重减轻，皮下脂肪减少、变薄。一般情况下，腹部皮下脂肪先减少，继而是躯干、臀部、四肢，最后是两颊脂肪消失而使婴儿看起来似老人，皮肤干燥、苍白、松弛，肌肉发育不良，肌张力低。轻者常烦躁哭闹，重者反应迟钝，消化功能紊乱，可出现便秘或腹泻。

在治疗上，轻者可通过调节饮食促其恢复，重者应送医院进行治疗。

2 婴儿食欲不振的防治

一般情况下，婴儿每日每餐的进食量都是比较均匀的，但也可能出现某日或某餐进食量减少的现象。不可强迫孩子进食，只要给予充足的水分，孩子的健康不会受损。

婴儿的食欲可受多种因素（如温度变化、环境变化、接触不熟悉的人及体内消化和排泄状况的改变等）的影响。短暂的食欲不振不是病兆，如连续2～3天食量减少或拒食，并出现便秘、手心发热、口唇干燥、呼吸变粗、精神不振、哭闹等现象，则应注意。不发热者，可给孩子助消化的中药，也可多喂开水（可加果汁、菜汁）。

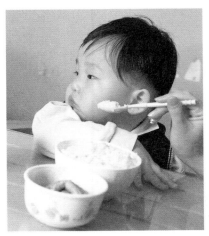

宝宝如果不愿意进食，妈妈不要强迫。

待婴儿积食消除、消化通畅，便会很快恢复正常的食欲。如无好转，应去医院作进一步的检查治疗。

③ 不宜让婴儿只喝鱼汤和肉汤

宝宝长到七八个月时，就已经能吃一些鱼肉、猪肉末、肝末等食物，但不少父母仍只给宝宝喝汤，不让吃肉。这样做主要是父母低估了宝宝的消化能力，认为宝宝还没有能力去咀嚼和消化肉类食物。也有的父母认为汤的味道鲜美，营养都在汤里面，其实这些看法都是错误的，这样做只会限制宝宝摄取更多的营养。

用鱼、鸡或猪等动物性食物煨汤，确实有一些营养成分会溶解在汤内，它们含有少量的氨基酸、肌酸、肉精、钙等，增加了汤的鲜味，但大部分的精华，像蛋白质、脂肪、无机盐都还留在肉内。肉类食物主要的营养成分是蛋白质，蛋白质遇热后会变性凝固，绝大部分都在肉里，只有少部分可溶性蛋白质跑到汤里去了。

科学而经济的喂养方法，应该是在补充肉类食物时，既让婴儿喝汤又要让其吃肉。因为鲜肉汤中的氨基酸可以刺激胃液分泌，增进食欲，帮助婴儿消化。而肉中丰富的蛋白质等更能提供婴儿所需的营养。尤其这些都是优质蛋白质，能促进宝宝的生长发育，使肌肉长得结实，免疫力增强，从而减少各种疾病的发生，保证宝宝健康成长。

④ 宝宝出牙期的营养保健

有些宝宝在5个月的时候就开始长乳牙了，也有些宝宝到6个月以后才开始长乳牙，在出牙之前，宝宝吃奶靠牙床含住母亲的乳头。出牙是牙齿发育和宝宝生长发育过程中的一个重要阶段，正常情况下，营养好、身高较高、体重较重的宝宝比营养差、身高较矮、体重偏轻的宝宝出牙早一些。宝宝出牙的顺序通常是先长出下门牙，然后长出上门牙，多数宝宝1岁时已长出8颗乳牙，上下分别4颗。

宝宝出牙时一般无特别不适，但是有的宝宝会因为烦躁不安而啃咬东西。此时，家长可以将自己的手指洗干净，帮宝宝按摩牙床，刚开始按摩时，宝宝会因为摩擦的疼痛而排斥，不过当宝宝发现按摩使疼痛减轻了之后，很快会安静下来，并愿意让爸爸妈妈用手指帮他们按摩，有些宝宝还会主动抓住父母的手指去咬。个别宝宝在出牙期间可能还会出现突然哭闹不安，咬母亲乳头，咬手指或用手在将要出牙的部位乱抓乱划，口水增多等症状，这可能与牙龈轻度发炎有关。此时，母亲要耐心护理，分散宝宝的注意力，不要让他用手或筷子去抓划牙龈。若宝宝自己咬破或抓破牙龈，可在牙龈上涂少量龙胆紫药水，一般不需服药。

宝宝出牙期间易出现腹泻等消化道症状，这可能是出牙的反应，也可能是抗拒某种辅食的表现，可以先暂停添加这种辅食，观察一段时间就可知道原因。

家长应给宝宝多吃些蔬菜、果条，这样不但有利于改掉其吮手指或吮奶瓶嘴的不良习惯，而且还可使牙龈和牙齿得到良好的刺激，减少出牙带来的痛、痒，对牙齿的萌出和牙齿功能的发挥都有好处。另外，进食一些点心或饼干可以锻炼宝宝的咀嚼能力，促进牙齿的萌出和坚固，但同时也容易在口腔中残留渣滓，成为龋齿的诱因，因此在食后最好给婴儿喂些凉开水或淡盐水以代替漱口。

5 宝宝出牙期间需要纠正的不良习惯

在宝宝出牙期间，许多不良的口腔习惯会影响到牙齿的正常排列和上下颌骨的正常发育，从而严重影响宝宝面部的美观。因此在宝宝出牙期间，父母应该注意纠正宝宝的这些不良习惯。

咬物：一些孩子在玩耍时，爱咬物体，如袖口、衣角、手帕等，这样在经常用来咬物的牙弓位置上易形成局部小开牙畸形（即上下牙之间不能咬合，中间留有空隙）。

偏侧咀嚼：一些婴儿在咀嚼食物时，常常固定在一侧，这种一侧偏用一侧废用的习惯形成后，易造成单侧咀嚼肌肥大，而废用侧因缺乏咀嚼功能刺激，使局部肌肉发育受阻，从而使面部两侧发育不对称，造成偏脸或歪脸现象。

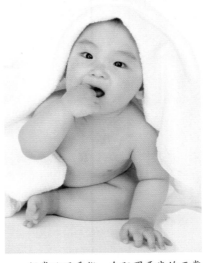

经常吮吸手指，会阻碍牙齿的正常生长。

吮指：婴儿一般从3～4个月开始，常有吮指习惯，一般在2岁左右逐渐消失。由于手指经常被含在上下牙弓之间，牙齿受到压力，使牙齿往正常方向长出时受阻，形成局部小开牙。同时由于经常做吸吮动作，两颊收缩使牙弓变窄，形成上前牙前突或开唇露齿等不正常的牙颌畸形。

张口呼吸：张口呼吸时上颌骨及牙弓易受到颊部肌肉的压迫，会限制颌骨的正常发育，使牙弓变得狭窄，前牙相挤排列不下引起咬合紊乱，严重的还可出现下颌前伸，下牙盖过上牙的情况，即俗称的"兜齿""瘪嘴"。

偏侧睡眠：这种睡姿易使颌面一侧长期承受固定的压力，造成不同程度的颌骨及牙齿畸形，出两侧面颊不对称等情况。

下颌前伸：即将下巴不断地向前伸着玩，可形成前牙反颌，俗称"地包天"。

含空奶头：一些婴儿喜欢含奶瓶的空奶头睡觉或躺着吸奶，这样奶瓶易压迫上颌骨，而婴儿的下颌骨则不断地向前吮奶，长期反复地保持此动作，可使上颌骨受压，下颌骨过度前伸，形成下颌骨前突的畸形。

6 本阶段的喂养要点

这一阶段，母乳和配方奶类仍是宝宝的主食。经过前一阶段的辅食添加尝试，多数宝宝已经逐渐适应并接受泥状、糊状等食品，且食量日益增加，从一勺两勺到小半碗，甚至是一小碗，慢慢能用辅食代替某一时间段的母乳或奶粉。

7个月大的婴儿每天进食的奶量总体不变。此时，大部分宝宝夜间能睡整夜觉而不必喂奶，因此，可以在白天分3～4次喂食母乳或奶粉。这一阶段，宝宝的乳牙开始萌出，咀嚼食物的能力逐渐增强，因此，辅食的品种可以更丰富一些。除了前一阶段添加的泥状、糊状等食品外，还可以喂宝宝一些米粥、鸡肉末、鱼肉末等。

宝宝8个月大的时候，母乳的分泌开始减少，质量开始下降。而这个阶段的宝宝正处于长身体的时期，需要大量的钙才能满足身体发育的需要，因此，不应再把母乳或奶粉作为宝宝单一的主食来源。这一时期，在保持宝宝的奶量不变的同时（每天500毫升左右），要加大宝宝的辅食量和辅食的次数。每天给宝宝喂辅食的次数可以增加到2次，喂食的时间可以分别安排在10时和14时。辅食次数和数量增加的同时，母乳或奶粉喂养的次数要相应减少到3～4次，喂养的时间可以分别安排在宝宝早起、中午、下午和晚上临睡前。此时，宝宝消化道内的消化酶已经可以充分消化蛋白质，因此，可以给宝宝多添加一些含蛋白质丰富的辅食，如口感较软的豆制品及奶制品等。

9个月的宝宝，已经可以和大人一样按时进食，每天吃早、中、晚三餐辅食。有的宝宝已经有3～4颗小牙，咀嚼能力又进一步提升。此时的辅食，可以适当添加一些相对较硬的食品，如面条、面片、碎菜叶等。此时，母乳或奶粉的喂养次数可以从4次减少到3次，可分别安排在宝宝早起、中午和晚睡时进行。9个月的宝宝在吃鸡蛋时不再局限于蛋黄，已经可以吃整个鸡蛋了，食材的选择更加丰富，要注意辅食中蛋白质、淀粉、维生素、脂肪等营养物质间的平衡。

宝宝 宜 吃的食物

7~9个月的宝宝，对食材还有很多禁忌。哪些食材适合作为宝宝的食物，如何制作能给宝宝提供更多的营养，爸爸妈妈来了解一下吧。

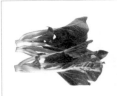

小白菜
Xiao Bai Cai

别名：青菜、不结球白菜。

性味归经：性温，味甘。归肺、胃、大肠经。

适用量：每天10~20克　　**热量：**104千焦/100克

主要营养素

粗纤维、胡萝卜素、维生素C

小白菜中的粗纤维可促进大肠蠕动，保持大便通畅，增加大肠内毒素的排出。小白菜中所含的维生素C，可防止皮肤粗糙，使宝宝皮肤保持水嫩。

食疗功效

小白菜富含抗过敏的维生素A、维生素C、B族维生素、钾、硒等，它含钙量高，是防治维生素D缺乏症（佝偻病）的理想蔬菜。其含有的维生素B_1、维生素B_6、泛酸等，具有缓解精神紧张的功能。小白菜能通肠利胃，促进宝宝肠蠕动，保持大便通畅。

选购保存

新鲜的小白菜呈绿色、鲜艳而有光泽、无黄叶、无腐烂、无虫蛀现象。小白菜因质地娇嫩，容易腐烂变质，一般是随买随吃。如保存在冰箱内，最多能保鲜1~2天。需保存的青菜忌用水洗，水洗后，茎叶细胞外的渗透压和细胞呼吸均发生改变，易造成茎叶溃烂、营养成分大损。

♥ 温馨提示

用小白菜制作菜肴，炒、煮的时间不宜过长，以免损失营养。脾胃虚寒、大便稀薄及腹泻者不宜多吃。另外，由于现在农药普遍作用于农作物，因此，在制作小白菜前，最好用盐水浸泡清洗。

搭配宜忌

宜	**小白菜+虾皮**	营养全面
	小白菜+猪肉	促进宝宝成长
忌	小白菜+兔肉	引起腹泻和呕吐
	小白菜+醋	营养流失

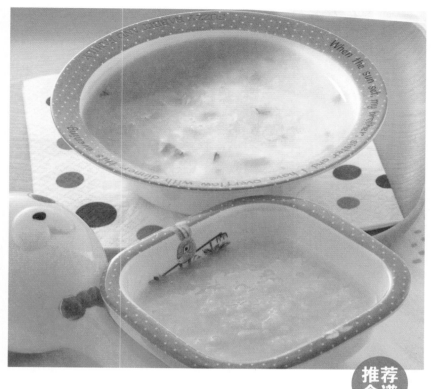

推荐食谱

小白菜核桃粥

原料： 泡好的粳米15克，小白菜10克，胡萝卜5克，磨碎的核桃1大匙，水90毫升

做法：

❶ 粳米磨碎。

❷ 小白菜洗净剁碎，胡萝卜去皮，洗净磨碎。

❸ 平底锅中放进粳米和水后煮熟，再放进蔬菜和核桃煮熟即可。

专家点评： 小白菜又甜又清淡，富含的维生素C能够帮助宝宝的骨骼和牙齿健康生长，还能够提升宝宝的免疫力，帮助宝宝对铁的吸收，预防宝宝缺铁性贫血。小白菜中还含有大量的粗纤维，能促进宝宝的肠胃蠕动，帮助消化，防止宝宝便秘。核桃含有B族维生素和钙、磷、铁等多种矿物质元素，特别是核桃中的磷脂，对脑神经有很好的保健作用，对宝宝的大脑发育有好处。

烹饪常识： 小白菜不宜生食，用小白菜制作菜肴，煮的时间不宜过长，以免损失营养。

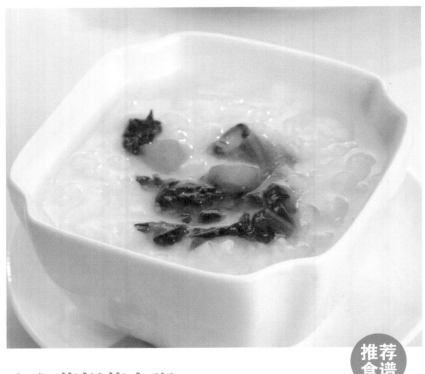

推荐
食谱

小白菜胡萝卜粥

原料：小白菜30克，胡萝卜少许，粳米100克

做法：

❶ 小白菜洗净，切丝；胡萝卜洗净，切小块；粳米洗净浸泡。

❷ 锅置火上，注水后放入粳米，用大火煮至米粒绽开。

❸ 放入胡萝卜、小白菜，用小火煮至粥成即可食用。

专家点评：小白菜的含钙量较高，几乎等于大白菜含量的2～3倍，能够促进宝宝的骨骼生长，防止宝宝因缺钙而出现生长迟滞的症状。冬季温度较低，小白菜的碳水化合物转为糖，油脂含量增加，更富营养性，吃起来软糯可口、清香鲜美、带有甜味，会增加宝宝的食欲。胡萝卜富含维生素，并有轻微而持续发汗的作用，可刺激皮肤的新陈代谢，增进血液循环，从而使宝宝的皮肤细嫩光滑，肤色红润。

烹饪常识：在清洗小白菜的时候，可以用盐水泡会儿再清洗，这样可以去除菜叶上的虫子，也可起到一定的杀菌作用。

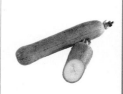

丝瓜
Si Gua

别名：天罗、绵瓜、布瓜、天络瓜、吊瓜。

性味归经：性凉，味甘。入肺、肝经。

适用量：每天20~30克　**热量：**84千焦/100克

主要营养素

B族维生素、维生素C

丝瓜中含有丰富的B族维生素，能补充宝宝大脑发育所需的营养。丝瓜中维生素C的含量较高，可用于抗坏血病及预防各种维生素C缺乏症，还可以提高宝宝的免疫功能。

食疗功效

丝瓜具有清暑、解毒通便、润肌美容、利尿、活血、通经等功效，还能用于治疗热病烦渴、痰喘咳嗽等病症。丝瓜含铁丰富，能补充宝宝生长发育所需的铁质，具有预防并缓解宝宝缺铁性贫血的功效。

选购保存

要选择瓜形完整、无虫蛀、无破损的新鲜丝瓜。丝瓜放置在阴凉通风处可保存1周左右，或者将未洗的丝瓜用塑料袋装好，袋上留几个小孔，平放在通风口处，尽量不要层叠，可放半个月。如果一次买多了，可用塑料袋装好放冰箱，可放1周。

♥ 温馨提示

长期食用丝瓜，还能使人皮肤变得光滑、细腻，因为丝瓜具有抗皱消炎的特殊功效。丝瓜性凉，体质虚寒、有腹泻症状的宝宝不宜多食。另外，患脚气、虚胀的人，应该少吃丝瓜。

搭配宜忌

宜	丝瓜+鸡肉	清热利肠
	丝瓜+鸭肉	清热去火
忌	丝瓜+菠菜	会引起腹泻
	丝瓜+芦荟	会引起腹痛、腹泻

营养成分表

营养素	含量（每100克）
蛋白质	1克
脂肪	0.2克
碳水化合物	3.6克
膳食纤维	0.6克
维生素A	15微克
维生素C	5毫克
维生素E	0.22毫克
烟酸	0.4毫克
钙	14毫克
铁	0.4毫克
锌	0.21毫克
磷	29毫克

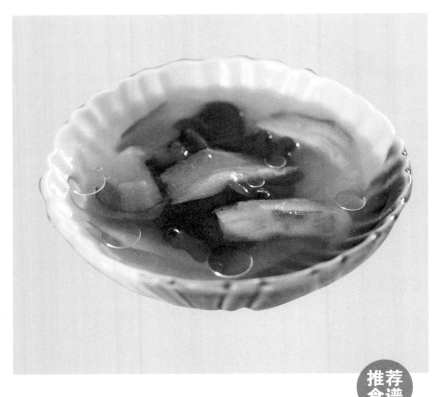

推荐
食谱

丝瓜木耳汤

原料： 丝瓜1条，黑木耳30克

调料： 芝麻油少许

做法：

❶ 丝瓜刨皮，洗净后切片。

❷ 将黑木耳泡发，去蒂后淘洗洗净，撕成片状。

❸ 锅中加入清水800毫升，烧开后放入丝瓜，煮至丝瓜断生时，下黑木耳与芝麻油略煮片刻，待熟后盛入汤碗即可。

专家点评： 丝瓜和黑木耳有补铁补血、清暑解毒、通便化痰等功效，是宝宝在夏季的营养美食。另外，丝瓜中B族维生素和维生素C的含量比较高，不仅有利于宝宝的大脑发育，还可以预防宝宝缺乏维生素C，增强宝宝的抵抗力。黑木耳中含有丰富的纤维素和一种特殊的植物胶原，这两种物质能够促进胃肠蠕动，促进宝宝体内的有毒物质及时排泄。

烹饪常识： 丝瓜的烹饪方法多种多样，可依据个人喜好选择，建议做汤食用，这样营养流失较少。

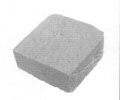

豆腐
Dou Fu

别名：水豆腐、老豆腐。

性味归经：性凉，味甘。归脾、胃、大肠经。

适用量：每天10～20克　热量：2200千焦/100克

主要营养素

钙、蛋白质

豆腐中含有大量的钙，宝宝身体正在成长期，食用适量的豆腐能够满足宝宝骨骼生长发育的需要。豆腐富含优质蛋白，能促进宝宝的新陈代谢，增强宝宝的体质。

食疗功效

豆腐能生津润燥、清热解毒、调和脾胃，还可以保护肝脏、促进机体的新陈代谢。豆腐除有增加营养、帮助消化、增进食欲的功能外，对齿、骨骼的生长发育也颇为有益，在造血功能中可增加血液中铁的含量。豆腐中含有丰富的大豆卵磷脂，有益于神经、血管、大脑的生长发育。豆腐中的甾固醇、豆甾醇均是抑癌的有效成分。

选购保存

好的豆腐颜色呈均匀的乳白色或淡黄色，稍有光泽，块形完整，软硬适度，富有一定的弹性，质地细嫩，结构均匀，无杂质。豆腐买回后，应立刻浸泡于清水中，并置于冰箱中冷藏，待烹调前取出。

❤ 温馨提示

豆腐营养丰富，口感绵软，很适合宝宝食用。但是，豆腐中含有极为丰富的蛋白质，一次食用过多不仅阻碍人体对铁的吸收，而且容易引起蛋白质消化不良，出现腹胀、腹泻等不适症状，因此，不宜让宝宝一次性食用过多。

营养成分表

营养素	含量（每100克）
蛋白质	8.1克
脂肪	3.7克
碳水化合物	3.8克
膳食纤维	0.4克
维生素A	—
维生素C	—
维生素E	2.71毫克
烟酸	0.2毫克
钙	164毫克
铁	1.9毫克
锌	1.11毫克
磷	119毫克

搭配宜忌

宜	豆腐+鱼	补钙
	豆腐+西红柿	补脾健胃
忌	豆腐+鸡蛋	影响蛋白质吸收
	豆腐+木耳菜	破坏营养素

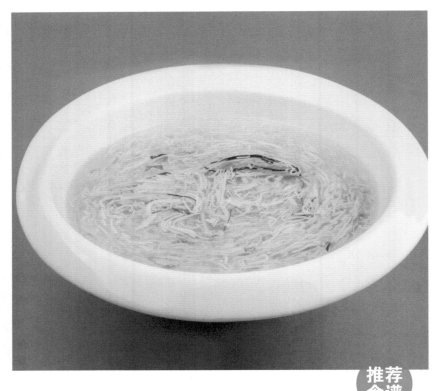

推荐
食谱

笋丝豆腐羹

原料： 鲜豆腐100克，莴笋10克，胡萝卜10克，蛋黄适量

做法：

❶ 豆腐、莴笋、胡萝卜、葱洗净切丝。

❷ 锅中下水，放入豆腐丝、笋丝、胡萝卜丝，大火煮沸。

❸ 调入打散的蛋黄煮沸即可。

专家点评： 豆腐营养丰富，含有钙、铁、磷以及蛋白质、脂肪等多种营养元素，有助于宝宝强健身体、发展智力，其含有的钙元素可预防佝偻病。豆腐还有增加营养、帮助消化、增进食欲的功能，对牙齿、骨骼的生长发育也颇为有益。莴笋中含有丰富的氟元素，宝宝多吃一些对换牙、长牙都有帮助。此汤将豆腐与莴笋均切成极细的丝，不仅能为宝宝补充营养，而且不会给宝宝娇嫩的肠胃造成负担。

烹饪常识： 豆腐下锅之前，先在开水中浸泡十多分钟，便可除去泔水异味。

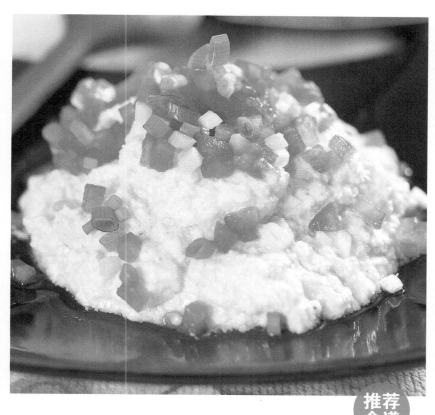

推荐食谱

西红柿豆腐泥

原料：西红柿250克，豆腐2块

调料：花生油少许，葱花适量

做法：

❶ 将豆腐洗净按成蓉状；西红柿洗净，入沸水后去皮、去籽，切成粒。

❷ 将豆腐入锅，加入西红柿匀成豆腐泥，盛出。

❸ 油锅烧热，倒入豆腐泥翻炒至香熟，加入葱花拌匀，起锅上桌。

专家点评： 豆腐中富含钙，可促进宝宝的身体发育，有利于宝宝的健康成长。豆腐还可以清热解毒，宝宝平时吃奶容易上火，适当的食用这道汤，有助于宝宝清热降火。西红柿内的苹果酸和柠檬酸等有机酸，有增加胃液酸度、帮助宝宝消化、调整胃肠功能的作用。二者搭配，能够很好地辅助宝宝的成长。

烹饪常识： 南豆腐（水豆腐）水分多，嫩，但不适合炒菜，可以用来做汤。饭馆里的小葱拌豆腐，都是用的南豆腐。

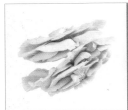

平菇
Ping Gu

别名： 侧耳、糙皮侧耳、黑牡丹菇、蚝菇。

性味归经： 性微温，味甘。归脾、胃经。

适用量： 每天2~3小瓣　　**热量：** 80千焦/100克

主要营养素

氨基酸、蛋白糖

平菇中的氨基酸种类齐全，其中的赖氨酸对促进记忆、增进智力有独特的作用，对婴儿健康发育十分重要。平菇还含有平菇素等生理活性物质，对防治癌症有一定的效果。

食疗功效

平菇具有补虚、舒筋活络的功效，可治腰腿疼痛、手足麻木、筋络不通等症，对预防尿道结石也有一定的作用，还对慢性肠胃炎、十二指肠溃疡、软骨病、高血压等有辅助治疗效果。平菇中的蛋白多糖体对癌细胞有很强的抑制作用，能增强机体免疫功能。

选购保存

应该选择菇形整齐、颜色正常、质地脆嫩而肥厚、气味纯正清香、无杂味、无病虫害、长至八成熟的鲜平菇。平菇购买后应立即清洗、浸水，然后余水或烹炒，或包装好后低温贮藏。新鲜平菇可用保鲜膜包装后在低温下贮藏3~7天。

❤ 温馨提示

市售的平菇我们一般按照颜色来简单分为白色平菇、浅色平菇、褐黄色平菇三种，以褐黄色平菇最好，肉厚、鲜嫩、润滑。平菇营养丰富，对增强体质有一定的好处，宝宝可以经常食用。平菇不应在厨房裸放，可能会引起过敏。

营养成分表

营养素	含量（每100克）
蛋白质	1.9克
脂肪	0.3克
碳水化合物	2.3克
膳食纤维	2.3克
维生素A	2微克
维生素C	4毫克
维生素E	0.79毫克
烟酸	3.1毫克
钙	5毫克
铁	1毫克
锌	0.61毫克
磷	86毫克

搭配宜忌

宜	平菇+豆腐	利于营养吸收
	平菇+西蓝花	提高免疫力
忌	平菇+野鸡	引发痔疮
	平菇+驴肉	引发心痛

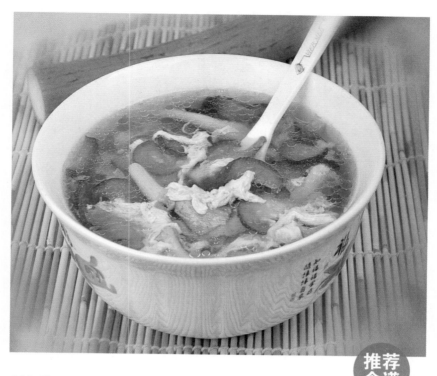

推荐食谱

鲜菇丝瓜蛋花汤

原料： 丝瓜125克，鲜平菇50克，鸡蛋1个

调料： 花生油少许

做法：

❶ 将丝瓜洗净切片；鲜平菇洗净撕成小朵；鸡蛋打入容器搅匀备用。

❷ 净锅上火倒入花生油，下入丝瓜、鲜平菇同炒，倒入水，再淋入蛋液煲至熟即可。

专家点评： 丝瓜中B族维生素的含量高，有利于小儿大脑发育。丝瓜藤茎的汁液具有保持皮肤弹性的特殊功能，能够使宝宝的皮肤保持水嫩。丝瓜中的维生素C含量较高，能够满足宝宝的需要，并且还可增强宝宝的抵抗力。鸡蛋基本上含有人体所需要的所有营养物质，宝宝食用后，有益于智力的发育和身体的成长。平菇也能够增进宝宝的记忆力，使宝宝的思维更加活跃。本品是一款对宝宝健康有益的汤品，宝宝可经常食用。

烹饪常识： 淋入鸡蛋的时候最好从锅的边缘倒入，这样会形成非常漂亮的蛋花，煮出来后会让人食欲倍增。

97

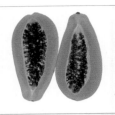

木瓜
Mu Gua

别名：木瓜实、铁脚梨、宣木瓜、乳瓜、番瓜、万寿果。

性味归经：性温，味酸。入肝、脾经。

适用量：每天20~50克　　**热量**：108千焦/100克

主要营养素

维生素C、酶

木瓜中维生素C的含量非常高，能够增强机体对外界环境的抗应激能力和免疫力，促进宝宝牙齿和骨骼的健康生长。木瓜里的酶会帮助分解肉食，帮助消化，防治便秘。

食疗功效

木瓜是一种营养丰富、有百益而无一害的水果，具有平肝和胃、抗菌消炎、抗癌防癌、增强体质的保健功效，助消化之余还能消暑解渴、润肺止咳。木瓜中特有的木瓜蛋白酶能帮助消化、治胃病，它独有的木瓜碱具有抗肿瘤功效。

选购保存

购买时要选择果皮完整、无损伤的果实，买时用手触摸，果实坚而有弹性者为佳。优质木瓜的果皮很亮，橙色均匀，没有色斑。木瓜在常温下能储存2～3天，建议购买后尽快食用完。一般情况下，不要将木瓜放在冰箱中，因为冰箱会使木瓜加快变坏。

♥ 温馨提示

木瓜中含有的番木瓜碱有小毒，一般情况下不会影响人的身体健康，但不宜多食。过敏体质者也应慎食。木瓜中含有胡萝卜素，此物见光即分解为黑色素，建议吃完木瓜后4个小时内不要晒太阳。

搭配宜忌

宜	木瓜+牛奶	消除疲劳、润肤养颜
	木瓜+猪肉	有助于蛋白质吸收
忌	木瓜+南瓜	降低营养价值

营养成分表

营养素	含量（每100克）
蛋白质	0.4克
脂肪	0.1克
碳水化合物	6.2克
膳食纤维	0.8克
维生素A	145微克
维生素C	43毫克
维生素E	0.3毫克
烟酸	0.3毫克
钙	17毫克
铁	0.2毫克
锌	0.25毫克
磷	12毫克

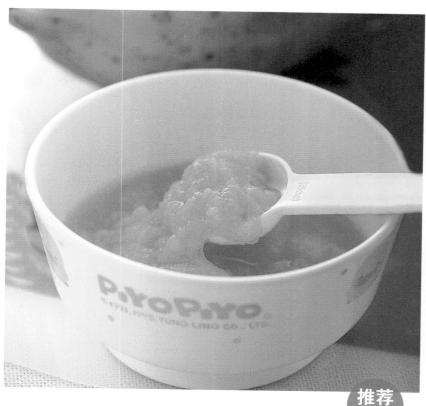

推荐
食谱

木瓜泥

原料：木瓜200克

调料：白糖少许

做法：

❶ 木瓜洗净，切开去籽。

❷ 用汤匙掏出果肉，放入研钵中，用汤匙碾压成泥。

❸ 加入白糖拌匀即可。

专家点评：木瓜是营养极其丰富的水果，制作好的木瓜泥中包含酶元素、维生素及矿物质，尤其是维生素A、B族维生素、维生素C及维生素E等维生素类的含量非常丰富。食用木瓜泥能帮助消化，促进肠胃蠕动，对有便秘的宝宝大有益。同时，木瓜还能维持头皮和头发的健康，保护骨骼和牙齿的健康生长。宝宝食用时也要记得适量，多食对人体不利。

烹饪常识：木瓜中的木瓜子含有的木瓜蛋白酶会让鲜肉变软，可以用来腌渍牛肉，可使牛肉变得酥软。

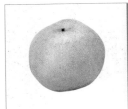

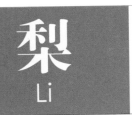

梨
Li

别名：快果、沙梨、玉乳、白梨。

性味归经：性寒，味甘、微酸。入肺、心、胃经。

适用量：每天1个为宜　热量：200千焦/100克

主要营养素

B族维生素、碳水化合物

梨水分充足，含有丰富的B族维生素，可以促进宝宝肝脏的代谢。梨中还富含碳水化合物，是维持大脑功能必需的能源。梨还可以提供膳食纤维，有利于肠道的健康。

食疗功效

梨具有止咳化痰、清热降火、生津止渴、润肺去燥等功效，对反胃吐食、口渴便秘、目赤肿痛也有很好的辅助治疗效果，还能利大小便、醒酒解毒。尤其对小儿风热、咽干喉痛、大便燥结等症有很好的食疗效果。梨中富含的多种维生素、矿物质和碳水化合物能够帮助器官排毒，促进血液循环和钙质的输送，从而维持机体的健康。

选购保存

梨以表皮光滑、无孔洞虫蛀、无碰撞、能闻到果香的为佳。保存时，置于室内阴凉角落处即可，如需冷藏，可装在纸袋中放入冰箱储存2~3天。

♥ 温馨提示

梨肉脆汁多、酸甜可口，营养丰富，有益健康，常吃可改善呼吸系统和肺功能，保护肺部免受空气中灰尘和烟尘的影响，一般人都可食用。但是，由于梨性寒凉，不宜多吃，脾胃虚寒、发热者宜加冰糖煮水服用。

搭配宜忌

宜	梨+姜汁	止咳去痰
	梨+蜂蜜	缓解咳嗽
忌	梨+开水	刺激肠胃，导致腹泻
	梨+螃蟹	引起腹泻，损伤肠胃

营养成分表

营养素	含量（每100克）
蛋白质	0.4克
脂肪	0.2克
碳水化合物	10.2克
膳食纤维	3.1克
维生素A	6微克
维生素C	6毫克
维生素E	1.34毫克
烟酸	0.3毫克
钙	9毫克
铁	0.5毫克
锌	0.46毫克
磷	14毫克

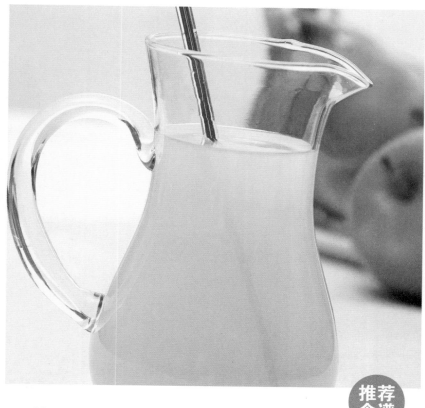

推荐
食谱

白萝卜梨汁

原料：白萝卜半个，梨半个

做法：

❶ 将白萝卜和梨洗净，白萝卜切丝，梨去核，切薄片。

❷ 将白萝卜倒入锅中，加适量水烧开，用小火煮10分钟，放入梨片再煮5分钟，取汁即可。

专家点评：白萝卜富含蛋白质、维生素C等营养成分，具有止咳润肺、帮助消化等保健作用。梨含有一定量的蛋白质、脂肪、胡萝卜素、维生素B_1、维生素B_2及苹果酸等营养成分，不仅可以帮助宝宝补充维生素和矿物质，同时对咳嗽的宝宝也有辅助治疗作用。其含有的胡萝卜素对宝宝的眼睛也大有益处，还对大便干燥的宝宝有很好的食疗功效，能够帮助宝宝顺利排便。

烹饪常识：为防止农药危害宝宝健康，妈妈在给宝宝食用梨以及其他水果时，最好洗净削皮再给宝宝食用。

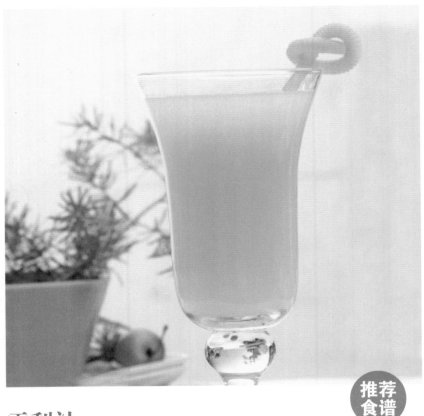

推荐
食谱

雪梨汁

原料: 雪梨250克,葡萄糖适量

做法:

❶ 雪梨洗净削皮,去核后切小块。

❷ 将雪梨块放入电动搅拌机中,搅打过滤成汁。

❸ 将开水、雪梨汁倒进奶瓶,加葡萄糖拌匀即可。

专家点评: 梨的汁水丰富,其清热降火、润肺去燥的功效较好,特别是在夏季,吃奶的宝宝比较容易上火,所以适量喝点雪梨汁能够很好地清热去火,帮助宝宝润肠通便。而且加上雪梨汁味道甘甜,口感较好,宝宝比较爱喝。适量的葡萄糖又能够及时补充宝宝体内的糖分和水分,还能直接参与体内的新陈代谢,是宝宝去火消食的佳品。

烹饪常识: 用刀去梨核不是很方便,可以先将梨一分为二,然后用铁质的调羹沿着梨核挖开,这样就比较便捷。

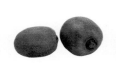

猕猴桃
Mi Hou Tao

别名： 奇异果、藤梨、杨桃藤、猕猴梨、猴子梨、羊桃、野梨。

性味归经： 性寒，味甘、酸。入胃、肾、膀胱经。

适用量： 每天半个　　**热量：** 224千焦/100克

主要营养素

维生素C、膳食纤维

猕猴桃含有丰富的维生素C，维生素C可强化机体的免疫系统，促进伤口愈合和对铁质的吸收。猕猴桃还含可溶性膳食纤维，不但能够促进宝宝消化吸收，还能清热降火、润燥通便。

食疗功效

猕猴桃具有生津解热、止渴利尿、滋补强身的功效，具有提高免疫力、抗癌、抗肿消炎的功能，对食欲不振、消化不良等症有良好的改善作用。猕猴桃含有的血清促进素具有稳定情绪、镇静心情的作用。猕猴桃中富含的肌醇及氨基酸，还可补充脑力所消耗的营养。

选购保存

要选择果实饱满、绒毛尚未脱落的果实，过于软的果实不要买。还未成熟的果实可以和苹果放在一起，有催熟作用，保存时间不宜太长，应尽快食用。存放时应挑选出柔软可食用的猕猴桃，将硬的猕猴桃放入箱子中保存。

♥ 温馨提示

虽然猕猴桃能补充人体所需的多种营养元素，但是，猕猴桃性寒，易引起腹泻，因此不宜多食，脾胃虚寒者更应慎食。另外，个别宝宝会对猕猴桃产生过敏反应，父母第一次喂食时，应少喂食，注意观察宝宝食用后的反应。

搭配宜忌

宜	猕猴桃+蜂蜜	清热生津、润燥止渴
	猕猴桃+姜	清热和胃
忌	猕猴桃+黄瓜	破坏维生素C
	猕猴桃+胡萝卜	破坏维生素C

营养成分表

营养素	含量（每100克）
蛋白质	0.8克
脂肪	0.6克
碳水化合物	11.9克
膳食纤维	2.6克
维生素A	22微克
维生素C	62毫克
维生素E	2.43毫克
烟酸	0.3毫克
钙	27毫克
铁	1.2毫克
锌	0.57毫克
磷	26毫克

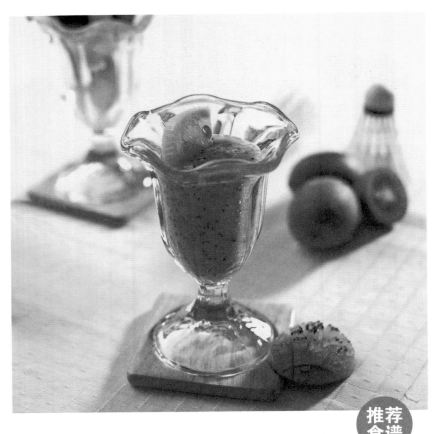

推荐
食谱

猕猴桃汁

原料：猕猴桃3个

做法：

❶ 猕猴桃用水洗净去皮，每个切成4块。

❷ 果汁机中放入猕猴桃块搅打均匀。

❸ 把搅打好的果汁倒入杯中即可。

专家点评：猕猴桃美味可口，营养丰富、均衡，被人们称之为"超级水果"。猕猴桃果实肉肥汁多、清香鲜美，它不仅含有丰富的维生素A、维生素E以及钾、镁、膳食纤维，还含有其他水果比较少见的营养成分——胡萝卜素、钙、黄体素、氨基酸、天然肌醇，宝宝适量食用，可强化免疫系统，促进伤口愈合和对铁质的吸收。

烹饪常识：猕猴桃除了可以对半切开用勺子挖出果肉外，还有一种方法就是先用刀将猕猴桃头尾去除，然后用牙签顺着果肉间隙处挖。

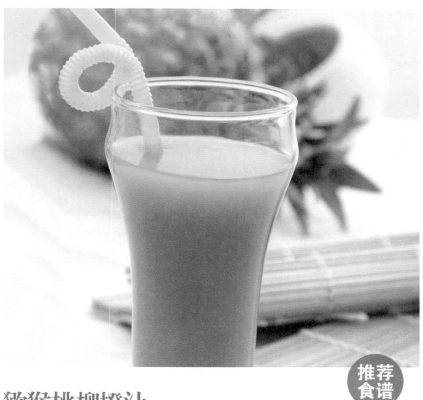

推荐食谱

猕猴桃柳橙汁

原料： 猕猴桃2个，柳橙2个

调料： 糖水30毫升

做法：

❶ 将猕猴桃洗净，对切，挖出果肉；柳橙洗净去皮，切成块。

❷ 将猕猴桃、柳橙以及糖水放入榨汁机中榨汁即可。

专家点评： 猕猴桃含有优良的膳食纤维和丰富的抗氧化物质，能够润燥通便，可帮助快速清除体内堆积的有害代谢产物，预防宝宝大便秘结。柳橙也含有丰富的膳食纤维，维生素A、B族维生素、维生素C、磷、苹果酸等，还含有抗氧化成分，可以增强人体免疫力。猕猴桃和柳橙一起榨的果汁，味道甜美，能促进宝宝消化和吸收，增强宝宝身体免疫力。

烹饪常识： 柳橙巧去皮——可以先将小刀或者牙签放在柳橙皮上，顺着柳橙从上到下划开，可依次划4~5条印记，然后直接顺着印记将皮剥开就可以了。

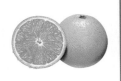

橙子
Cheng Zi

别名：甜橙、黄果、橙、金球、金橙、鹄壳。

性味归经：性微凉，味甘、酸。入肺、脾、胃经。

适用量：每天1个　**热量：**220千焦/100克

主要营养素

维生素C、果胶

橙子的维生素C含量丰富，能增强人体抵抗力，是名副其实的"保安康"抗氧化剂。果胶能帮助人体尽快排泄脂类及胆固醇，并减少外源性胆固醇的吸收，故具有降低血脂的作用。

食疗功效

橙子所含膳食纤维和果胶物质，可促进肠道蠕动，有利于清肠通便。橙子中维生素C、胡萝卜素的含量高，对皮肤干燥很有效，非常适合在干燥的秋冬季节食用。橙子皮含有的橙皮素还有健胃、祛痰、镇咳、止逆和止胃痛等功效。经常食用橙子，能够保持皮肤的湿润，有助于大脑保持活力，提高敏锐度。橙子有生津止渴、疏肝理气、消食开胃等功效。

选购保存

要选择表皮颜色呈深黄色、质地较硬、味道清新的橙子。保存时，先用苏打水把橙子洗一遍，自然晾干，然后把它们放到塑料袋里，最后将袋子封口，放在阴凉干燥处保存。

♥ 温馨提示

橙子营养丰富，尤其是维生素C的含量较高。但是，过量食用会导致全身变黄等症状，建议不要让宝宝食用过多。食用橙子后不要立即饮用牛奶，因为橙子中的维生素C可破坏牛奶中的蛋白质，容易导致腹泻、腹痛。

搭配宜忌

宜	橙子+玉米	促进维生素的吸收
	橙子+蜂蜜	治胃气不和、呃逆
忌	橙子+黄瓜	破坏维生素C
	橙子+牛奶	影响消化

营养成分表

营养素	含量（每100克）
蛋白质	0.8克
脂肪	0.2克
碳水化合物	10.5克
膳食纤维	0.6克
维生素A	27微克
维生素C	33毫克
维生素E	0.56毫克
烟酸	0.3毫克
钙	20毫克
铁	0.4毫克
锌	0.14毫克
磷	22毫克

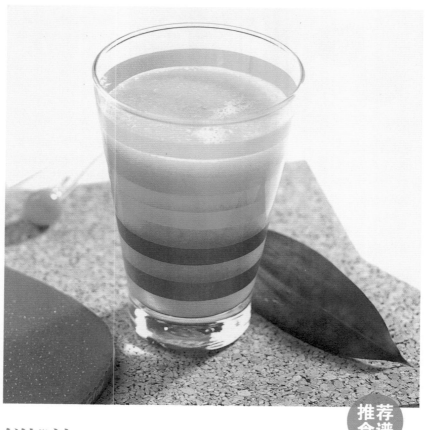

鲜橙汁

原料: 橙子1个

做法:

❶ 将橙子外皮用水洗净,切成小瓣,去皮与核,取出果肉备用。

❷ 将果肉倒入果汁机中打成汁即可。

专家点评: 在给宝宝喂食这款饮品时,妈妈可以加一些温水,兑水的比例从2:1到1:1。鲜橙汁味甜而香,并且含有大量维生素C,营养价值很高。让宝宝食用鲜橙汁可以增强身体免疫力,促进大脑发育。橙子中含量丰富的维生素C,能增强机体抵抗力,增强毛细血管的弹性。在服药期间吃一些橙子或饮橙汁,可使机体对药物的吸收量增加,从而使药效更明显。

烹饪常识: 去橙子皮时,可用刀从中间切开,大的切6瓣,小的切4瓣。然后每瓣将皮从一端剥开。

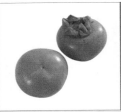

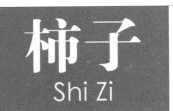

柿子
Shi Zi

别名：大盖柿、红柿。
性味归经：性寒，味甘、涩。归心、肺、脾经。

适用量：每天1/3个　**热量：**284千焦/100克

主要营养素

维生素C、果胶

柿子所含维生素和糖分比一般水果高1~2倍，能极大地满足宝宝对维生素C的需要。柿子富含果胶，它是一种水溶性的膳食纤维，对于缓解便秘、保持肠道正常菌群生长等有帮助。

食疗功效

柿子中含有丰富的蔗糖、葡萄糖、果糖、蛋白质、胡萝卜素、维生素C等营养元素，具有润肺化痰、和胃、生津润肠、凉血止血的功效，可以医治小儿痢疾，有益心脏健康。

选购保存

选购柿子时，要观察柿子的外形，以个大、颜色鲜艳、没有斑点、没有伤烂、没有裂痕的为佳。如果买的是硬柿子，可以放在粳米里或者和苹果放在一起；如果是熟透的柿子，可以选择放在冰箱保存。

♥ 温馨提示

最好不要空腹吃柿子，因为柿子中含有较多的鞣酸及果胶，在空腹的情况下食用柿子会在胃酸的作用下形成大小不等的硬块，容易导致肾结石。另外柿子性寒，胃寒凉者不宜食用。

搭配宜忌

宜	**柿子+猪肉**	滋补身体
	柿子+黑豆	辅助治疗尿血
忌	柿子+梨	损伤胃、导致腹泻
	柿子+白萝卜	降低营养价值

营养成分表

营养素	含量（每100克）
蛋白质	0.4克
脂肪	0.1克
碳水化合物	17.1克
膳食纤维	1.4克
维生素A	20微克
维生素C	30毫克
维生素E	1.12毫克
烟酸	0.3毫克
钙	9毫克
铁	0.2毫克
锌	0.08毫克
磷	23毫克

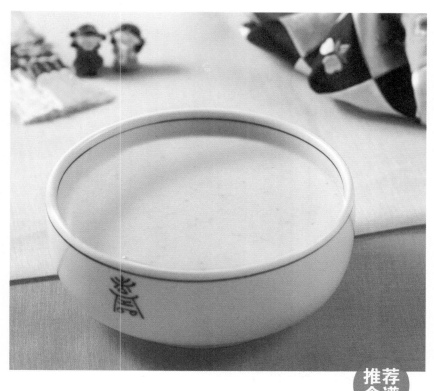

推荐食谱

柿子稀粥

原料：粳米10克，甜柿子15克，水1/2杯

做法：

❶ 把粳米洗净、磨碎，再加水熬成米粥。

❷ 甜柿子去皮和籽后磨成泥。

❸ 在米粥里放入柿子泥，熬煮片刻即可。

专家点评：100克甜柿子中含有30毫克的维生素C，是橘子的2倍。可给宝宝补充维生素C、预防感冒，并且对贫血、食欲不振有不错的效果。柿子中富含膳食纤维，对宝宝润肠通便有很好的效果，还可在一定程度上预防宝宝大便干燥而便秘。适量食用柿子，还可预防宝宝因缺碘造成的甲状腺肿大。粳米中富含的大量营养元素，都是宝宝成长发育所需要的，和柿子煮成粥，更加便于宝宝对营养的吸收。

烹饪常识：如果购买的是涩柿，需要人工脱涩。脱涩的方法一般有两种：放置一段时间，也可以用温水或石灰水浸泡。

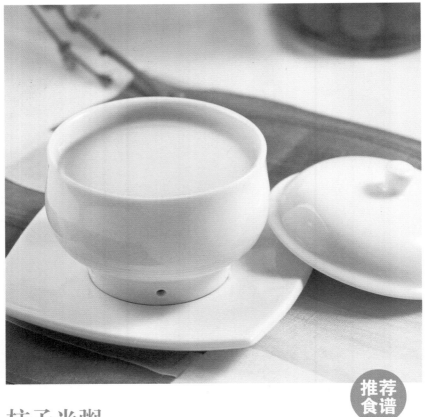

推荐
食谱

柿子米粥

原料：泡好的粳米10克，泡好的糯米、糙米各5克，甜柿子15克，水1杯

做法：

❶ 把泡好的粳米、糯米、糙米磨碎，再加水熬成米粥。

❷ 甜柿子去皮和籽后磨成泥。

❸ 在米粥里放入柿子泥，再熬煮片刻即可。

专家点评：糙米的维生素B$_1$、维生素E含量比粳米多4倍以上，维生素B$_2$、脂肪、铁、磷等的含量也多出粳米2倍以上。糯米含有蛋白质、钙、磷、铁等，具有补虚、补血、健脾暖胃等作用。其还可以帮助宝宝增加食欲，对于腹胀、腹泻的症状有一定缓解作用。柿子中含有钙，可帮助宝宝的骨骼和牙齿发育，是宝宝成长期一道不错的辅食。

烹饪常识：糙米的营养比粳米丰富很多，但宝宝可能无法完全吸收，所以做这道辅食的时候要少放一点糙米。

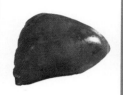

猪肝
Zhu Gan

别名：血肝。

性味归经：性温，味甘、苦。归肝经。

适用量：每天1~5片　热量：539千焦/100克

主要营养素

卵磷脂、维生素A

猪肝中含有卵磷脂，能分解体内的毒素，为宝宝的皮肤提供充分的水和氧气，使皮肤变得光滑柔润。猪肝中含有丰富的维生素A，能维持骨骼正常生长发育，帮助牙齿生长。

食疗功效

猪肝可预防眼睛干涩，可调节和改善贫血，还能帮助机体排毒。猪肝中含有一般肉类食品中缺乏的维生素C，能增强人体的免疫能力。猪肝中铁质丰富，食用猪肝可改善贫血。其含有的维生素A能保护眼睛，维持健康的肤色。

选购保存

新鲜的猪肝呈褐色或紫色，用手按压坚实有弹性，有光泽，无腥臭异味。色赫红显白，手指压迫处会下沉，片刻复原，切开后有水外溢的猪肝一般都是灌水猪肝。切好的猪肝一时吃不完，可用豆油将其涂抹搅拌均匀，然后放入冰箱内保存。

♥ 温馨提示

肝脏是动物的排毒系统，一般会有大量的毒素堆积，因此，在用肝加工做菜之前，最好将其在水龙头下冲洗5~10分钟，然后用盐水浸泡半小时左右。炒猪肝不要一味求嫩，否则，既不能有效去毒，又不能杀死病菌、寄生虫卵。

搭配宜忌

宜	猪肝+松子	促进营养物质的吸收
	猪肝+腐竹	提高人体免疫力
忌	猪肝+鲤鱼	影响消化
	猪肝+山楂	破坏维生素C

营养成分表

营养素	含量（每100克）
蛋白质	19.3克
脂肪	3.5克
碳水化合物	5克
膳食纤维	—
维生素A	4972微克
维生素C	20毫克
维生素E	0.86毫克
烟酸	15毫克
钙	6毫克
铁	22.6毫克
锌	5.78毫克
磷	310毫克

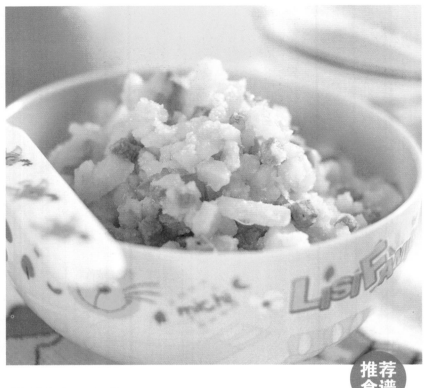

推荐食谱

猪肝土豆末

原料： 猪肝30克，土豆80克

做法：

❶ 新鲜猪肝洗净，水入锅，待水烧开后，将洗净的猪肝放入沸水中煮熟。

❷ 土豆去皮洗净，放入锅中蒸熟。

❸ 将熟的猪肝切成碎末混入切碎的土豆中，加少许温开水搅拌均匀即可。

专家点评： 动物的肝脏含有丰富的蛋白质、维生素、矿物质和胆固醇等营养物质，对促进宝宝的生长发育、维持宝宝的身体健康有一定的益处。此外，由于肝脏中含有丰富的维生素A，因此，食用肝脏还可以防治因缺乏维生素A所引起的夜盲症、角膜炎等眼部疾病。用猪肝和土豆制作的食物，易消化且营养丰富，因此，这道菜可以作为宝宝断奶初期辅食添加的一道常用菜。

烹饪常识： 猪肝有点苦，也可以煮猪肝泥稀饭或者加鱼泥、肉泥一起，那样宝宝就不会觉得难以接受了。

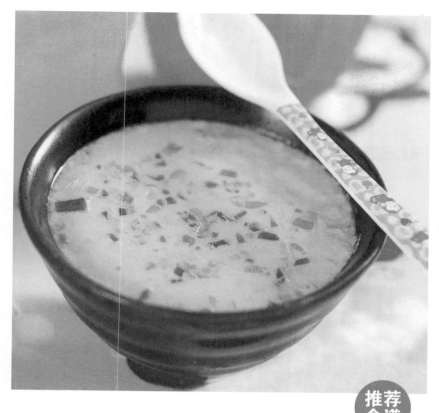

蛋蒸肝泥

原料：猪肝80克，鸡蛋2个

调料：香油、盐、葱花各少许

做法：

❶ 将猪肝中的筋膜去除，切成小片，和葱花一起炒熟。

❷ 将熟制的肝片剁成细末，备用。

❸ 把猪肝、鸡蛋、香油、盐、葱花搅拌均匀，上蒸锅蒸熟即可。

专家点评：猪肝富含维生素A和微量元素铁、锌等，适量食用，对维持宝宝眼部健康极为有益。鸡蛋是蛋白质的优质来源，是宝宝成长必不可少的营养食材。此菜可以预防并改善宝宝缺铁性贫血等多种症状。

烹饪常识：猪肝先洗净，再置于盆内用盐水浸泡半小时，以消除残血和残毒。

113

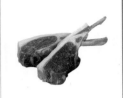

猪肉
Zhu Rou

别名：豚肉、豕肉。

性味归经：性温，味甘、咸。归脾、胃、肾经。

适用量： 每天10克左右　　**热量：** 594千焦/100克

主要营养素

脂肪

猪肉中的脂肪含量高，对人体健康非常重要，可满足宝宝生长发育所需的热量。

食疗功效

猪肉具有滋阴润燥、养血的功效，对于消渴、热病伤津、便秘、燥咳等病症有食疗作用。猪肉即可提供促进铁吸收的半胱氨酸，又可提供人体所需的脂肪酸，经常食用猪肉可改善缺铁性贫血。猪肉还含有丰富的B族维生素，可以使身体感到更有力气。猪肉还有滋阴润燥、丰肌泽肤的作用。

选购保存

新鲜猪肉有光泽、肉质红色均匀、脂肪洁白，肉的表面微干或湿润、不粘手，肉质有弹性且指压后的痕迹会立即消失，气味正常。买回的猪肉先用水洗净，然后分割成小块，装入保鲜袋，再放入冰箱。

❤ 温馨提示

猪肉是常见食品，一般人均可食用，但多食令人虚肥、大动风痰，易引起腹胀、腹泻。需要注意的是，猪肉不能与菱角同食，否则很容易导致宝宝腹泻。

搭配宜忌

宜	猪肉+白萝卜	消食、除胀、通便
	猪肉+白菜	开胃消食
忌	猪肉+杏仁	引起腹痛
	猪肉+豆类	降低营养

营养成分表

营养素	含量（每100克）
蛋白质	13.2克
脂肪	37克
碳水化合物	2.4克
膳食纤维	—
维生素A	18微克
维生素C	—
维生素E	0.35毫克
烟酸	3.5毫克
钙	6毫克
铁	1.6毫克
锌	2.06毫克
磷	162毫克

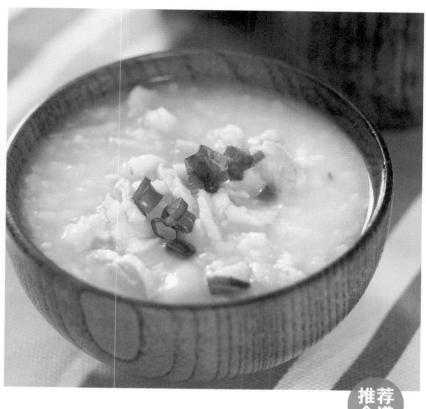

推荐食谱

鱼蓉猪肉粥

原料：鱼肉25克，猪肉20克，鸡蛋50克，粳米50克

调料：盐、葱花少许

做法：

❶ 鱼肉入锅煮熟，取出待凉制成蓉状；猪瘦肉洗净后切碎。

❷ 砂锅中注水，放入粳米熬煮，待水烧开后加入鱼蓉、碎肉，打入蛋黄，煮至米肉熟烂，加入盐和葱花即可。

专家点评：鱼肉、猪瘦肉含有丰富的营养，二者一同熬煮的粥富含人体所需的多种微量元素，能均衡宝宝的营养需求。同时，鱼肉中富含对神经系统和身体发育有利的二十二碳六烯酸（DHA）、卵磷脂和卵黄素，能提高宝宝的记忆力，具有健脑益智的功效。

烹饪常识：新鲜猪肉煮沸后肉汤透明澄清、脂肪团聚表面、有香味，而变质的猪肉煮沸后的肉汤混浊，有腐臭味。

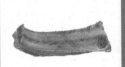

猪骨
Zhu Gu

别名：猪排骨、猪大骨。

性味归经：性温，味甘、咸。入脾、胃经。

适用量： 每天50克　　**热量：** 1105千焦/100克

主要营养素

蛋白质、骨胶原

猪骨中富含蛋白质，蛋白质能为人体提供能量，还参与生理功能的调节。猪骨中还含有丰富的骨胶原和骨粘蛋白等物质，能够为宝宝提供骨骼发育所需的营养元素。

食疗功效

猪骨有补脾气、润肠胃、生津液、丰肌体、泽皮肤、补中益气、养血健骨的功效。处于生长发育期的宝宝需要的钙含量很多，经常喝骨头汤，能及时补充宝宝所需的骨胶原等物质，增强骨髓造血功能，促进骨骼和牙齿的生长发育。

选购保存

选猪骨最好选猪龙骨，要靠近尾巴的那一段，因为这一段骨质软，骨髓多，煲的汤也比其他部位甜。还要看看骨头的颜色，不新鲜的会有点黑，是紫红色的，而新鲜的是红色的。用浸过醋的湿布将鲜猪骨包起来，可保鲜一昼夜。或者装入保鲜袋中直接放进冰箱冷冻。

♥ 温馨提示

骨头的营养成分比植物中的营养成分更容易被人体吸收，尤其适合胃肠功能不佳的老人和儿童食用。但是，患有感冒发热、急性肠炎的患者应忌食。

搭配宜忌

宜	猪骨+西洋参	滋阴生津
	猪骨+洋葱	抗衰老
忌	猪骨+甘草	引起中毒
	猪骨+苦瓜	阻碍钙质的吸收

营养成分表

营养素	含量（每100克）
蛋白质	18.3克
脂肪	20.4克
碳水化合物	1.7克
膳食纤维	—
维生素A	12微克
维生素C	—
维生素E	0.11毫克
烟酸	5.3毫克
钙	8毫克
铁	0.8毫克
锌	1.72毫克
磷	125毫克

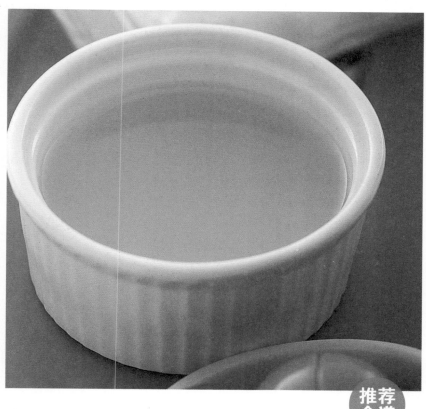

推荐食谱

猪骨汤

原料： 猪脊骨200克

调料： 盐少许

做法：

❶ 将猪脊骨洗净，斩成小块，用开水汆烫后撇去浮沫。

❷ 在煲中加适量清水，将猪脊骨放入煲中，大火煮开后转小火继续煲2个小时。

❸ 加盐调味，用网筛滤取汤汁，待凉后即可饮用。

专家点评： 动物骨里80%以上都是钙，是天然的钙源，其中骨钙的含量最为丰富。猪大骨中不仅含有丰富的蛋白质、脂肪、维生素，还含有大量骨钙、磷酸钙、骨胶原、骨粘蛋白等，对人体有滋补、保健等功效，是宝宝补钙健骨的天然理想食材。

烹饪常识： 妈妈们做这道汤时可以不用加盐，切几块苹果放入汤中熬煮，这样熬煮出来的汤便会有苹果的清香味。

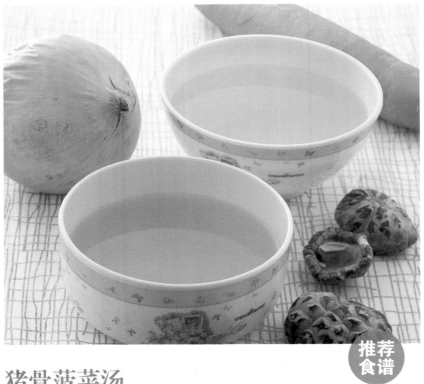

推荐
食谱

猪骨菠菜汤

原料： 猪脊骨200克，菠菜150克，胡萝卜50克

调料： 盐少许

做法：

❶ 将菠菜洗净；胡萝卜洗净切成块状。

❷ 将猪脊骨洗净，斩成小块，用开水氽烫后撇去浮沫。

❸ 锅中注入水，将菠菜、胡萝卜和猪脊骨放入锅中炖煮，大火将水烧开后转小火继续熬煮1小时。

❹ 加盐调味后，将煮好的汤用过滤网过滤即可。

专家点评： 猪脊骨含有镁、钙、磷、铁等多种无机盐。菠菜中所含的酶对胃及胰腺的分泌功能有良好的作用；菠菜中所含的胡萝卜素，在人体内转变成维生素A，能维护正常视力和上皮细胞的健康，增强预防传染病的能力，促进宝宝的生长发育。用猪骨、菠菜、胡萝卜熬煮的汤可以补充宝宝生长发育所需的镁、铁、钙、磷等无机元素，促进宝宝的健康成长。

烹饪常识： 烹饪菠菜时，先将菠菜用开水烫一下，可除去80%的草酸。

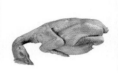

鸡肉
Ji Rou

别名： 家鸡肉、母鸡肉。

性味归经： 性平、温，味甘。归脾、胃经。

适用量： 每天10~30克 **热量：** 648千焦/100克

主要营养素

蛋白质、维生素E

鸡肉内含有的蛋白质是促进体内新陈代谢的重要物质，有利于宝宝骨骼和牙齿的健康生长。鸡肉中还含有大量的维生素E，能够保护宝宝的皮肤免受紫外线和其他污染带来的伤害。

食疗功效

鸡肉具有健脾胃、益五脏、补精添髓等功效，可以增强体力、强壮身体。冬季多吃可以提高自身的免疫力，还有助于缓解感冒引起的鼻塞、咳嗽等症状。鸡皮中还含有大量的胶原蛋白，能保持肌肤的弹性和水嫩。鸡肉对营养不良、畏寒怕冷、乏力疲劳、虚弱等症有很好的食疗作用。

选购保存

新鲜的鸡肉肉质紧密，颜色粉红且有光泽，鸡皮呈米色，并有光泽和张力，毛囊突出。注过水的鸡，翅膀下一般有红针点或乌黑色点，其皮层有打滑的现象，肉质也特别有弹性。购买的鸡肉如一时吃不完，最好将剩下的鸡肉煮熟保存。

♥ 温馨提示

鸡屁股是淋巴腺体集中的地方，含有多种病毒、致癌物质，所以不可食用。鸡肉中磷的含量较高，为避免影响铁元素的吸收，患者在服用补铁剂时暂不要食用鸡肉。

搭配宜忌

宜	鸡肉+人参	止渴生津
	鸡肉+金针菇	增强记忆力
忌	鸡肉+大蒜	引起消化不良
	鸡肉+芹菜	易伤元气

营养成分表

营养素	含量（每100克）
蛋白质	19.3克
脂肪	9.4克
碳水化合物	1.3克
膳食纤维	—
维生素A	48微克
维生素C	—
维生素E	0.67毫克
烟酸	5.6毫克
钙	9毫克
铁	1.4毫克
锌	1.09毫克
磷	156毫克

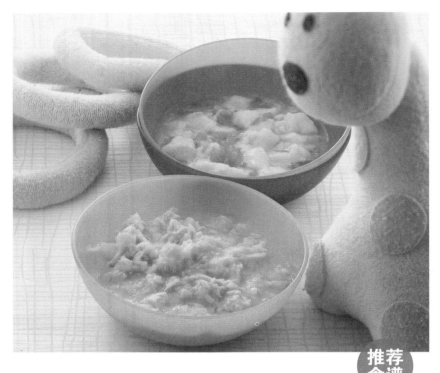

推荐
食谱

蔬菜鸡肉麦片糊

原料： 速溶麦片50克，白菜、鸡肉各适量

调料： 鸡骨高汤100毫升，盐0.5克

做法：

❶ 白菜洗净，撕成小片；鸡腹肉收拾干净，剁细后加盐腌渍入味。

❷ 将白菜与鸡肉放入碗中抓匀，上蒸笼蒸熟，取出。

❸ 将鸡骨高汤加热，加入速溶麦片，倒入蒸熟的白菜与鸡腹肉中，搅成糊即可。

专家点评： 白菜含有丰富的粗纤维，不但能起到润肠、促进排毒的作用，还能刺激肠胃蠕动、促进大便排泄、帮助消化。鸡肉中富含大量的蛋白质和维生素，能增强宝宝的食欲，促进宝宝的骨骼发育。麦片又是粗粮食品，也含有大量的膳食纤维，有助于宝宝排便，对宝宝肠胃的健康能起到很好的促进作用，是宝宝健康成长发育的重要辅食之一。

烹饪常识： 鸡肉用药膳炖煮，营养更全面。带皮的鸡肉含有较多的脂类物质，较肥的鸡应该去掉鸡皮再烹制。

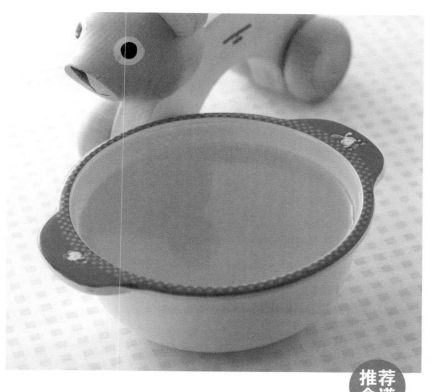

推荐
食谱

鸡骨高汤

原料： 鸡胸骨400克

调料： 盐少许

做法：

❶ 鸡胸骨洗净，用刀背稍打裂。

❷ 净锅倒入水，下鸡胸骨氽水去血渍，捞出洗净。

❸ 在煲内倒入500毫升清水，放入鸡胸骨煮透，过滤出汤汁，加盐调味，凉后去除表面油脂即可饮用。

专家点评： 鸡肉中含有维生素E，蛋白质的含量也较高，对营养不良、畏寒怕冷、乏力疲劳有很好的食疗作用。鸡肉还可以增强宝宝自身对病毒的抵抗力。此汤宝宝喝起来不会那么油腻。这是一款帮助宝宝骨骼健康生长的汤品。

烹饪常识： 鸡骨周围发黑说明熟鸡肉有激素，建议不要食用。

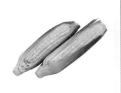

玉米
Yu Mi

别名：苞谷、珍珠米、玉高梁、御麦、西番麦、苞米。

性味归经：性平，味甘、淡。归胃、大肠经。

适用量：每天10~20克（最好是玉米糊或者玉米面）　**热量：**820千焦/100克

主要营养素

镁

玉米中富含的镁能够促进骨骼形成，对维持骨骼和牙齿的强度和密度具有重要作用。

食疗功效

玉米具有开胃益智、增强记忆力的作用，玉米中含有一种特殊的抗癌物质——谷胱甘肽，它进入人体内可与多种致癌物质结合，使其失去致癌性。玉米含有丰富的膳食纤维，不但可以刺激肠蠕动，防止便秘，还可以促进胆固醇的代谢，加速肠内毒素的排出。玉米还含有丰富的B族维生素、烟酸等，能保护神经传导和胃肠功能。

选购保存

玉米以玉米粒整齐、饱满、无缝隙、色泽金黄、表面光亮的为佳。玉米棒可风干水分保存。如需保持新鲜的玉米，可留3层玉米的内皮，不去玉米须，不清洗，放入保鲜袋或塑料袋中，封口，放入冰箱储存即可。

♥ 温馨提示

玉米的营养并不全面，如果把玉米作为宝宝的主食会导致营养不良，不利于宝宝的成长。但是，玉米中的某些营养成分又是其他食物无法替代的，因此，父母可将玉米制作为点心或零食让宝宝食用。

搭配宜忌

宜	玉米+大豆	提高营养价值
	玉米+花椰菜	健脾益胃、助消化
忌	玉米+田螺	引起中毒
	玉米+红薯	造成腹胀

营养成分表

营养素	含量（每100克）
蛋白质	4克
脂肪	1.2克
碳水化合物	19.9克
膳食纤维	2.9克
维生素A	—
维生素C	16毫克
维生素E	0.46毫克
烟酸	1.8毫克
钙	—
铁	1.1毫克
锌	0.9毫克
磷	117毫克
镁	95毫克

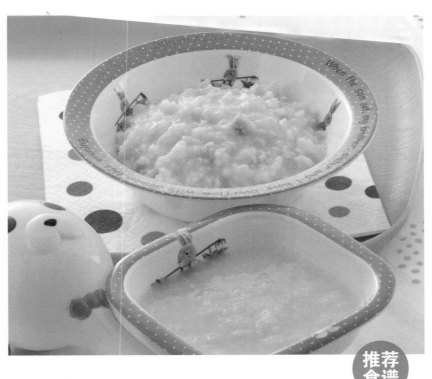

推荐食谱

玉米碎肉粥

原料: 粳米10克,玉米粒、猪瘦肉各50克

调料: 盐少许

做法:

❶ 粳米洗净,加水浸泡10分钟;玉米粒洗净;猪瘦肉洗净剁碎。

❷ 水入锅,烧开后放入粳米、玉米粒和猪瘦肉。

❸ 煮稠成粥后,加少许盐调味,盛碗即可。

专家点评: 这个阶段的宝宝消化能力还不是很好,猪瘦肉相对肥肉而言,更容易消化吸收。另外,猪瘦肉中含有丰富的蛋白质和脂肪,能补充宝宝身体所需的热量和脂肪。玉米是粗粮中的佳品,含有蛋白质、脂肪、淀粉、磷、铁、维生素等身体所需的营养元素,且颜色艳丽,更容易引起宝宝的食欲。二者同粳米熬煮成的粥,含有人体所需的淀粉、碳水化合物、维生素等多种营养成分,能使宝宝的身体更强壮。

烹饪常识: 剥玉米粒的时候,可以用叉子顺着玉米的纹路往下推,玉米粒就能又快又完整地剥下来了。

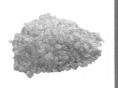

粳米
Jing Mi

别名：白米、粳粟米、稻米、硬米。
性味归经：性平，味甘。归脾、胃、肺经。

适用量：每天10克左右　　**热量：**1435千焦/100克

主要营养素

粗纤维、蛋白质

粳米米糠层的粗纤维分子有助于胃肠蠕动，对胃病、便秘、痔疮等疗效很好。粳米中的蛋白质含量丰富，蛋白质是构建身体和生理功能的重要物质，是成长中不可或缺的营养物质。

食疗功效

粳米能提高人体免疫功能，促进血液循环。粳米有健脾和胃、补中益气、除烦渴、止泻痢的功效，能使五脏血脉精髓充盈、筋骨肌肉强健，它可刺激胃液分泌，有助于消化，且能帮助脂肪的吸收。粳米对脾胃虚弱、烦渴、营养不良、病后体弱等病症也有很好的食疗效果。

选购保存

粳米以外观完整、坚实、饱满、无虫蛀、无霉点、没有异物夹杂的为佳。粳米可用木质有盖容器装盛，置于阴凉、干燥、通风处保存。在米里放几瓣剥过皮的大蒜，能有效地防止米虫。

♥ 温馨提示

一般人都可食用粳米，尤其是体虚、高热、久病初愈者和婴幼儿等消化能力比较弱的人群。

搭配宜忌

宜	粳米+牛奶	补虚损、润五脏
	粳米+油菜	健脾补虚、清热消炎
忌	粳米+马肉	易引发瘤疾

营养成分表

营养素	含量（每100克）
蛋白质	7.7克
脂肪	0.6克
碳水化合物	76.8克
膳食纤维	0.6克
维生素B$_1$	0.08毫克
维生素B$_2$	0.04毫克
维生素E	1.01毫克
烟酸	1.3毫克
钙	11毫克
铁	1.1毫克
锌	1.45毫克
磷	121毫克

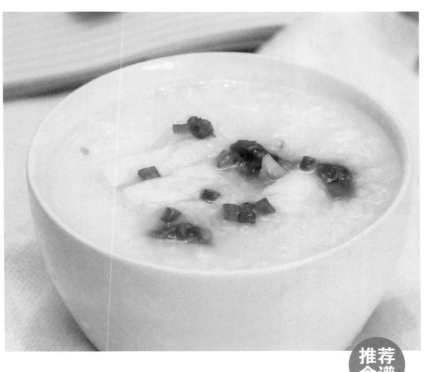

推荐食谱

红枣鱼肉粥

原料：粳米150克，红枣（干）25克，鱼肉50克

调料：白糖、葱段适量

做法：

❶ 将粳米淘洗干净，用冷水浸泡30分钟，捞出，沥干水分；红枣洗净，去核。

❷ 鱼肉清洗干净后，切小片，将鱼刺挑出。

❸ 锅中加适量水，放入粳米、鱼肉和红枣，先用大火烧沸，再转小火熬煮。

❹ 待米粥烂熟时，下白糖和葱段，再稍煮片刻即可。

专家点评：红枣含有大量的铁、维生素C等营养素，有助于宝宝身体和大脑发育，可防治宝宝缺铁性贫血。粳米米糠层的粗纤维分子有助胃肠蠕动，对宝宝便秘有很好的疗效。鱼肉含有促进大脑发育的物质。三者搭配煮成粥，让宝宝吃得开心，吃得健康。

烹饪常识：红枣去核时，可把枣竖放在隔水垫的孔上，再用筷子从一头顶到另外一头，红枣核就从小孔中出来了。

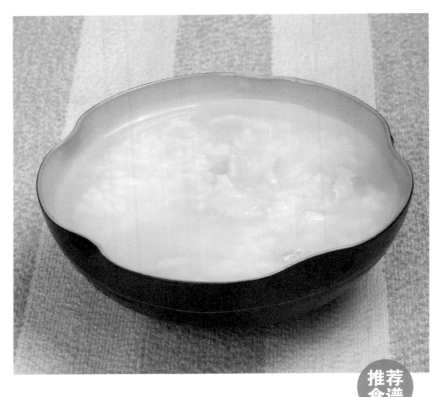

推荐
食谱

百合粳米粥

原料： 粳米50克，鲜百合50克

调料： 冰糖适量

做法：

❶ 先将粳米洗和百合净、泡发，备用。

❷ 将泡发的粳米倒入砂锅内，加水适量，用大火烧沸后改小火煮40分钟。

❸ 至煮稠时，加入百合，稍煮片刻，在起锅前加入冰糖即可。

专家点评： 百合洁白娇艳，鲜品富含黏液质及维生素，对宝宝皮肤细胞的新陈代谢有益。百合甘凉清润，主入肺心，有利于清肺、润燥、止咳。粳米本身就富含粗纤维以及蛋白质等，有助于宝宝消化，利于宝宝排便，并且还可以促进宝宝的血液循环，提高自身的免疫力。二者搭配起来，是宝宝消化清热的佳品。

烹饪常识： 百合用来煮粥时，关键要新鲜，要挑柔软、颜色洁白、有光泽、无明显斑痕、鳞片肥厚饱满、无烂斑的百合。

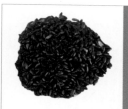

黑米
Hei Mi

别名：血糯米。

性味归经：性平，味甘。归脾、胃经。

适用量：每天10克左右　热量：276千焦/100克

主要营养素

无机盐、维生素C

黑米所含无机盐比粳米高1～3倍。这些无机盐对宝宝的骨骼和牙齿的发育都很重要。黑米还含有丰富的膳食纤维，可促进肠胃蠕动。黑米中含有的维生素B_1能保护宝宝的手、足、神经。

食疗功效

黑米具有健脾开胃、益气强身、补肝补肾等功效，是防病强身的滋补佳品。同时，黑米中还含B族维生素、蛋白质等，对于流感、咳嗽都有食疗保健作用。黑米还具有健脾暖肝、明目活血的作用，可以辅助治疗贫血、头昏、视物不清、头发早白等多种病症。黑米还具有抗菌、降低血压、抑制癌细胞生长的功效。

选购保存

好的黑米有光泽，米粒大小均匀，无虫，不含杂质，气味清香，挑选黑米时用手搓黑米，如果掉色，则不是优质的黑米。保存时，用木质有盖容器装盛，置于阴凉、干燥、通风处。

♥ 温馨提示

黑米淘洗次数过多会导致营养成分流失，所以淘洗干净即可。黑米需要长时间熬煮至熟烂，未煮熟的黑米不能食用，易引起急性胃肠炎。黑米外有一层坚韧的种皮，不易煮烂，建议煮前将黑米清洗干净，用清水浸泡数小时。

营养成分表

营养素	含量（每100克）
蛋白质	9.4克
脂肪	2.5克
碳水化合物	68.3克
膳食纤维	3.9克
维生素B_1	0.33毫克
维生素B_2	0.13毫克
维生素E	0.22毫克
烟酸	7.9毫克
钙	12毫克
铁	1.6毫克
锌	3.8毫克
磷	356毫克

搭配宜忌

宜	黑米+生姜	降胃火
	黑米+牛奶	益气、补血、生津、健脾胃
	黑米+红豆	可气血双补
	黑米+绿豆	可健脾胃、去暑热

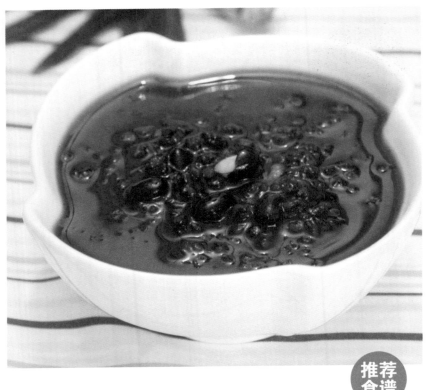

推荐食谱

黑米粥

原料： 黑米80克

调料： 白糖少许

做法：

❶ 黑米洗净，置于冷水锅中浸泡半小时，捞出沥干水分。

❷ 锅中加入适量清水，放入黑米以大火煮至开花。

❸ 再转小火将粥煮至呈浓稠状，调入少许白糖即可。

专家点评： 黑米是一种蛋白质、维生素及纤维素含量丰富的食品，还含有人体不能自然合成的多种氨基酸和微量元素，具有滋阴补肾、明目聪耳的功效。黑米中富含的粗纤维也能促进宝宝的肠胃蠕动，有助于宝宝的排便。此粥对宝宝有很好的食补作用。

烹饪常识： 口感粗糙的黑米适合用来煮粥。如果不选择磨成粉状，煮粥前可以先浸泡，充分吸收水分。泡米用的水要与米同煮，以保存其中的营养成分。

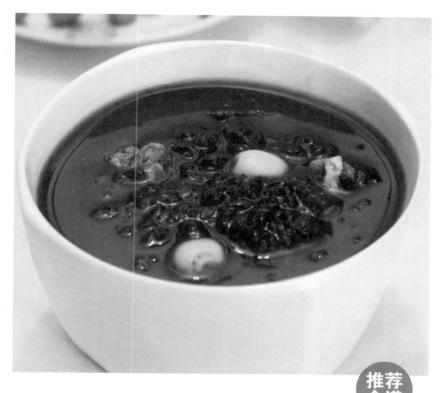

推荐食谱

核桃莲子黑米粥

原料： 核桃仁20克，莲子20克，黑米80克

做法：

❶ 将核桃仁、黑米洗净，泡好备用。

❷ 莲子去心洗净，备用。

❸ 将核桃仁研碎，待水烧开后，下核桃仁、黑米和莲子。

❹ 粥开后转小火，煮至莲子软烂，粥至浓稠状即可。

专家点评： 黑米中不仅含有丰富的锌、铜、锰等矿物质，还含有粳米中所缺乏的维生素C、叶绿素、胡萝卜素等营养元素。核桃仁含有较多的蛋白质及人体必需的不饱和脂肪酸，能滋养宝宝的脑细胞，增强脑功能。将核桃仁、莲子和黑米同煮食用，具有强身健体、健脑益智的作用，对宝宝大脑健康发育具有很大的帮助。

烹饪常识： 因为核桃仁油脂很多，研细了会变黏，很难弄，如果想研磨得像酱一样没有颗粒，可用一个长筒形杯子用擀面杖反复捣即可。

129

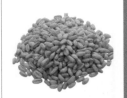

小麦
Xiao Mai

别名：麦子。

性味归经：性凉，味甘。归心经。

适用量： 每天20~30克　**热量：** 1326千焦/100克

主要营养素

蛋白质

小麦中含有丰富的蛋白质，蛋白质对宝宝身体的正常代谢及生长极其有益。

食疗功效

小麦具有生津止汗、镇静益气、健脾厚肠、除热止渴的功效，对于宝宝体虚多汗、心烦失眠等症有一定的辅助疗效。将它煎汤食用，可治淋病。磨成末服用，能杀蛔虫。将陈麦煎汤饮用，还可以止虚汗。将它烧成灰，用油调和，可涂治各种疮及汤火灼伤。长时间食用，可养肠胃、增强气力，使人肌肉结实。它可以养气血，补不足，还可以治疗中暑、肺热。

选购保存

应该选择干净、无霉变、无虫蛀、无发芽的优质小麦，小麦的颗粒要饱满、圆润、无杂质、干燥。小麦应以低温储藏，可通过日晒降低小麦含水量。

♥ 温馨提示

存放时间适当长些的小麦粉比新磨的小麦粉的品质好，民间有"麦吃陈，米吃新"的说法，麦粉与粳米搭配着吃最好。另外，因为小麦不容易煮熟，因此，用新鲜小麦熬粥食用时，应提前将小麦洗净，加水浸泡。

搭配宜忌

宜	小麦+荞麦	营养更全面
	小麦+山药	辅助治疗小儿脾胃虚弱
忌	小麦+食用碱	破坏维生素
	小麦+蜂蜜	引起身体不适

营养成分表

营养素	含量（每100克）
蛋白质	11.9克
脂肪	1.3克
碳水化合物	64.4克
膳食纤维	10.8克
维生素A	—
维生素C	—
维生素E	1.82毫克
烟酸	4毫克
钙	34毫克
铁	5.1毫克
锌	2.33毫克
磷	325毫克

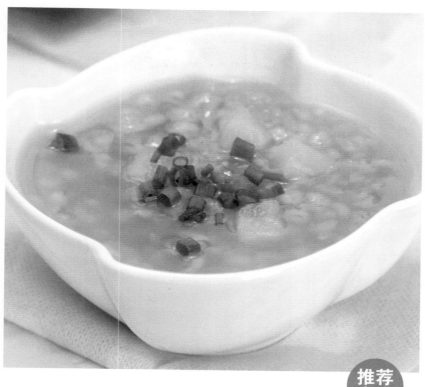

菠萝麦仁粥

原料： 菠萝30克，麦仁80克

调料： 白糖8克，葱花少许

做法：

❶ 菠萝去皮洗净，切块，浸泡在淡盐水中；麦仁泡发洗净。

❷ 锅置火上，注入清水，放入麦仁，用大火煮至熟，放入菠萝同煮。

❸ 改用小火煮至浓稠，可闻到香味时，入白糖调味，撒上葱花即可。

专家点评： 小麦仁中不含胆固醇，且其中富含的膳食纤维能促进宝宝肠道的蠕动，帮助宝宝消化和排便，预防宝宝便秘；小麦还含有少量矿物质，如铁和锌，可增强宝宝的免疫功能。菠萝中所含的蛋白质分解酶可以分解蛋白质，还能助消化；菠萝富含的维生素B₁能促进新陈代谢，消除疲劳感。这款粥品是宝宝消食化积、促进成长发育的不错辅食之选。

烹饪常识： 一般情况下，软麦仁必须煮20~30分钟，但是可以通过炒制缩短其烹调时间。

推荐食谱

131

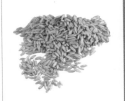

燕麦
Yan Mai

别名：雀麦。

性味归经：性温，味甘。

适用量：每天20~30克　热量：1500千焦/100克

主要营养素

膳食纤维、脂肪酸

　　燕麦中富含膳食纤维，能够促进宝宝消化和顺利排便，预防便秘。燕麦富含优质油脂，主要由不饱和脂肪酸组成，对宝宝的皮肤保湿有很好的效果。

食疗功效

　　燕麦中的B族维生素、烟酸、都比较丰富，特别是维生素E，每100克燕麦粉中含量为3.07毫克，能够满足人体对维生素E的需要。燕麦还可治疗皮肤干燥和瘙痒。燕麦中的蛋白质、多肽和氨基酸还是组织和细胞生长发育必需的营养物质，还可以滋润肌肤、营养细胞、促进皮肤组织的生长发育。

选购保存

　　要选择洁净、不含鼓壳和杂物、无异味的燕麦。燕麦保存时要密封起来，放在阴凉、干燥的地方，注意不要超过保质期，也可放在冰箱储存。

♥ 温馨提示

　　每餐食用燕麦面食品（或燕麦片）100克能摄入膳食纤维5.3克，对控制餐后血糖急剧上升和预防糖尿病非常有效。吃燕麦一次不宜太多，否则会造成胃痉挛或是胀气。煮燕麦片时，时间不宜过长，否则会造成营养流失。

搭配宜忌

宜	燕麦+橙子	预防胆结石
	燕麦+山药	健身益寿
忌	燕麦+白糖	产生胀气
	燕麦+红薯	导致胃痉挛、胀气

营养成分表

营养素	含量（每100克）
蛋白质	15克
脂肪	6.7克
碳水化合物	66.9克
膳食纤维	5.3克
维生素A	一
维生素C	一
维生素E	3.07毫克
烟酸	未检测
钙	186毫克
铁	7毫克
锌	2.59毫克
磷	291毫克

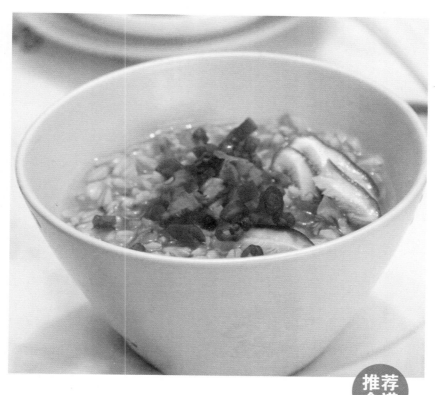

香菇燕麦粥

原料：香菇适量，白菜适量，燕麦60克

调料：葱花适量

做法：

❶ 燕麦泡发洗净；香菇洗净，切片；白菜洗净，切丝。

❷ 锅置火上，倒入清水，放入燕麦片，以大火煮开。

❸ 加入香菇、白菜同煮至浓稠状，撒上葱花即可。

专家点评：蘑菇中的维生素D含量很丰富，有益于宝宝的骨骼健康。蘑菇的有效成分可增强T淋巴细胞功能，从而提高宝宝抵御各种疾病的免疫功能。蘑菇中所含的人体很难消化的粗纤维、半粗纤维和木质素，可保持肠内水分，对预防便秘有很好的效果。燕麦富含油脂，燕麦油脂成分和水合特性能在油中乳化大量的水分，燕麦油可以在皮肤表面形成一层油膜，起到长效保湿的作用。

烹饪常识：在泡香菇时，可以换水并用手挤出菇柄内的水，这样能够泡发彻底，还不会造成营养大量流失。

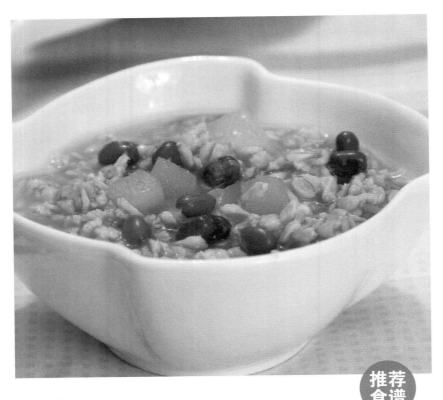

推荐食谱

红豆燕麦奶粥

原料：燕麦40克，红豆30克，山药、配方奶、木瓜各适量

调料：白糖2克

做法：

❶ 燕麦、红豆均洗净，泡发；山药、木瓜均去皮洗净，切丁。

❷ 锅置火上，加入适量的清水，放入燕麦、红豆、山药以大火煮开。

❸ 再下入木瓜，倒入配方奶，待煮至浓稠状时，调入白糖拌匀即可。

专家点评：红豆有较多的膳食纤维，具有良好的润肠通便作用。配方奶中含有促进宝宝骨骼生长的钙质，能帮助宝宝健康成长。山药具有滋养壮身、助消化、止泻的作用，并且还有增强宝宝免疫能力的效果。木瓜可辅助治疗消化不良、上吐下泻、腹痛等症状，对宝宝的皮肤和头发都很有好处。燕麦中富含大量的粗纤维，能促进消化，有益于肠道健康。

烹饪常识：山药去皮切丁时，直接用手接触会使手部皮肤有发麻的感觉，最好戴上手套后再进行。

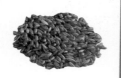

紫米
Zi Mi

别名： 紫鹊界贡米、云南香紫米、墨江紫米。

性味归经： 性平，味甘。

适用量： 每天20~30克　　**热量：** 1332千焦/100克

主要营养素

膳食纤维、钙

　　紫米中膳食纤维含量高，有充盈肠道、促进肠道蠕动等作用。紫米中的钙能保证宝宝体内钙质平衡，对维持强健的骨骼和健康的牙齿等都有一定作用。

食疗功效

　　紫米含有淀粉、蛋白质、脂肪、膳食纤维、多种维生素，同时含有钙、镁、钾、钠等多种矿物质，且氨基酸含量丰富，对改善儿童的精神状态、使注意力集中、防治缺铁性贫血、促进发育、增强抗病能力有一定的效果。

选购保存

　　选购时，要选购外观呈紫白色或紫白色夹小紫色块的紫米。紫米放在通风干燥处摊开晾吹(注意不宜在阳光下暴晒)干透，然后密封放在阴凉干燥处保存。

❤ 温馨提示

　　紫米很难煮，因此，在制作前，建议洗净后先加水浸泡1~2个小时。紫米与粳米拼配蒸或煮，按1∶3的比例掺和，口感极佳。紫米中的营养成分易溶于水，可用冷水轻轻淘洗，不用揉搓。

搭配宜忌

宜	紫米+牛奶	益气补血、健脾胃
	紫米+粳米	开胃益中、明目
忌	紫米+绿豆	作用相反

营养成分表

营养素	含量（每100克）
蛋白质	7.4克
脂肪	3.21克
碳水化合物	未检测
膳食纤维	0.6克
维生素A	未检测
维生素C	未检测
维生素E	0.46毫克
烟酸	未检测
钙	13毫克
镁	34毫克
钾	103毫克
钠	3.8毫克

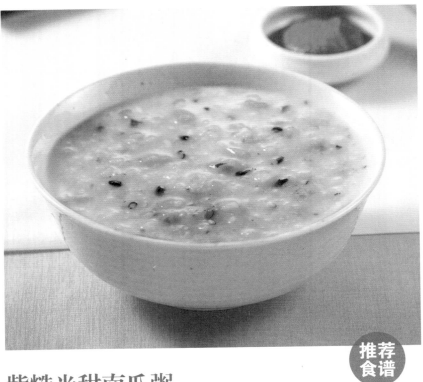

推荐食谱

紫糙米甜南瓜粥

原料： 泡好的粳米15克，泡好的紫米、糙米各5克，甜南瓜20克，水适量

做法：

❶ 白米和糙米洗净备用。

❷ 煮熟的南瓜磨碎。

❸ 碎南瓜加水熬煮，再倒入粳米和糙米煮熟，最后再放进紫米熬煮。

专家点评： 糙米中的蛋白质质量较好，氨基酸的组成比较完全，宝宝容易消化吸收，含有较多的脂肪和碳水化合物，短时间内可以为人体提供大量的热量。南瓜中含有丰富的锌，参与人体内核酸、蛋白质的合成，是肾上腺皮质激素的固有成分，为宝宝生长发育的重要物质。紫米中含有大量的钙质，可以促进宝宝骨骼、牙齿的健康发育，还可增强宝宝的免疫力。

烹饪常识： 用水清洗或浸泡紫米会出现掉色现象，因此不宜用力搓洗，浸泡后的水（红色）可随紫米一同煮食。

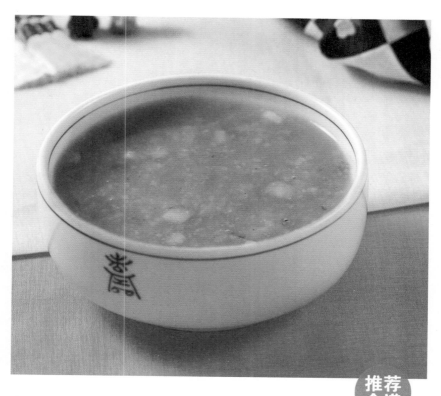

推荐
食谱

紫米南瓜粥

原料： 泡好的粳米15克，泡好的紫米15克，南瓜20克，豌豆5个，杏仁粉1大匙，水120毫升

做法：

❶ 在泡好的粳米和紫米中倒入水，再磨成末，放在筛子里过筛。

❷ 南瓜切碎，豌豆汆烫后去皮磨碎。

❸ 在碎南瓜中加水熬煮，放进粳米和紫米一起搅拌，熟到一定程度后放进其他材料煮熟。

专家点评： 紫米富含大量的营养元素，能够调节身体的综合功能，强化免疫力、预防疾病，对贫血也有益处。南瓜中丰富的类胡萝卜素在机体内可转化成具有重要生理功能的维生素A，从而对上皮组织的生长分化、维持正常视觉、促进骨骼的发育具有重要生理功能。这款粥适合宝宝经常食用。

烹饪常识： 豌豆除了汆水后去皮，也可以用热水直接泡大约10分钟，表皮就浮在水面了，这时只需轻轻用手剥落即可。

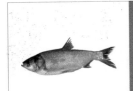

鲢鱼
Lian Yu

别名： 鲢子、白鲢、水鲢、跳鲢、白胖头。

性味归经： 性温，味甘。归脾、胃经。

适用量： 每天10~30克　　**热量：** 435千焦/100克

主要营养素

胶原蛋白、钙

鲢鱼能给人体提供丰富的胶原蛋白，它对宝宝皮肤粗糙、头发干脆易脱落等症均有疗效，还可让皮肤免受太阳光紫外线的损害。鲢鱼中也含有宝宝骨骼和牙齿发育的钙。

食疗功效

鲢鱼能治疗脾胃虚弱、食欲减退、瘦弱乏力、腹泻等症，还具有温中暖胃、散热、补气、泽肤、乌发、养颜等功效，对于脾胃虚寒体质、溏便、皮肤干燥者也有很大的作用，特别适合冬天食用。鲢鱼富含蛋白质、脂肪酸，能促进智力发育，对于心脑血管疾病、癌症等具有明显的食疗作用。

选购保存

选购鲢鱼时，以头形浑圆者为佳。买回的鲢鱼吃不完的要进行保存，可以将鲢鱼杀后洗净，切成块分装在塑料袋里放入冷冻室。或者放点盐腌一下，用保鲜袋装上，再放冰箱里冷冻。

♥ 温馨提示

鲢鱼适用于烧、炖、蒸、炸等烹调方法，尤以清蒸最能体现鲢鱼清淡、鲜香的特点。由于鲢鱼性温，脾胃蕴热者不宜食用，瘙痒性皮肤病、荨麻疹、癣病者应忌食。感冒、发热、口腔溃疡等病患者也应忌食。

搭配宜忌

宜	鲢鱼+豆腐	解毒美容
	鲢鱼+白萝卜	利水消肿
忌	鲢鱼+西红柿	不利营养的吸收
	鲢鱼+甘草	引起中毒

营养成分表

营养素	含量（每100克）
蛋白质	17.8克
脂肪	3.6克
碳水化合物	—
膳食纤维	—
维生素A	20微克
维生素C	—
维生素E	1.23毫克
烟酸	2.5毫克
钙	53毫克
铁	1.4毫克
锌	1.17毫克
磷	190毫克

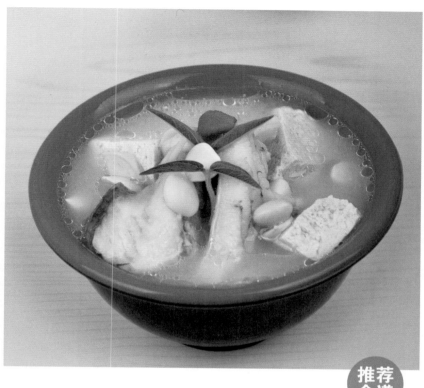

鲢鱼豆腐汤

原料： 鲢鱼350克，豆腐125克，杏仁25克，枸杞少许

调料： 姜片少许，花生油各适量

做法：

❶ 将鲢鱼杀洗干净，斩块；豆腐洗净切块；杏仁洗净备用。

❷ 汤锅上火，倒入花生油、姜片炝香，下鲢鱼稍煎一下，倒入水烧沸，下入豆腐、杏仁用小火煲至熟即可。

专家点评： 杏仁富含蛋白质、脂肪、糖类、胡萝卜素、B族维生素、维生素C、维生素P以及钙、磷、铁等营养成分，具有生津止渴、润肺定喘、润肠通便的功效，能够促进皮肤微循环，使皮肤红润光泽，还具有抗癌的功效。鲢鱼富含大量的蛋白质以及卵磷脂，对宝宝的智力发育很有帮助，豆腐也具有预防和抵制癌症的效果。宝宝经常食用这道汤，能生长发育得更好。

烹饪常识： 鱼的表皮有一层黏液非常滑，若在切鱼时，将手放在盐水中浸泡一会儿，切起来就不会打滑了。

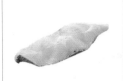

鳕鱼
Xue Yu

别名： 鳘鱼、大头青、大口鱼、大头鱼。

性味归经： 性平，味甘。归肠、胃经。

适用量： 每天20~30克　**热量：** 352千焦/100克

主要营养素

蛋白质、镁

鳕鱼的鱼脂中含有球蛋白、白蛋白及磷的核蛋白，还含有儿童发育所必需的各种氨基酸，易被消化吸收，对宝宝大脑发育、智力和记忆力都有促进作用。

食疗功效

鳕鱼含丰富的蛋白质、维生素A、钙、镁、硒等营养元素，营养丰富、肉味甘美。鳕鱼低脂肪、高蛋白、刺少，具有高营养、低胆固醇、易于被人体吸收等优点。鳕鱼的肝脏含油量高，除了富含普通鱼油所含有的二十二碳六烯酸（DHA）、二十二碳五烯酸（DPA）外，还含有人体所必需的维生素A、维生素D、维生素E和其他多种维生素。鳕鱼鱼肝油中这些营养成分的比例，正是人体每天所需要营养量的最佳比例。

选购保存

新鲜鳕鱼以颜色雪白且未解冻的为宜，新鲜的鳕鱼摸起来饱满结实，不会析出太多油脂。在保存时，可以把盐撒在鱼肉上，然后用保鲜膜包起来，放入冰箱冷冻室，这样不仅可以去腥、抑制细菌繁殖，而且能增添鳕鱼的美味及延长保存期。

♥ 温馨提示

鳕鱼为冷水鱼，富含可溶性钙，具有极高的生物安全性，易被人体吸收，因此，很适合宝宝食用。但是，目前市场上有假鳕鱼出售，以龙鳕鱼、水鳕鱼冒充鳕鱼，食用后可能会造成腹泻。

营养成分表

营养素	含量（每100克）
蛋白质	20.4克
脂肪	0.5克
碳水化合物	0.5克
膳食纤维	一
维生素A	14微克
维生素C	一
维生素E	一
烟酸	2.7毫克
钙	42毫克
铁	0.5毫克
锌	0.86毫克
磷	232毫克
镁	26毫克

搭配宜忌

宜	鳕鱼+咖喱	帮助消化
	鳕鱼+辣椒	增进食欲
忌	鳕鱼+香肠	损害肝功能

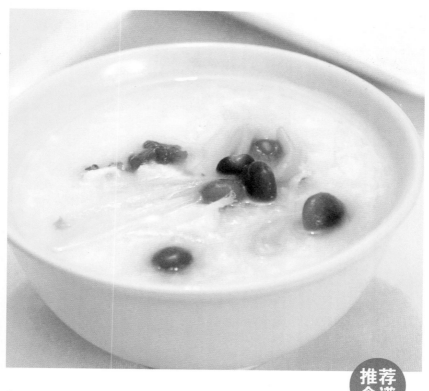

鳕鱼蘑菇粥

原料： 粳米80克，冷冻鳕鱼肉50克，蘑菇20克，青豆20克，枸杞少许

调料： 盐、姜丝少许

做法：

❶ 粳米洗净；鳕鱼肉洗净，用盐腌渍去腥；青豆、蘑菇洗净。

❷ 锅置火上，放入粳米，加适量的清水煮至五成熟。

❸ 放入鳕鱼、青豆、蘑菇、姜丝、枸杞煮至粥黏稠即可。

专家点评： 蘑菇中维生素D的含量很丰富，有益于宝宝的骨骼健康。蘑菇中膳食纤维含量也超过一般蔬菜，能有效防止便秘，其还含有一种蛋白，能有效地阻止癌细胞合成，具有一定的抗癌作用。鳕鱼中也含有促进宝宝智力发育的营养元素，食用后有益于宝宝的大脑健康发育。经常食用这款粥，能促进宝宝的大脑发育及增强宝宝的抵抗力。

烹饪常识： 鳕鱼切片时，一定要用推拉刀切，鱼片才不会被切破。

推荐食谱

141

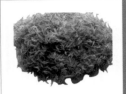

虾皮
Xia Pi

别名：中国毛虾皮、日本毛虾皮。

性味归经：性温，味甘、咸。

适用量：每天5~15克　**热量：**640千焦/100克

主要营养素

钙、镁

虾皮中含有丰富的蛋白质和矿物质，尤其是钙的含量极为丰富，有"钙库"之称，能促进宝宝骨骼的发育和身体健康成长。虾皮中含有丰富的镁元素，能保护人体的心血管系统。

食疗功效

虾皮的矿物质种类丰富，除了含有陆生、淡水生物缺少的碘元素外，铁、钙、磷的含量也很丰富。虾皮具有补肾、开胃的功效，还有镇定作用，常用来治疗神经衰弱、自主神经功能紊乱等症。虾皮中含有丰富的镁元素，对提高宝宝和老年人的食欲和增强体质都很有好处。

选购保存

市售虾皮有两种，一种是生晒虾皮，另一种是熟煮虾皮。前者无盐分，鲜味浓，口感好，可长期存放。买时要注意色泽，以色白、明亮、有光泽、个体完整者为佳。宜放入干燥、密闭的容器里保存。

♥ 温馨提示

虾皮营养丰富，一般人群都可食用，是宝宝补钙的主要食材之一。虾为动风发物，患有皮肤疥癣者忌食。

营养成分表

营养素	含量（每100克）
蛋白质	30.7克
脂肪	2.2克
碳水化合物	2.5克
膳食纤维	未检测
维生素A	19微克
维生素C	未检测
维生素E	0.92毫克
叶酸	20.7微克
烟酸	3.1毫克
钙	991毫克
铁	6.7毫克
锌	1.93毫克
磷	582毫克
镁	9毫克

搭配宜忌

宜	虾皮+豆腐	有利于消化
	虾皮+白菜	增强机体免疫力
忌	虾皮+红枣	易致中毒
	虾皮+菠菜	影响钙质的吸收

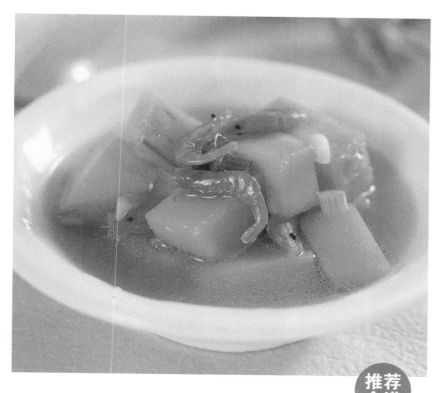

推荐食谱

南瓜虾皮汤

原料： 南瓜400克，虾皮20克

调料： 花生油、葱花各少许

做法：

❶ 南瓜去皮、去籽洗净切块。

❷ 花生油油爆锅后，放入南瓜块稍炒，加入虾皮，再炒片刻。

❸ 添水煮成汤，煮熟即可。

专家点评： 虾皮富含多种矿物质元素，特别是虾皮中的钙含量很丰富，能够促进宝宝的骨骼发育，还可改善宝宝因缺钙而导致的生长迟滞、情绪不稳定、睡眠质量差等症状。虾皮中还富含镁，能够保护宝宝的心血管系统。南瓜中丰富的类胡萝卜素，人体吸收后可转化成具有重要生理功能的维生素A，对维持正常视觉、促进骨骼的发育具有重要作用。南瓜还能提高宝宝的免疫功能，促进细胞因子生成。这道辅食对宝宝的健康大有益处。

烹饪常识： 南瓜在切块的时候，不宜切得太大，否则很难煮熟，宜切成小块。

143

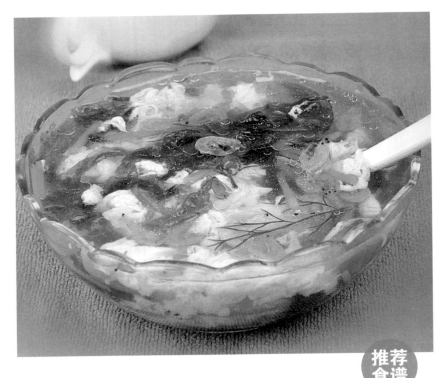

推荐
食谱

南瓜虾皮紫菜蛋汤

原料： 紫菜12克，虾皮8克，鸡蛋1个，南瓜15克

做法：

❶ 将紫菜稍泡；虾皮洗净；鸡蛋打入盛器内搅匀；南瓜去皮、去籽，洗净后切丝备用。

❷ 净锅上火倒入水，下入紫菜、虾皮、南瓜煲至汤沸，浇入蛋液煲至熟即可。

专家点评： 南瓜中富含多种维生素及矿物质元素，可以增强宝宝的免疫力。紫菜中B族维生素含量较高，特别是在陆生植物中几乎不存在的维生素B_{12}的含量很高，维生素B_{12}对活跃脑神经有很好的效果。鸡蛋几乎含有人体需要的所有营养物质，鸡蛋黄中的卵磷脂、三酰甘油、胆固醇和卵黄素，对宝宝神经系统和身体发育有很大的作用。虾皮也可帮助宝宝补充身体成长所需要的钙。四者搭配煮成汤，更加有利于宝宝对营养的吸收。

烹饪常识： 洗紫菜的时候最好向一个方向搅动，这样能轻松地把紫菜里的沙洗干净。

宝宝 🚫 吃的食物

很多常见的食材营养丰富，看似也没有特别的禁忌，但其实并不适合7~9个月的宝宝食用。对这些食材，爸爸妈妈一定要了解清楚。

醋 | 忌吃关键词：刺激性

不宜食用醋的原因

醋是酸性食物，对肠胃有一定的刺激作用。宝宝的胃肠道等消化系统还不够完善，受到刺激很容易出现腹泻等不良症状。另外，酸性食物会损伤牙齿，食用过多会增加宝宝日后牙齿易于酸痛的隐患。因此，1岁以内的宝宝最好不要食用醋类，1岁以后也应用少食。

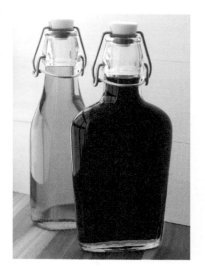

竹笋 | 忌吃关键词：草酸

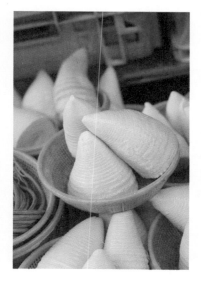

不宜食用竹笋的原因

新鲜竹笋中含有大量人体难以溶解的草酸，草酸会在胃肠道中与其他食物中的钙质结合，生成不溶性草酸钙，过量食用竹笋会对宝宝的泌尿系统和肾脏不利。宝宝身体各脏器还未发育完善，骨骼和牙齿的发育都需要大量的钙，大脑发育需要适量的锌，而竹笋中的草酸会影响人体对钙、锌的吸收，2岁以前的宝宝如果食用竹笋过多，会导致缺钙、缺锌。因此，1岁以内的宝宝最好不要食用竹笋，1岁以后的宝宝不宜多吃。

辣椒

忌吃关键词：
辣椒素

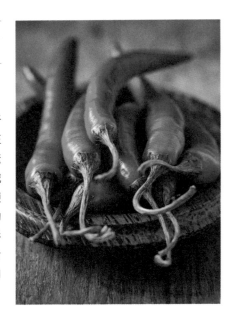

不宜食用辣椒的原因

宝宝的消化器官还没有发育成熟，对于辛辣食物的耐受性差，而辣椒属于大辛大热之物，食用后会影响宝宝的正常生理功能。因为辣椒中含有的辣椒素很容易消耗肠道水分而使胃腺体分泌减少，造成胃痛、肠道干燥、痔疮、便秘。另外，辣椒中还含有麻木神经的物质，食用过多会对宝宝的神经造成影响。因此，1岁以内的宝宝最好不要食用辣椒，1岁以后的宝宝可以适量食用一些不辣的灯笼椒。

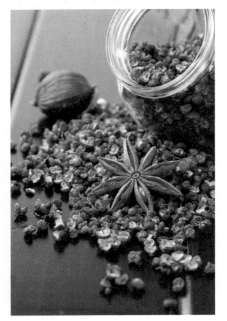

花椒

忌吃关键词：
辛辣、不利于味蕾
发育

不宜食用花椒的原因

花椒味辛，性温，有小毒，归脾、胃、肾经，是辛辣的调料，虽然可以除各种肉类的腥膻气味，能促进唾液分泌、增加食欲，但是不建议宝宝食用。一方面，花椒容易消耗肠道水分而使胃腺体分泌减少，造成人体肠道干燥、便秘等症状；另一方面，宝宝的味蕾很敏感，且处于发育阶段，花椒的口味太重，食用过多易造成宝宝口味偏重，不利于宝宝味蕾的发育。因此，2岁以内的宝宝不宜食用花椒，2岁后的宝宝也不宜多食。

牛奶

忌吃关键词：
蛋白质、矿物质、
动物性饱和脂肪

不宜喝牛奶的原因

1岁以内的宝宝不宜喝牛奶，因为宝宝的胃肠道、肾脏等系统发育尚不成熟，而牛奶中的蛋白质、矿物质等成分较高，不仅会加重宝宝肝脏、肾脏的负担，导致宝宝出现慢性脱水、大便干燥、上火等症状，还会影响宝宝对其他营养成分的吸收。另外，牛奶中的脂肪主要是动物性饱和脂肪，这种脂肪会刺激宝宝的肠道，使肠道发生慢性隐性失血，引起贫血等病症。因此，1岁以内的宝宝要禁止食用牛奶，最好等到宝宝2岁以后再喝。

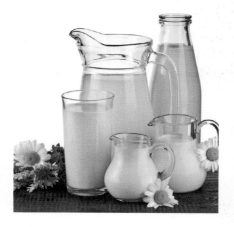

海带

忌吃关键词：
胶质、粗纤维

不宜食用海带的原因

海带是一种营养价值很高的蔬菜，含有丰富的维生素、糖、钙、铁等多种人体所需的营养元素，但是，不建议9个月以内的宝宝食用。因为海带中含有大量的胶质和粗纤维，这些物质都很难消化，而宝宝还小，消化功能还不够健全，食用海带很容易造成消化不良，引起腹痛、腹胀等症状。另外，海带中含有丰富的碘，而宝宝的肾脏功能还未发育完善，无法排除体内多余的碘元素，过多的碘又容易引起甲状腺功能障碍。因此，建议宝宝1岁以后再食用海带。

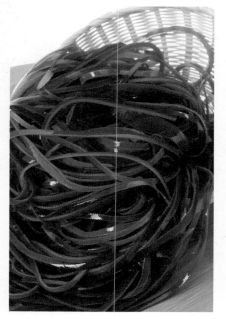

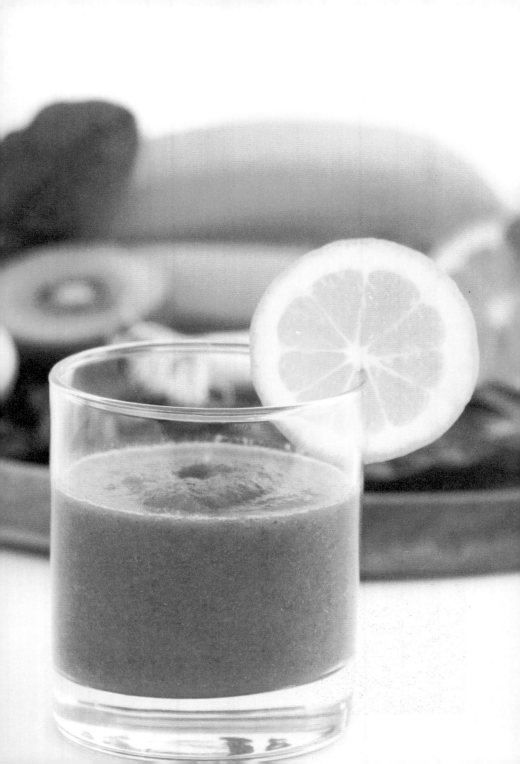

第四章
10~12个月宝宝
的喂养指南

宝宝10~12个月的时候，
爸爸妈妈可以为宝宝制作一些烂饭、馒头、
饼干及肉末、碎菜和水果等食物，丰富食物种类。
还可以适当增加宝宝的食量，
每天喂食2~3次辅食，
代替1~2次母乳，
以补充宝宝身体发育所需的营养素。

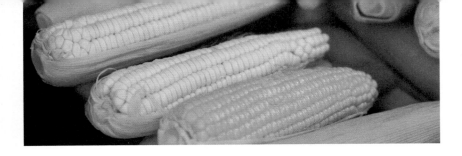

喂养须知

宝宝快1岁了，身体各方面有了显著的变化。对于此阶段宝宝的喂养，有什么需要注意的呢？爸爸妈妈可以仔细了解一下。

1 培养宝宝良好的饮食习惯

培养宝宝良好的饮食习惯要从辅食添加就开始，不仅要训练宝宝规律饮食，给宝宝创造安静的饮食环境，还要在固定的饮食地点进食。那么，培养宝宝良好的饮食习惯究竟要怎么做呢？

如果宝宝拒绝吃饭，父母不要强迫他进食，不能将吃饭变为一场战争。在尊重孩子的同时，了解他不愿意进食的原因。如果是因为吃太多零食，妈妈就要控制他的零食摄取量了，到正常进餐之前，不让他吃任何零食。如果是因为贪玩或被某一事物吸引而不愿意吃饭，可以给予适当的惩罚。

10~12个月的宝宝颈部和背部的肌肉已经明显成熟，能够稳稳地坐在专属的婴儿高背椅上，手和嘴的配合协调性已经有了一定的进步，已经具备了自己进食的基本能力。此时，妈妈可以为宝宝准备专属座椅和婴幼儿专用的餐具，创造宝宝自己进食的环境，鼓励宝宝自己进食。

在宝宝自己进食的过程中，爸爸妈妈要有耐心，如果宝宝能够顺利完成，不仅锻炼了宝宝的综合能力，还可以增强宝宝的自信心。妈妈还可以邀请宝宝到餐桌上和家人共同进餐，大家一起享受美食，宝宝会受到感染，从而增加食欲。在进餐时，注意不要让他成为全桌人关注的中心。

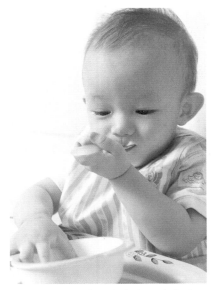

父母要创造让宝宝自己进食的环境，鼓励宝宝自己进食。

150

2 如何应对宝宝的挑食、厌食

经过前一阶段的辅食喂养，这一阶段的宝宝表达自我的意识更加强烈了，尤其是在饭桌上。有些宝宝对妈妈精心制作的辅食挑三拣四：只吃某一样食物，或者只吃几口就拒绝再吃……整个饭桌就像是一场以妈妈和宝宝为主角展开的持久战。妈妈常在喂食时使出浑身解数，就为了宝宝能多吃两口，保证营养均衡，使宝宝健康成长。其实，宝宝挑食与妈妈的喂养方法有很大关系，妈妈们不妨试下面这些方法，及时纠正宝宝的挑食、厌食行为。

（1）丰富食物种类

为宝宝准备辅食的时候，妈妈应经常变换辅食的种类和口味。不同口味和颜色的辅食，能够从视觉和味觉上吸引宝宝的注意力，提高进食的兴趣。如果每天都是同样的食物，即使是成人也会因每天一成不变的食物而感到厌烦。相反，如果妈妈在菜色和口感上多做一些改变，不仅能满足宝宝的营养添加需求，还能提高宝宝对食物的兴趣。宝宝每餐食物种类以2～3种为宜，这样不仅能满足宝宝生长发育对营养的需求，还有益于消化和吸收。

（2）及时鼓励和表扬

任何一个孩子都希望得到父母的鼓励。父母的夸奖和鼓励，不仅可以激励宝宝下一次吃饭时好好表现，还能培养他的自信心。当宝宝在饭桌上有不错的表现时，妈妈一定要及时表扬他。在以后进餐的时候，妈妈还可以以某一次宝宝的良好表现作为范例来激励宝宝，甚至还可以以比赛的形式来鼓励宝宝进餐。

（3）父母要做好榜样

偏食不是天生的，很多宝宝都是因受家人不良饮食习惯的影响造成的。例如，父母对某一种蔬菜或水果表现出不喜欢甚至厌恶的情绪，那么，宝宝会在父母的影响下也讨厌这种蔬菜或水果。因此，培养宝宝不挑食的饮食习惯，首先父母在饭桌上不要挑食，以免给宝宝造成某些菜不好吃的印象。其次，如果父母想让宝宝喜欢新鲜的水果和蔬菜，

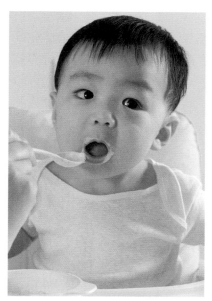

妈妈应该经常变换宝宝辅食的种类和口味。

自己也要喜欢并吃这些食物，在饭桌上给宝宝树立好的榜样。

（4）控制宝宝的零食

吃饭前要控制好宝宝的零食摄取量，特别是在饭前1小时内。因为零食吃多了，会影响宝宝正餐时的食欲。虽然控制宝宝饭前的零食是必需的，但并不是说要禁止宝宝吃零食，这样往往容易引起反效果。在正常饮食之间添加零食喂养的宝宝比只吃正餐的宝宝在营养方面会更均衡一些。妈妈需要做的是正确地引导宝宝的零食时间、控制零食的摄取量、制定健康的零食方案。

（5）不要逼迫进食

很多父母以宝宝的健康为目的，从经验出发，经常逼迫孩子再多吃一口。其实，宝宝食量时大时小是很正常的，不应以宝宝哪次吃得多作为宝宝进食的标准。逼迫进食不仅容易损伤脾胃功能，导致营养不良，还容易伤害宝宝的心理健康，对进食产生恐惧感，如：有些宝宝可能会因为逼迫进食而造成看到食物就呕吐的现象。正确的喂食方法是：用几天的时间仔细观察宝宝的日均进食量，如果宝宝的进食量在平均值附近，身高体重也正常，就说明宝宝的生长发育正常，妈妈就不用为宝宝某天吃得少而担心着急。

3 用饮食调理宝宝的体质

宝宝的体质由先天遗传和后天调养而决定。先天的条件与妈妈的体质和孕育时的营养补充等各方面有关，后天调养则与生活环境、季节气候、食物调养、药物、运动等多种因素相关，其中，饮食调养是最重要的，也是父母最容易掌控的。出生时体质较好的宝宝，会因为喂养不当而使体质变弱，而先天不足的宝宝，如果在后天的喂养中，能够调理得当，体质也会逐渐增强，因此，家长根据宝宝的具体情况调整饮食，对宝宝的体质强弱有很重要的作用。

宝宝的体质分为以下几种，家长可针对宝宝的体质进行调整。

健康型体质：健康型体质的宝宝身体壮实、面色红润、精神饱满、胃口好、大小便规律。饮食调养的原则是保证食物多样化和营养均衡。

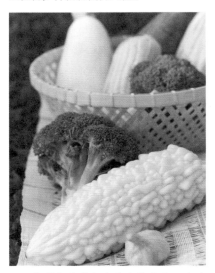

热型体质的人宜进食性寒凉、味甘淡的食物。

寒型体质：寒型体质的宝宝形寒肢冷、面色苍白、不爱说话、胃口不好，吃生冷食物后容易腹泻。饮食调养原则是温养胃脾，妈妈可多给宝宝吃如羊肉、牛肉、鸡肉、核桃、桂圆等性温的食物，不要给宝宝食用西瓜、冬瓜等寒凉的食品。

热型体质：热型体质的宝宝形体壮实、面赤唇红、畏热喜凉、口渴多饮、烦躁易怒、胃口欠佳且大便易秘结。这一类型的宝宝易患咽喉炎，外感后容易发高热。饮食调理的原则应以清热为主，要多吃性寒凉的食物，如苦瓜、冬瓜、白萝卜、绿豆、芹菜、鸭肉、梨、西瓜等。

虚弱体质：虚型体质的宝宝的特征为面色萎黄、少气懒言、神疲乏力、不爱活动、汗多、胃口差、大便稀溏。此类宝宝易患贫血和反复呼吸道感染，饮食调养的原则是气血双补，要多吃羊肉、鸡肉、牛肉、海参、虾蟹、黑木耳、核桃、桂圆等。不要给宝宝食用苦寒生冷食品，如苦瓜、绿豆等。

湿型体质：湿型体质宝宝的特征为爱吃肥甘厚腻的食物，形体多肥胖、动作迟缓、大便稀溏。饮食调养原则以健脾运湿、化痰为主，可以多给宝宝吃高粱、扁豆、海带、白萝卜、鲫鱼、橙等食物。不要给宝宝食用甜腻酸涩的食物，如石榴、蜂蜜、红枣、糯米、冰镇饮料等。

4 根据季节给宝宝添加辅食

一年四季，气候各有不同，有春暖、夏热、秋燥、冬寒之特点，宝宝的饮食也要根据季节的轮换而进行适当调整。

春季，气候由寒转暖，万物复生，是传染病和咽喉疾病易发季节，在饮食上应清温平淡，主食可选用粳米、小米、赤小豆等，牛肉、羊肉、鸡肉等副食品不宜过多。春季蔬菜品种增多，除应多选择绿叶蔬菜如小白菜、油菜、菠菜等外，还应给宝宝吃些白萝卜汁、凉拌白萝卜丝等。这样不仅能清热，而且可以利咽喉，预防传染病。

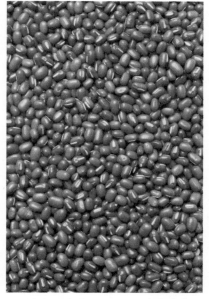

赤小豆味甘，性平，可在春季煮汤给宝宝食用。

夏季，气候炎热，体内水分蒸发较多，加之易食生冷食物，胃肠功能较差，此时不仅要注意饮食卫生，而且要少食油腻食物，可适当多吃些瘦肉、鱼类、豆制品、酸奶等高蛋白食物，还可多食新鲜蔬菜和瓜果。

秋季，气候干燥，也是瓜果旺季，宜食生津食品，可多给宝宝吃些梨，以防秋燥。还要注意饮食品种多样化，不要过多食用生冷的食物。

冬季，气候寒冷，膳食要有足够的热能，可多食些牛肉、羊肉等厚味食物。避免食用西瓜等寒冷食物，同时要多吃些绿叶蔬菜和柑橘等。

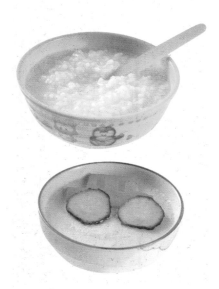

营养过剩会影响宝宝的大脑发育和身体健康。

5 防止宝宝营养过剩

随着生活水平的提高，宝宝营养过剩的现象也越来越普遍了。这不仅影响宝宝的大脑发育，还会威胁宝宝的身体健康。

营养过剩的宝宝，最明显的表现为体形肥胖，这是因为宝宝能量摄取超过消耗和生长发育的需要，体内剩余的能量转化为脂肪堆积在体内所造成的。而之所以会这样，喂养不合理是主要原因。例如，用过多、过浓的配方奶粉代替母乳喂养；辅食添加不合理，养成宝宝不喜欢吃蔬菜，而喜爱高脂、高糖食物的偏好；喂养过于随意，未遵循定时定量、循序喂养的原则；家长为省事，降低看护难度，让宝宝缺乏足够的运动机会等。

那么，体重究竟是多少才算肥胖呢？

宝宝的体重超过标准体重的10%为超重，超过20%为肥胖，超过40%为过度肥胖，爸爸妈妈可以用下面的公式测量宝宝的体重是否正常。

出生后1~6个月：

体重（千克）=出生体重+月龄×0.6

出生后7~12个月：

体重（千克）=出生体重+月龄×0.5

出生后13~36个月：

体重（千克）=年龄×2+8

预防营养过剩，防治单纯性肥胖的主要方法是控制宝宝饮食并增加宝宝的运动量。控制饮食可以使吸收和消耗均衡，减少体内脂肪堆积；增加运动可以促进皮下脂肪的消耗，使肥胖程度逐渐减轻，还能增强宝宝体质。需要注意的是，营养过剩的宝宝，因为体重增加，心肺的负担加重，体力较差，所以即使增加运动量，父母也要切忌急于求成，应该循序渐进地控制宝宝的饮食，加强锻炼。

单纯性的肥胖主要是因为营养过剩，那么，瘦宝宝就肯定不用担心营养过剩了吗？答案是否定的。

瘦宝宝的体形较为瘦弱，有些父母会为他们额外补充营养，以免因为营养不良、能量不足而影响生理发育。然后，在补充营养时，一不注意，就会造成宝宝维生素、矿物质过剩，相比肥胖而言，这类型的"营养过剩"对宝宝的危害更大。例如，补钙过度易患低血压，并增加宝宝日后患心脏病的危险；补锌过度可造成中毒，同时，锌还会抑制铁的吸收和利用，造成宝宝缺铁性贫血；补充鱼肝油过度易导致维生素A、维生素D中毒，宝宝会出现厌食、表情淡漠、皮肤干燥等多种症状。

对于体形瘦弱的宝宝，如何预防营养过剩呢？

一方面，爸爸妈妈必须要知道，体形瘦弱不一定是营养不良，爸爸妈妈如果想要改善宝宝的体形，需要做的是调整宝宝的饮食，培养宝宝良好的饮食习惯。另一方面，除非有明显的缺乏，经医生确诊，才可为宝宝专门配备补充的

营养素，若贸然为宝宝补充营养，非但不必要，还有可能对宝宝的健康造成威胁。

有的爸爸妈妈发现自己的宝宝比其他的同龄宝宝瘦小，心里焦急，就不断给宝宝增加营养因而引起肥胖。实际上每个孩子的个体差异很大，有各自的生长轨迹，只要孩子在正常范围内生长，生长速度正常，即是正常的孩子。

为预防宝宝的营养过剩所引起的肥胖，爸爸妈妈要定期给宝宝做检查，测量体重、身高，当发现体重增加过快时，爸爸妈妈应及时注意，并要适当控制宝宝的饮食。此外，要从小培养宝宝热爱运动的天性，让孩子多爬行，保持活泼好动的天性，这样也能促进宝宝对食物的消化吸收。

6 本阶段的喂养要点

10～12个月的宝宝，每天的营养绝大多数来源于辅食，而此时的宝宝，已经有了5～6颗乳牙，咀嚼能力进一步提升。在宝宝学会咀嚼食物、学会用牙龈磨碎食物的前提下，宝宝的辅食可由原来每天2次增加到3次，可分别在10时、14时和18时进行。此时，要注意控制宝宝的进餐时间和进餐习惯，以培养宝宝良好的饮食习惯，如进餐时间以20～30分钟为限，让宝宝坐在儿童餐椅上，和大人一同吃饭等。

在此期间，父母要注意宝宝的营养平衡，在制作辅食时，要考虑到均衡膳

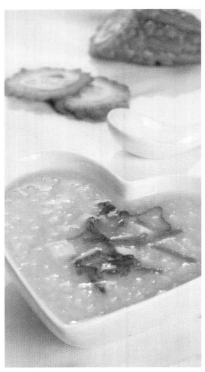

宝宝的稀饭中可以添加一些切成丝或薄片的蔬菜。

宝宝的食量是成人食量的1/3~1/2，每餐的辅食量可增加到半小碗左右，将母乳和配方奶类喂养作为补充即可。

父母在为这一阶段的宝宝制作辅食时，可以不必像之前一样，做得那么细、软、烂，但也不能过硬。有些蔬菜只要切成丝或薄片即可，主食也可用一些稀饭、软面条，甚至可以在稀饭中加入肉末、鱼末、土豆、胡萝卜等。因为经过不断的咀嚼训练，此时的宝宝已经会用牙龈咀嚼并磨碎食物了，且经过一段时间的咀嚼食物，宝宝可能已经不喜欢太软的流食或半流食了。

9个月后是宝宝建立进餐规律的阶段，他们开始在餐桌上占有一席之地了。他们正式进入离乳期，规律的进食将会慢慢替代乳品的营养地位。经过几个月的辅食添加训练，宝宝耐受的食物范围扩大了，常见的食物已不在话下。虽然宝贝在餐桌上仍是个"小麻烦"，但这是让他们领会正常进食规律的一个重要过程。

食，保证蛋白质和热量的供应，蔬菜和水果以及荤素的合理搭配，并密切关注宝宝有无偏食的倾向。由于此时宝宝的个体差异性已经越来越明显，在食物制作和进食量上需要根据宝宝的实际情况进行调整，父母切忌与其他宝宝进行比较，进而调整宝宝的饮食。

这一阶段的宝宝由于辅食次数和食量的增加，对母乳和配方奶类的需求量可以相应减少了。一般情况下，此阶段

如果辅食添加正常，9~12个月大的宝宝每天应保持饮奶300~500毫升，以满足生长发育的需要。很多父母担心宝宝的心脏、肾脏功能发育不完善，不敢让宝宝品尝咸、酸、甜、油的食物，实际上，适当的味觉刺激能够调动宝贝的食欲，甚至可让他们更快乐、更聪明。父母不妨以自己的口感作为标准，并在此基础上感到味道稍稍淡些，宝宝就可以耐受了。

宝宝 宜 吃的食物

这个阶段宝宝可以食用的食材更多了，爸爸妈妈可以采用的制作方式也更丰富了。来了解一下如何为宝宝制作健康又营养的辅食吧！

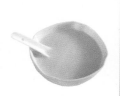

豆浆
Dou Jiang

别名：豆腐浆。
性味归经：性平，味甘。归心、脾、肾经。

适用量：每天食用200毫升左右为宜　　**热量：**48千焦/100克

主要营养素
蛋白质、矿物质、维生素

豆浆含有丰富的植物蛋白、维生素B$_1$、维生素B$_2$、烟酸。豆浆还含有铁、钙、硒等矿物元素，其所含的钙，比其他任何乳类都高，对宝宝十分有益。

食疗功效
豆浆可维持人体正常的营养平衡，全面调节人体内分泌系统，降低血压、血脂，减轻心血管负担，增强心脏活力，促进血液循环，保护心血管，并有抗癌、增强免疫力等功效。常饮鲜豆浆能补充宝宝身体所需的钙质，维持宝宝骨骼和牙齿的正常发育，对有便秘症状的宝宝还有很好的食疗功效。

选购保存
好豆浆应有股浓浓的豆香味，浓度高，略凉时表面有一层油皮，口感滑爽。豆浆不能放在保温瓶里存放，否则会滋生细菌，使豆浆里的蛋白质变质，影响人体健康。

♥ 温馨提示
宝宝喝豆浆是防止缺铁性贫血等多种病症的有效措施之一。个别宝宝对黄豆豆浆有过敏反应，在喂食宝宝的时候，一定要多加注意。有胃病等疾病的宝宝，最好不要喝豆浆。

搭配宜忌		
宜	豆浆+花生	可润肤补虚、降糖降脂
	豆浆+核桃	可增强免疫力
	豆浆+莲子	滋阴清热、益气安神、降糖降压
忌	豆浆+红糖	会破坏营养成分

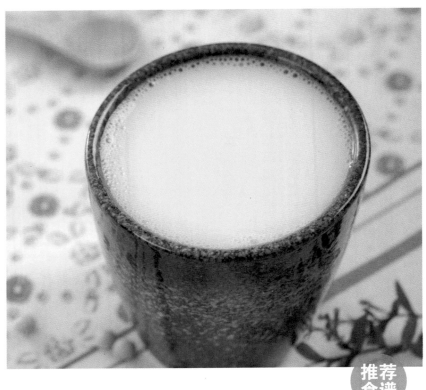

推荐
食谱

黄豆豆浆

原料：黄豆75克

调料：白糖适量

做法：

❶ 黄豆加水浸泡6～16小时，清洗干净备用。

❷ 将泡好的黄豆装入豆浆机中，加适量清水搅打成豆浆，煮熟。

❸ 将煮好的豆浆过滤，加入白糖调匀即可。

专家点评：黄豆富含的优质蛋白质是植物中唯一类似于动物蛋白质的完全蛋白质，并且大豆蛋白不含胆固醇，可降低人体血清中的胆固醇，而且大豆蛋白中人体必需的氨基酸配比均衡，非常适合人体的需要。豆浆中还含有宝宝大脑发育所需的卵磷脂，适量地饮用，对宝宝的大脑发育也很有益处。

烹饪常识：豆浆煮沸后要再煮几分钟，当豆浆加热到80℃左右时会形成假沸，产生泡沫，只有加热到90℃以上才能破坏皂苷。

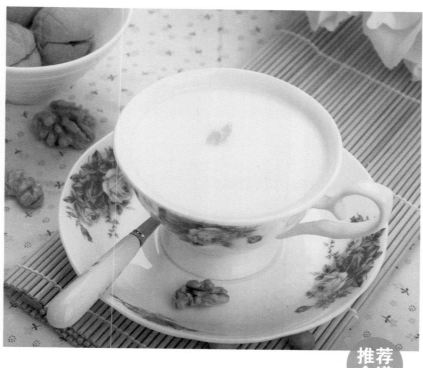

推荐
食谱

核桃豆浆

原料：黄豆100克，核桃仁30克

调料：白糖适量

做法：

❶ 将黄豆泡软，清洗干净；核桃仁清洗干净。

❷ 将黄豆、核桃仁放入豆浆机中，添水搅打成豆浆，烧沸后滤出豆浆，加入白糖搅拌均匀即可。

专家点评：黄豆中富含蛋白质、钙、锌、铁、膳食纤维、卵磷脂、维生素B$_1$和维生素E等营养素，是所有豆类中营养价值最高的，其所富含的钙能促进宝宝骨骼和牙齿的发育，卵磷脂能促进宝宝脑部的发育。核桃仁中含有较多的蛋白质及人体营养必需的不饱和脂肪酸，这些成分皆为大脑组织细胞代谢的重要物质，能滋养脑细胞，增强脑功能，对脑神经有良好的保健作用。用黄豆和核桃仁搅打的豆浆，可为宝宝提供大脑及身体发育所需的营养。

烹饪常识：黄豆及核桃仁可提早浸泡好，这样便于搅打。核桃吃多了容易上火，每天吃两三个即可。

159

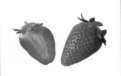

草莓
Cao Mei

别名：洋莓、红莓。
性味归经：性凉，味甘、酸。归脾、胃、肺经。

适用量：每天1~2个　　**热量：**122千焦/100克

主要营养素

维生素C、膳食纤维

维生素C能消除细胞间的松弛与紧张状态，使脑细胞结构坚固，皮肤细腻有弹性，对宝宝的大脑和智力发育有重要作用。膳食纤维可促进宝宝的胃肠蠕动、帮助消化、改善便秘。

食疗功效

草莓具有生津润肺、养血润燥、健脾的功效，可以用于烦躁干渴、积食腹胀等，很适合夏季给宝宝食用，对食欲不振、消化不良的宝宝，也有一定的食疗功效。

选购保存

应选购硕大坚挺、果形饱满、无畸形、外表鲜红发亮及果实无碰伤、冻伤或病虫害的果实。太大的草莓忌买，过于水灵的草莓以及长得奇形怪状的畸形草莓都不宜购买。草莓保存前不要清洗，带蒂轻轻包好勿压，放入冰箱中即可。

♥ 温馨提示

草莓虽然是很好的开胃水果，但是性凉，所以在早春，不要一次吃太多，尤其是脾胃虚寒、容易腹泻、胃酸过多的人。另外，要注意不买畸形草莓，长期食用这样的果实，会损害人体健康。

搭配宜忌

宜	草莓+冰糖	解渴除烦
	草莓+山楂	补虚养血
忌	草莓+黄瓜	破坏维生素C

营养成分表

营养素	含量（每100克）
蛋白质	1克
脂肪	0.2克
碳水化合物	6克
膳食纤维	1.1克
维生素A	5微克
维生素C	47毫克
维生素E	0.71毫克
烟酸	0.3毫克
钙	18毫克
铁	1.8毫克
锌	0.14毫克
磷	27毫克

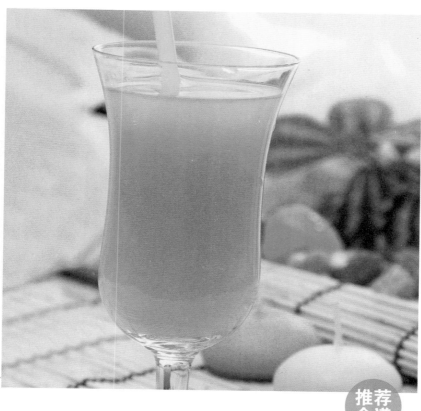

推荐食谱

草莓蛋乳汁

原料：草莓80克，配方奶150毫升，新鲜蛋黄1个

做法：

❶ 将草莓洗净去蒂，放入榨汁机中。

❷ 加入配方奶、蛋黄，搅匀即可。

专家点评：草莓中富含铁、果糖、葡萄糖、柠檬酸、苹果酸等，对于春季容易出现的肺热咳嗽、咽喉疼痛等症状，都可以起到辅助治疗的作用。同时因为含铁，能够预防宝宝出现缺铁性贫血。配方奶中虽含铁量很少，却含有大量的钙，可以促进宝宝的骨骼生长，能够满足宝宝成长发育的需要。宝宝食用这道饮品后，补铁又补钙，是宝宝健康成长的佳品。

烹饪常识：草莓表面粗糙，不易洗净，可用淡盐水浸泡10分钟，既可杀菌又较易清洗。

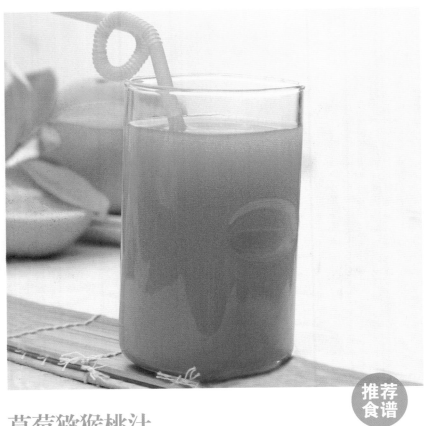

推荐食谱

草莓猕猴桃汁

原料： 草莓80克，猕猴桃1个，白萝卜半个，温开水200毫升

做法：

❶ 将猕猴桃、白萝卜洗净，去皮，与洗净的草莓一起以适当大小切块。

❷ 将所有的材料放入榨汁机，加入适量的水，搅打成汁，滤出果肉即可。

专家点评： 草莓中所含的胡萝卜素是合成维生素A的重要物质，具有明目养肝的作用。它还含有果胶和丰富的膳食纤维，可以帮助宝宝消化，通畅大便。另外，草莓对胃肠道和贫血有一定的滋补调理作用。白萝卜热量少，膳食纤维多，尤其适宜便秘或营养过剩的宝宝食用。猕猴桃含有丰富的维生素C，可增强宝宝的免疫能力。三者一起打汁，很适合宝宝在夏天饮用。

烹饪常识： 洗草莓时，千万不要把草莓蒂摘掉，去蒂后残留的农药会随水进入果实内部，造成更严重的污染。

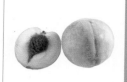

桃子
Tao Zi

别名： 寿果、寿桃、仙桃、圣桃。

性味归经： 性温，味甘、酸。归肝、大肠经。

适用量： 每天约 1/3 个　　**热量：** 142千焦/100克

主要营养素

铁、果胶、糖

桃子中含有丰富的果胶，这类物质到大肠中能吸收大量的水分，增加肠容积，达到预防便秘的效果，因此，有便秘的宝宝可以多食一些。桃子的含铁量在水果中是较高的，宝宝适量食用，能够较好地预防缺铁性贫血。

食疗功效

桃肉中含有丰富的维生素C和维生素E，能增强宝宝体质，提高宝宝的免疫能力，还能令宝宝的皮肤滋润光滑有弹性；桃肉中还含有丰富的矿物质元素，能起到强健身体的作用。适量食用桃子，有助于维持骨骼的正常发育。

选购保存

选购时，以果实个大，形状端正，色泽鲜亮，果皮呈黄白色，顶端和向阳面微红者为佳。桃子存放时应该要注意环境，通风干燥即可，不宜放到冰箱保存，否则桃的味道易变。

❤ 温馨提示

未成熟的桃子不能吃，否则会发生腹胀或生疖痈。即使是成熟的桃子，也不能吃得太多，太多会令人生热上火。此外，桃子在食用前一定要将桃毛洗净或去皮食用，以免刺入皮肤，引起皮疹，或吸入呼吸道，引起咳嗽、咽喉刺痒等症状。

搭配宜忌

宜	桃子+牛奶	滋润皮肤
	桃子+莴笋	营养丰富
忌	桃子+白萝卜	破坏维生素C
	桃子+蟹	影响蛋白质的吸收

营养成分表

营养素	含量（每100克）
蛋白质	0.9克
脂肪	0.1克
碳水化合物	10.9克
膳食纤维	1.3克
维生素A	3微克
维生素C	7毫克
维生素E	1.54毫克
烟酸	0.7毫克
钙	6毫克
铁	0.8毫克
锌	0.34毫克
磷	20毫克

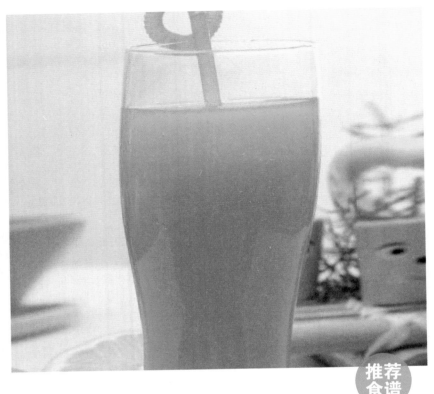

推荐
食谱

桃汁

原料：桃子1个，胡萝卜30克，柠檬1/4个，清水100毫升

做法：

❶ 胡萝卜洗净去皮；桃子洗净去皮去核；柠檬洗净。

❷ 将以上材料切适当大小的块，与清水一起放入榨汁机内搅打成汁，滤除果肉即可。

专家点评：桃的含铁量较高，是补铁的理想辅助食物，能够预防宝宝的缺铁性贫血。桃含钾多，含钠少，对水肿病症有一定的治疗效果。牛奶中富含钙，能够促进宝宝的骨骼成长；胡萝卜中含有丰富的胡萝卜素，对宝宝的眼睛发育也很有帮助。此外，这道饮品中也含有大量的维生素C及碳水化合物，能够增强宝宝的免疫力，是帮助宝宝成长的一道健康饮品。

烹饪常识：对桃子过敏者，可以泡一些绿茶，加点盐，用热茶水清洗过敏部位，用干毛巾擦干，再涂上六一散。

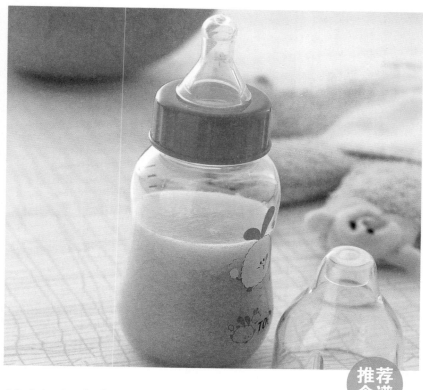

推荐
食谱

柳橙水蜜桃汁

原料： 柳橙50克，水蜜桃20克

做法：

① 柳橙洗净，榨汁备用。

② 水蜜桃洗净去皮，磨成泥状。

③ 以1：2的比例，取柳橙汁和水蜜桃泥拌匀即可。

专家点评： 柳橙所含膳食纤维和果胶物质，可促进宝宝的肠道蠕动，预防宝宝大便干燥。橙子还具有生津止渴、消食开胃等功效，橙子中维生素C、胡萝卜素的含量较高，对缓解皮肤干燥很有效，非常适合宝宝在干燥的秋冬季节食用。而水蜜桃中的糖分，也可以使皮肤保持红润，对宝宝的皮肤也有一定的帮助。宝宝食用这道饮品，既滋润皮肤又润滑肠道，平时可以给宝宝适当地饮用一些。但一定要适量，否则，效果会适得其反。

烹饪常识： 将桃子放在温水中，加少许的盐，轻轻揉一揉，桃毛就会很快脱落。或者用碱水浸泡片刻，也能达到同样效果。

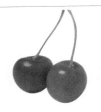

樱桃
Ying Tao

别名：莺桃、含桃、荆桃、樱珠、朱樱、朱果。

性味归经：性温，味甘、微酸。归脾、胃经。

适用量：每天1～5颗　热量：184千焦/100克

主要营养素

铁、维生素C

樱桃含铁量高，其含量位于各种水果之首，常食樱桃可补充身体对铁元素的需求，促进血红蛋白再生，可防治宝宝缺铁性贫血。樱桃中维生素C也较多，能促进宝宝骨骼和牙齿成长。

食疗功效

樱桃营养特别丰富，富含糖、蛋白质、维生素及钙、铁、磷、锌等多种元素。樱桃具有益气、健脾和胃、健脑益智的功效，还能使皮肤红润嫩白。此外，樱桃对调气活血、平肝祛热也有较好疗效，并有促进血红蛋白的再生作用。长期食用，可补充宝宝身体所需的多用营养元素，提高宝宝的免疫功能。

选购保存

应选颜色鲜艳、果粒饱满、表面有光泽、有弹性的樱桃，表皮稍硬为宜。樱桃通常最多保存3～7天。存放时，用纸盒存放在冰箱里，以保持鲜嫩的口感。储存时应该带着果梗保存，否则极易腐烂。

♥ 温馨提示

樱桃是宝宝的理想水果，既可预防缺铁性贫血，又可增强体质。樱桃还具有消炎止痛的作用。发热、哮喘、咳嗽等患者不宜多食，以免对人体健康产生不利影响。

搭配宜忌

宜	樱桃+蜂蜜	补中益气
	樱桃+银耳	补虚强身
忌	樱桃+牛肝	破坏维生素C
	樱桃+黄瓜	破坏维生素C

营养成分表

营养素	含量（每100克）
蛋白质	1.1克
脂肪	0.2克
碳水化合物	9.9克
膳食纤维	0.3克
维生素A	35微克
维生素C	10毫克
维生素E	2.22毫克
烟酸	0.6毫克
钙	11毫克
铁	0.4毫克
锌	0.23毫克
磷	27毫克

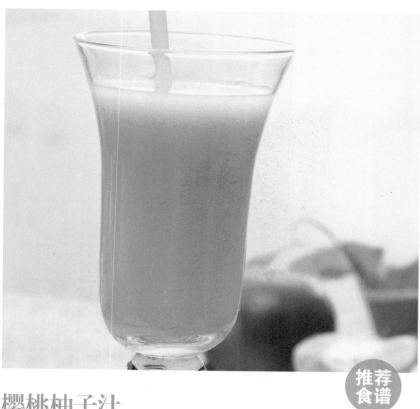

樱桃柚子汁

推荐食谱

原料： 柚子半个，樱桃100克，糖水、温开水各30毫升

做法：

❶ 将柚子、樱桃洗净，去核切块。

❷ 将所有材料放入榨汁机，搅打1分钟，倒入杯中即可。

专家点评： 樱桃含有丰富的铁元素。铁是合成人体血红蛋白、肌红蛋白的原料，还在人体血液中起着运输氧和营养物质的作用，可以提高人体免疫力，促进蛋白质合成以及能量代谢。如果身体缺乏铁元素，不仅会使人出现缺铁性贫血，导致脸色蜡黄，皮肤失去光泽，还会导致免疫功能下降，新陈代谢出现紊乱等症状。柚子有增强体质的功效，它能使身体更易吸收钙及铁质。宝宝适量地饮用本品，能够增强宝宝自身抗病毒的能力，使宝宝更加健康地成长。

烹饪常识： 樱桃去核时，可以用平时的筷子将粗的那面筷子头对准樱桃底部的正中央（不是有樱桃梗的那一面），然后微微使劲将筷子捅过去。

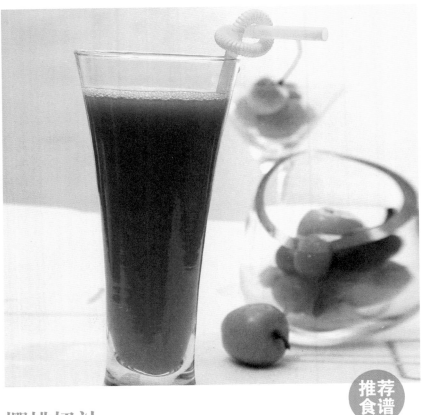

推荐食谱

樱桃奶汁

原料：樱桃10颗，配方奶200毫升

做法：

❶ 将樱桃洗净去核，放入榨汁机中，倒入配方奶。

❷ 搅匀即可饮用。

专家点评：配方奶中含有大量的钙，能够满足宝宝成长发育的需要。如果宝宝缺钙会影响牙齿的发育，以及骨骼的生长，严重者还可能导致肌肉痉挛、失眠等症状，而充足的钙质能够帮助宝宝正常发育，也可稳定情绪，减少焦躁不安，以保证良好的睡眠。樱桃中富含铁，能够强化宝宝的免疫功能，促进血液的带氧功能。所以，这道饮品能够很好地补充宝宝的钙质和铁质。

烹饪常识：樱桃买回后，可以把樱桃浸泡在淘米水（最好用第一次的淘米水）或淡盐水（一盆水中加半小匙盐）中约3分钟，这样能起到分解农药的作用。

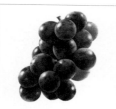

葡萄
Pu Tao

别名：蒲桃、草龙珠。

性味归经：性平，味甘、酸。归肺、脾、肾经。

适用量：每天10～20克   热量：172千焦/100克

主要营养素

葡萄糖

葡萄中的糖主要是葡萄糖，能很快地被人体吸收，可以有效地缓解人体出现低血糖的症状。

食疗功效

葡萄具有补气血、生津液、舒筋活血、健脾开胃、利尿消肿等作用。葡萄中含有较多的酒石酸，有助消化的功效，因此，食欲不振、消化不良的宝宝可以多食用一些。葡萄是贫血患者的营养食品，有防治宝宝缺铁性贫血的功效。葡萄中含有一种抗癌物质——白藜芦醇，可以防止健康细胞癌变，阻止癌细胞扩散。

选购保存

挑选葡萄时，注意新鲜的葡萄表面有一层白色的霜，并且果梗与果粒之间比较结实，两串葡萄越是重的那一串就越好吃。葡萄放入冰箱中可保存1周，建议现买现食。

♥ 温馨提示

在食用葡萄后应间隔4小时再食用水产品，以免葡萄中的鞣酸与水产品中的钙质形成难以吸收的物质，影响身体健康。另外，由于葡萄性凉，体质虚寒的宝宝不宜多食葡萄，以免引起腹泻。

营养成分表

营养素	含量（每100克）
蛋白质	0.5克
脂肪	0.2克
碳水化合物	9.9克
膳食纤维	0.4克
维生素A	8微克
维生素C	25毫克
维生素E	0.7毫克
烟酸	0.2毫克
钙	5毫克
铁	0.4毫克
锌	0.18毫克
磷	13毫克

搭配宜忌

宜	葡萄+枸杞	补血
	葡萄+蜂蜜	治感冒
忌	葡萄+白萝卜	导致甲状腺肿
	葡萄+开水	引起腹胀

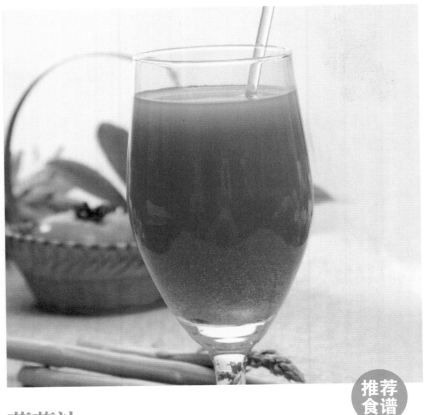

推荐
食谱

葡萄汁

原料： 葡萄100克

调料： 白糖适量

做法：

❶ 将葡萄洗净去梗，用干净纱布包紧后挤汁。

❷ 可加少许白糖调味。

专家点评： 葡萄汁含有丰富的维生素C，可以有效促进铁的吸收；葡萄汁还含有大量的天然糖、维生素、微量元素和有机酸，能促进宝宝机体的新陈代谢，对血管和神经系统发育有益，可以预防宝宝感冒。葡萄汁中还富含大量的葡萄糖，可以防治宝宝出现低血糖的症状。在给宝宝喂食葡萄汁时，尽量地多喂食白葡萄汁，这样可以预防宝宝摄入过多的多酚类物质而抑制铁的吸收。

烹饪常识： 在一盆水里放入面粉或者淀粉，搅匀，用混合过的水去洗葡萄，葡萄上的污渍便会自然脱落。

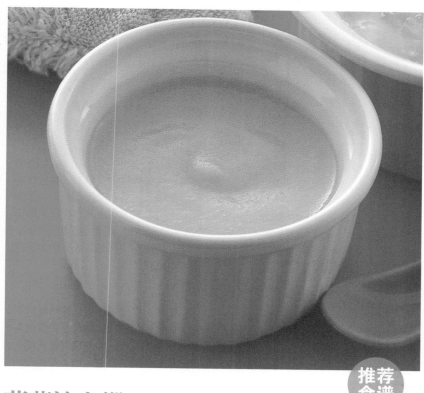

葡萄汁米糊

推荐食谱

原料： 葡萄100克，米糊60克

做法：

❶ 将葡萄洗净放在碗内，加入没过葡萄的热开水，浸泡2分钟后沥干水分。

❷ 将葡萄去皮去籽。

❸ 用研磨器磨成泥，过滤出葡萄汁，再和米糊拌匀即可。

专家点评： 米糊容易被宝宝消化吸收，可迅速为身体提供能量；米糊香气释放充分，还可增进宝宝的感官享受，促进食欲。葡萄中的糖主要是葡萄糖，能很快被宝宝吸收。葡萄中含有多种无机盐、维生素以及多种有益的物质。葡萄含钾量也相当丰富，具有开胃健脾、助消化、提神等功效，还具有强健身体、帮助宝宝通利小便的作用。宝宝适当地食用本品对其健康十分有益。

烹饪常识： 把1个已消毒的回形针拉开，利用形成的小钩，钩住葡萄的蒂底，只要转动回形针，葡萄籽便会被拉出来。

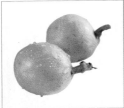

枇杷
Pi Pa

别名： 芦橘、芦枝、金丸、炎果、焦子。

性味归经： 性平，味甘、酸。归脾、肺、肝经。

适用量： 每天1个　**热量：** 160千焦/100克

主要营养素

苹果酸、柠檬酸、B族维生素、胡萝卜素

枇杷中含有苹果酸、柠檬酸等物质，能促进消化；枇杷中还含有丰富的B族维生素、胡萝卜素，具有保护宝宝视力、保持皮肤健康润泽、促进宝宝的身体发育等功用。

食疗功效

枇杷可止咳、润肺、利尿、健胃、清热，对肝脏疾病也有疗效，是重要的营养果品和保健果品。枇杷中所含的有机酸，能刺激消化腺分泌，对增进食欲、帮助消化吸收、止渴解暑有很好的作用。枇杷富含人体所需的各种营养元素，是营养丰富的保健水果，可保护宝宝视力，促进宝宝生长发育，父母可以给宝宝喂养，但应从少量开始。

选购保存

在选购枇杷时，以个头大而匀称、呈倒卵形，果皮橙黄，并且茸毛完整、多汁、皮薄肉厚、无青果者为佳。枇杷不宜放入冰箱，存在干燥通风的地方即可。如果把它浸于冷水、糖水或盐水中，可防变色。切勿食用尚未成熟的枇杷。

♥ 温馨提示

枇杷可以止渴开胃，这对食欲不振、消化不良的宝宝来说很有帮助。另外，枇杷还可以帮助宝宝补充维生素，提高机体免疫力，预防流行性感冒。枇杷的果核中含有苦杏仁苷，有毒，所以千万不要误食。

搭配宜忌

宜	枇杷+银耳	可生津止渴
	枇杷+蜂蜜	可治伤风感冒
忌	枇杷+白萝卜	会破坏维生素C
	枇杷+海味	会影响蛋白质的吸收

营养成分表

营养素	含量（每100克）
蛋白质	0.8克
脂肪	0.2克
碳水化合物	9.3克
膳食纤维	0.8克
维生素A	未测定
维生素B$_1$	0.01毫克
维生素B$_2$	0.03毫克
维生素C	8毫克
维生素E	0.24毫克
钙	17毫克
铁	1.1毫克
锌	0.21毫克
硒	0.72微克

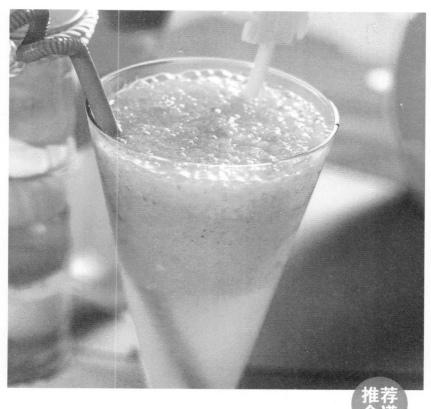

推荐食谱

枇杷汁

原料：枇杷3个

调料：糖水适量

做法：

❶ 将枇杷洗净切开去皮，去核。

❷ 再将切好的枇杷与糖水一起放入搅拌机中一起搅拌均匀即可。

专家点评：枇杷含有维生素B_1、维生素B_2、维生素B_6、维生素C，以及钙、磷、钠、铁等矿物质，其中的钙、磷及胡萝卜素显著高于其他常见水果，并含有人体所必需的多种氨基酸，能满足宝宝身体所需的多种营养元素。枇杷能刺激消化腺分泌，对增进食欲、帮助消化吸收、止渴解暑有很好的作用，这对于食欲不振、消化不良的宝宝来说是很有帮助的。特别是在夏季，宝宝还可以用来止渴解暑。

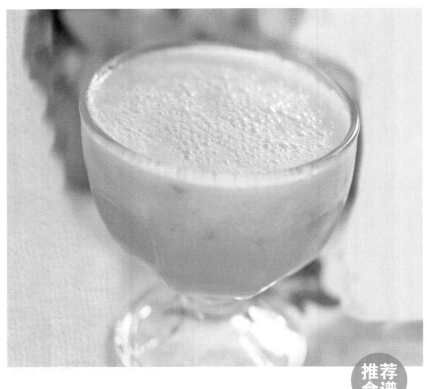

枇杷菠萝香瓜汁

原料： 枇杷150克，香瓜50克，菠萝100克，凉开水150毫升

做法：

❶ 香瓜清洗干净，去皮，切成小块；菠萝去皮洗净，切成块。

❷ 将枇杷清洗干净，去皮；将水和准备好的材料放入榨汁机榨成汁即可。

专家点评： 枇杷除富含维生素C和B族维生素外，还含有碳水化合物、蛋白质、脂肪、膳食纤维、果酸、苹果酸、柠檬酸等，其中所含的胡萝卜素为鲜果中最高，其中的 β-胡萝卜素在体内可以转化为维生素A，是维生素A的安全来源。而枇杷中所含的有机酸，能刺激消化腺分泌，对增进食欲、帮助消化吸收、止渴解暑有相当大的作用。

烹饪常识： 由于菠萝中含有刺激作用的苷类物质和菠萝蛋白酶，应先将菠萝放在稀释的盐水或糖水中浸出苷类后再榨汁食用。

推荐食谱

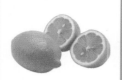

柠檬
Ning Meng

别名： 益母果、柠果、黎檬。

性味归经： 性微温，味甘酸。归肺、胃经。

适用量： 每天1/2个　**热量：** 4千焦/100克

主要营养素

维生素C、柠檬酸盐

柠檬中富含维生素C，能维持宝宝身体的各种组织和细胞间质的生成，并保持它们正常的生理功能。柠檬汁中含有大量柠檬酸盐，可以防止宝宝出现肾结石。

食疗功效

柠檬具有生津祛暑、化痰止咳、健脾养胃的功效，富含维生素C和维生素P，能增强宝宝的免疫功能和血管的弹性、韧性，增强宝宝的体质。柠檬中还含有维生素B_1、维生素B_2、维生素C等多种营养成分，能补充宝宝生理所需的多种营养物质。此外，柠檬是高度碱性食品，具有很强的抗氧化作用，对促进肌肤的新陈代谢、延缓衰老及抑制色素沉着等十分有效。

选购保存

一般选择皮绿点的柠檬为好，这样的柠檬一般不会用保鲜剂。一般剩下的完整柠檬用保鲜纸包好放进冰箱即可，这是最简单易行的方法。

♥ 温馨提示

柠檬因太酸而不适合鲜食，可以用来配菜、榨汁。牙痛者、糖尿病患者、胃及十二指肠溃疡或者是胃酸过多的患者不宜多食。将1.0~1.5千克柠檬鲜果裸置于冰箱或居室内，对清除冰箱或居室中的异味可起较好的作用。

搭配宜忌

宜	柠檬+鸡肉	促进食欲
宜	柠檬+马蹄	生津止渴
忌	柠檬+牛奶	影响蛋白质的吸收
忌	柠檬+山楂	影响肠胃消化功能

营养成分表

营养素	含量（每100克）
蛋白质	1.1克
脂肪	1.2克
碳水化合物	4.9克
膳食纤维	1.3克
维生素B_1	0.05毫克
维生素B_2	0.02毫克
维生素C	22毫克
维生素E	1.14毫克
烟酸	0.6毫克
钙	101毫克
铁	0.8毫克
锌	0.65毫克
磷	22毫克

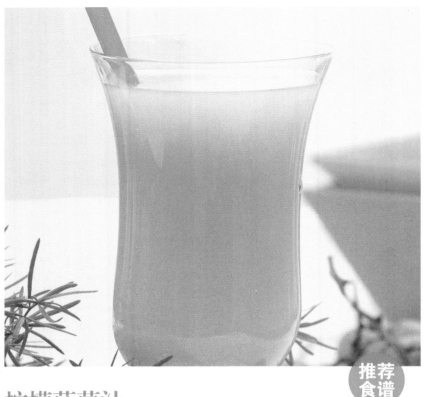

推荐
食谱

柠檬菠萝汁

原料：柠檬半个，菠萝、温开水适量

做法：

❶ 柠檬洗净、去皮、切片；菠萝去皮、洗净、切块。

❷ 将柠檬片、菠萝块和温开水放入榨汁机中榨汁即可。

专家点评：菠萝中含有丰富的B族维生素，能有效地滋养肌肤，防止宝宝的皮肤干裂，滋润头发，使其光亮，同时也可以消除身体的紧张感和增强机体的免疫力，还能促进新陈代谢，消除疲劳。其次，菠萝含有丰富的膳食纤维，能让胃肠道蠕动更顺畅。柠檬是含维生素丰富的水果，能够补充宝宝成长所需的维生素C，促进宝宝骨骼的发育。本品是宝宝夏天选择的佳品。

烹饪常识：菠萝切块后，最好用盐水浸泡，可去掉涩味。柠檬能很好地除去炸过鱼的油中的腥味。

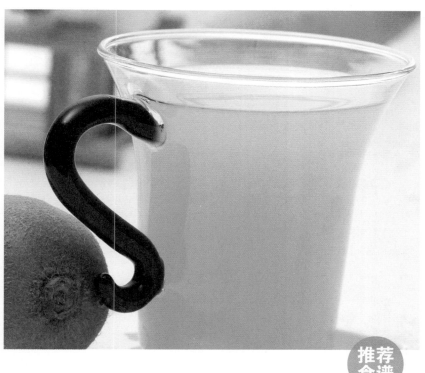

推荐食谱

双果柠檬汁

原料： 芒果、人参果各1个，柠檬半个，温开水100毫升

做法：

❶ 芒果与人参果洗净，去皮、去籽，切块，放入榨汁机中榨汁。

❷ 柠檬洗净，切成块，放入榨汁机中榨汁。

❸ 将柠檬汁、芒果人参果汁、温开水搅匀即可。

专家点评： 芒果是少数富含蛋白质的水果，它对宝宝的眼睛发育很有好处，能够滋润宝宝的皮肤。芒果中还含有大量的膳食纤维，可以促进排便，对于防治便秘具有一定的好处。人参果中含有硒、铁、钙、锌等元素，能够激活人体细胞，增强宝宝的免疫力，维持免疫细胞的正常功能，促进各种维生素及营养的吸收。柠檬能够使宝宝的皮肤保持水嫩，并且能清热止渴。本品是可供宝宝选择的健康饮品之一。

烹饪常识： 在制作蛋糕时，在蛋白中加入少许柠檬汁，不仅蛋白会显得特别洁白，而且还可使蛋糕易切开。

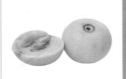

香瓜
Xiang Gua

别名：甘瓜、甜瓜。
性味归经：性凉，味甘、酸。归脾、胃、肺经。

适用量： 每天1/3个　　**热量：** 104千焦/100克

主要营养素

维生素C、钾

香瓜能补充人体所需的维生素C，保证宝宝的骨骼和牙齿的正常生长，还可预防宝宝缺铁性贫血。此外，香瓜中含有丰富的钾，而钾是维持人体体液平衡的重要物质。

食疗功效

香瓜的营养价值高，其香甜令人心旷神怡，含有维生素A、维生素C、维生素B_2及多种矿物质，可以促进血液循环、帮助消化、预防口干舌燥等，宝宝适量食用，皮肤会显得水嫩。香瓜含有苹果酸、葡萄糖、氨基酸、甜菜碱、维生素C等丰富的营养，对感染引起的高热、口渴等具有很好的疗效。

选购保存

如果是黄皮香瓜，挑蜡黄色最好吃；如果是白色的话，乳白色的最好吃。保存时，一般是用保鲜膜包好放在冰箱中，储存的时间一般不超过5天。如果拿出来的时候捏着有点软，那就尽量不要吃了。

♥ 温馨提示

凡脾胃虚寒、腹胀便溏者不要吃香瓜；有吐血、咯血病史的患者，胃溃疡及心脏病患者应慎食。正常健康的人也不宜大量常吃，因香瓜水分很多，吃太多在胃里会冲淡胃液，易引起消化不良或腹痛、腹泻。

搭配宜忌

宜	香瓜+糯米	消暑止渴、除烦利水
	香瓜+白糖	清热排脓
忌	香瓜+油饼	引起腹痛
	香瓜+螃蟹	损伤肠胃

营养成分表

营养素	含量（每100克）
蛋白质	0.4克
脂肪	0.1克
碳水化合物	5.8克
膳食纤维	0.4克
维生素A	5微克
维生素C	15毫克
维生素E	0.47毫克
烟酸	0.3毫克
钙	14毫克
铁	0.7毫克
锌	0.09毫克
磷	17毫克

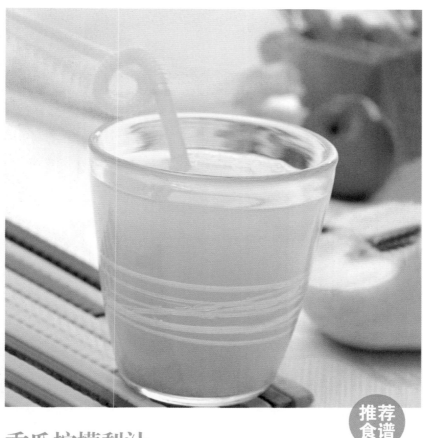

推荐食谱

香瓜柠檬梨汁

原料： 梨1个，香瓜200克，柠檬适量

做法：

❶ 梨洗净，去皮和核，切块；香瓜洗净，去皮切块；柠檬洗净，切片。

❷ 将梨、香瓜、柠檬依次放入榨汁机中，搅打成汁即可。

专家点评： 梨中有较多糖类物质和多种维生素，易被人体吸收，增进食欲，对肝脏具有保护作用。梨中的果胶含量很高，有助于宝宝消化、通利大便。梨中还含有丰富的B族维生素，能保护心脏。梨中含有的硼，能够提高宝宝的注意力和记忆力。香瓜中含有的维生素C被宝宝吸收后，能够为宝宝的健康成长提供帮助。二者一起榨成汁，是适合宝宝在夏天饮用的健康饮品。

烹饪常识： 梨和香瓜最好是切成小块，这样放入榨汁机中会更快地榨出汁。

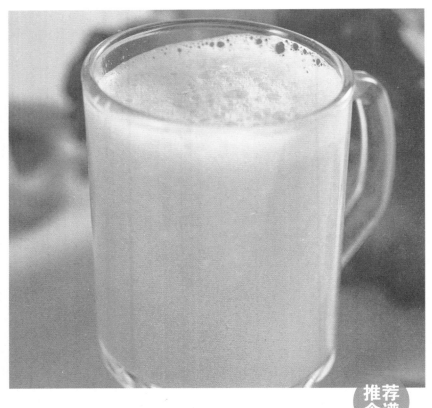

推荐
食谱

香瓜苹果汁

原料：香瓜60克，苹果1个

做法：

❶ 香瓜洗净，对切开，去籽，削皮，切成小块。

❷ 将苹果洗净去皮，去核，切成小块。

❸ 将准备好的材料倒入榨汁中榨成汁即可。

专家点评：苹果中含有多种维生素、矿物质、糖类、脂肪等，这些物质是大脑所必需的营养成分。苹果中的膳食纤维，对宝宝的生长发育有益。苹果中的锌能增强儿童的记忆力。而香瓜中含有维生素A、维生素C及钾，具有很好的利尿作用，并且对宝宝的皮肤很有益处。宝宝在夏天饮用这道饮品，既解暑止渴，又能够促进身体健康成长，是不错的健康饮品选择。

烹饪常识：这道果汁中可以加入适量的柠檬汁，味道会更加的爽口（可以根据个人的口味进行添加）。

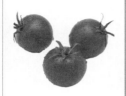

西红柿
Xi Hong Shi

别名： 番茄、洋柿子、番李子、毛蜡果。

性味归经： 性凉，味甘、酸。归肝、胃、肺经。

适用量： 每天1个　　**热量：** 75千焦/100克

主要营养素

苹果酸、柠檬酸、果酸

西红柿中所含苹果酸、柠檬酸等有机酸，能促进胃液分泌，促进脂肪及蛋白质的消化，还有助胃肠疾病的康复。其次，西红柿所含果酸及膳食纤维，可防治便秘。

食疗功效

西红柿有清热凉血、养阴生津的功效，对发热烦渴、口干舌燥、牙龈出血、胃热口苦、虚火上升有较好的治疗效果。西红柿含有丰富的维生素C，能强健宝宝身体，提高宝宝身体的免疫功能。西红柿所含有的维生素A，能帮助宝宝维持肌肤和眼睛的正常功能。西红柿含有丰富的铁，可预防宝宝缺铁性贫血。

选购保存

质地好的西红柿，其皮有些绿色，捏起来很软，外观圆滑，透亮而无斑点，籽粒是土黄色，肉质红色，沙瓤，多汁。保存时一般用保鲜膜放在冰箱里就可以了，也可以将其放入塑料食品袋内，扎紧口，置于阴凉处，每天打开1次，换气5分钟左右。

♥ 温馨提示

西红柿含有大量可溶性收敛剂等成分，与胃酸发生反应，凝结成不溶解的块状物，这些硬块可能会将胃的出口幽门堵塞，引起胃肠胀满、疼痛等不适症状。所以，不要空腹食用西红柿。

搭配宜忌

宜	西红柿+鸡蛋	抗衰防老
	西红柿+山楂	降低血压
忌	西红柿+南瓜	降低营养引起呕吐
	西红柿+红薯	腹泻、腹痛

营养成分表

营养素	含量（每100克）
蛋白质	0.9克
脂肪	0.2克
碳水化合物	3.5克
膳食纤维	0.5克
维生素A	92微克
维生素C	19毫克
维生素E	0.57毫克
烟酸	0.6毫克
钙	10毫克
铁	0.4毫克
锌	0.13毫克
磷	23毫克

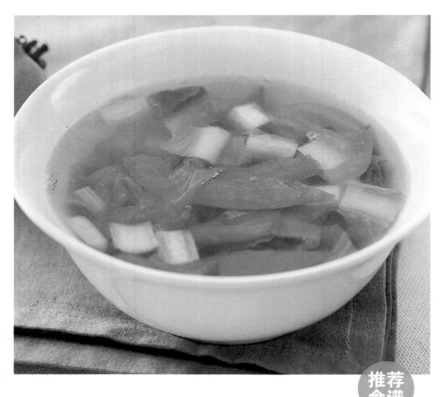

推荐食谱

小白菜西红柿汤

原料： 小白菜30克，西红柿20克

调料： 花生油3毫升，盐少许

做法：

❶ 小白菜洗净，切成适当大小；西红柿洗净，切成块。

❷ 锅中加水1000毫升，开中火，待水开后，将处理好的小白菜、西红柿放入，待再沸后，以盐调味即可。

专家点评： 小白菜为含维生素和矿物质最丰富的蔬菜之一，可为保证身体的生理需要提供物质条件，有助于增强宝宝的免疫力。小白菜中含有大量胡萝卜素，比豆类、西红柿、瓜类都多，并且还有丰富的维生素C，可以使皮肤亮洁滑嫩。西红柿中含有大量的维生素，宝宝食用后，能使宝宝的皮肤保持水嫩，并且还可以促进宝宝的骨骼发育，帮助宝宝消化，使宝宝的肠道保持健康。

烹饪常识： 做这道汤时可先把西红柿放在开水中焯一下，皮就能很容易被剥掉了。

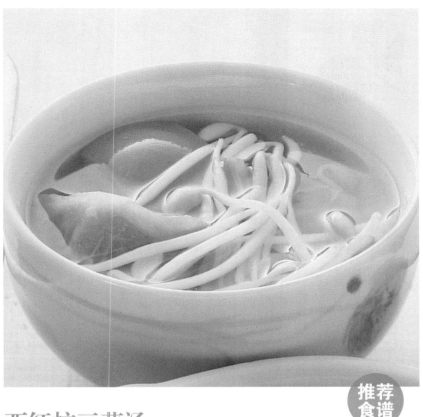

推荐食谱

西红柿豆芽汤

原料： 西红柿半个，黄豆芽20克

调料： 盐少许

做法：

❶ 将西红柿洗净，切块状。

❷ 将黄豆芽洗净。

❸ 待锅内水开后，先加入西红柿熬煮，再加入黄豆芽煮至熟，调入盐即可。

专家点评： 黄豆芽对宝宝的生长发育、预防贫血等大有好处。常吃黄豆芽有健脑、抗疲劳、抗癌作用。其次，黄豆芽可以有效地防治维生素B$_2$缺乏症，其所含的维生素E能保护皮肤和毛细血管。此外，黄豆芽能营养毛发，对宝宝的毛发发育很有好处。西红柿中含有大量的膳食纤维，能够促进宝宝的肠胃蠕动，帮助宝宝消化吸收营养。本品是一道适宜宝宝的健康营养汤。

烹饪常识： 没有熟透的豆芽往往带有涩味，可以加点醋，这样不仅可以除去涩味，还能保持豆芽的爽脆鲜嫩。

183

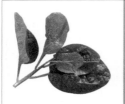

木耳菜
Mu Er Cai

别名： 藤菜、篱笆菜、胭脂菜、豆腐菜。

性味归经： 性寒，味甘、酸。归心、大肠、小肠经。

适用量： 每天10～30克　**热量：** 125千焦/100克

主要营养素

钙、铁

　　木耳菜中含有大量的钙质，能够补充宝宝在成长期所需的钙，促进宝宝的骨骼和牙齿的发育，还可稳定宝宝的情绪，减少焦躁不安的情绪。木耳菜中又含铁，能够预防宝宝缺铁性贫血。

食疗功效

　　木耳菜的嫩叶烹调后清香鲜美，口感嫩滑，其营养素含量极其丰富，尤其钙、铁等元素含量最高，是发育阶段的宝宝最适合的食材之一。木耳菜钙含量很高，是菠菜的2～3倍，其草酸含量极低，是补钙的优选经济菜，宝宝适量食用，能预防缺钙。木耳菜还富含维生素A、B族维生素、维生素C和蛋白质，具有清热解毒、滑肠、凉血的功效，可用于辅助治疗宝宝便秘、皮肤炎等疾病。

选购保存

　　选购木耳菜时，应该尽量选择梗短小、叶子呈青绿色的。保存时，可将木耳菜放在塑料袋中，以减少水分蒸发。

♥ 温馨提示

　　木耳菜性寒，一般脾胃虚寒患者不宜吃木耳菜。如果发现木耳菜上有很多小黑点，最好不要食用，因为这样的木耳菜已经丧失了食用价值。

搭配宜忌

宜	木耳菜+黄瓜	减肥塑身
	木耳菜+香菇	营养更佳
忌	木耳菜+牛奶	影响钙质的吸收
	木耳菜+牛肉	对身体不利

营养成分表

营养素	含量（每100克）
蛋白质	1.6克
脂肪	0.3克
碳水化合物	2.8克
膳食纤维	1.5克
维生素A	337微克
维生素C	34毫克
维生素E	1.66毫克
烟酸	0.6毫克
钙	166毫克
铁	3.2毫克
锌	0.32毫克
磷	42毫克

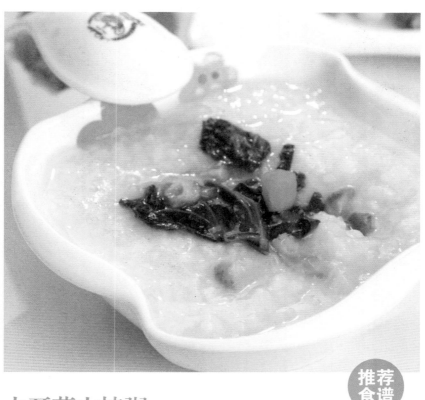

推荐
食谱

木耳菜山楂粥

原料： 木耳菜、山楂各20克，粳米100克

调料： 冰糖5克

做法：

❶ 粳米淘洗干净，用清水浸泡；木耳菜洗净；山楂洗净。

❷ 锅置火上，放入粳米，加适量的清水煮至七成熟。

❸ 放入山楂煮至米粒开花，放入冰糖、木耳菜稍煮后调匀便可。

专家点评： 木耳菜中含有丰富的钙和铁，比较容易被宝宝吸收，从而补充宝宝所需要的钙和铁，促进宝宝的骨骼健康发育。木耳菜中还富含维生素和蛋白质，宝宝在夏天食用，可以起到清热祛火的效果。山楂能开胃消食，对消食积滞作用更好。山楂中还有平喘化痰、抑制细菌、治疗腹痛与腹泻的成分，宝宝食用后，还在一定程度上具有防治腹泻和抑制细菌的效果。

烹饪常识： 木耳菜适宜素炒，还要用大火快炒，炒的时间长了易出黏液，并且不宜放酱油。

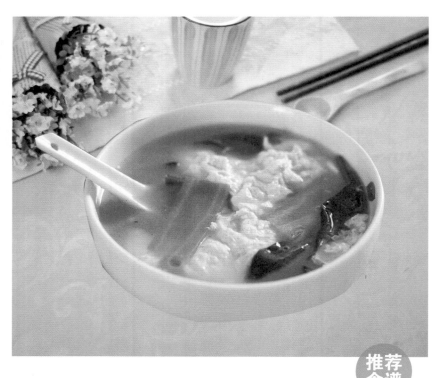

推荐食谱

木耳菜蛋汤

原料：鸡蛋2个，木耳菜50克，水发黑木耳10克，胡萝卜25克

调料：花生油、高汤适量，盐少许

做法：

❶ 将鸡蛋磕入碗内打散；胡萝卜洗净，切成小片；木耳菜洗净；水发黑木耳洗净后撕成小片。

❷ 炒锅内加入花生油，烧热后倒入蛋液，煎至两面呈金黄色时取出。

❸ 原锅里倒入高汤，放入胡萝卜、黑木耳、鸡蛋片，大火烧约10分钟，加入盐调味，再撒入木耳菜烧沸即可。

专家点评：蛋黄中的卵磷脂、甘油三酯、胆固醇和卵黄素，对神经系统和身体发育有很大的作用，对宝宝的记忆力很有好处，还可增强宝宝的代谢功能和免疫力。木耳菜中含有的矿物质和维生素也能够被人体吸收，对宝宝的健康很有帮助。

烹饪常识：木耳菜买回来可能会夹杂着一些小细沙，注意在食用之前，尽量洗2~3遍，而且以流动水清洗为好。

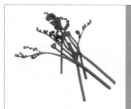

蕨菜
Jue Cai

别名：龙头菜、如意菜、拳菜。

性味归经：性寒，味甘。归肝、胃、大肠经。

适用量：每天10～20克　热量：120千焦/100克

主要营养素

纤维素、蛋白质

蕨菜中的膳食纤维可促进肠道蠕动，帮助宝宝消化吸收，具有下气通便、清肠排毒的作用。蕨菜中还含有蛋白质，能够提升宝宝的免疫能力，降低宝宝患感冒的风险。

食疗功效

蕨菜含有蛋白质、脂肪、碳水化合物、膳食纤维、多种矿物质和维生素B₂、维生素C、维生素E及胡萝卜素等成分，具有利尿消肿、强胃健脾、祛风除湿的功效。蕨菜中的蕨素对细菌有一定的抑制能力，能清热解毒、扩张血管、安定神经，对宝宝因感冒引起的烦躁不安有很好的食疗功效。蕨菜中的膳食纤维能促进肠蠕动，有滑肠降气的功效。

选购保存

应该选择菜形整齐，无枯黄、无腐烂、质地优、无异味的蕨菜。因为蕨菜很难保存，所以市面上一般卖的大多数都是干蕨菜，要尽量选择生产日期最近的。

♥ 温馨提示

蕨菜性寒，所以脾胃虚寒者应该尽量少吃或者不吃蕨菜，常人也一次性不要食用得太多。蕨菜中含有原蕨苷，对于原蕨苷的毒性和限制剂量，国际上目前尚没有明确，所以食用时要注意。

搭配宜忌

宜	蕨菜+猪肉	开胃消食
	蕨菜+豆腐干	和胃补肾
忌	蕨菜+花生	降低营养价值
	蕨菜+大豆	降低营养价值

营养成分表

营养素	含量（每100克）
蛋白质	2.5克
脂肪	0.3克
碳水化合物	2.2克
膳食纤维	2.2克
维生素A	53微克
维生素C	—
维生素E	—
烟酸	1.6毫克
钙	115毫克
铁	4.5毫克
锌	1.62毫克
磷	33毫克

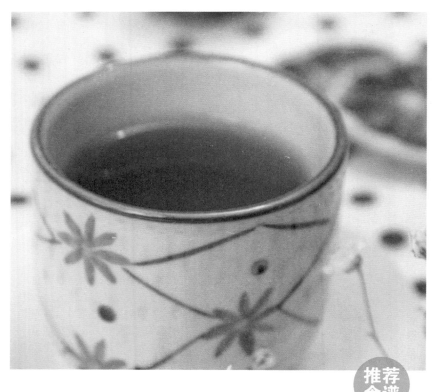

推荐
食谱

蕨菜柳橙汁

原料： 蕨菜50克，柳橙半个

调料： 冰糖适量

做法：

❶ 将蕨菜洗净，放入榨汁机中榨汁，滤出汁备用。

❷ 将柳橙切成片。

❸ 把榨好的蕨菜汁用热水冲泡，加入适量的冰糖，再放入柳橙片即可。

专家点评： 蕨菜是一种营养价值极高的蔬菜，它是野菜的一种，蕨菜里含有大量的维生素和矿物质，蕨菜素对细菌还有一定的抑制作用，能够清热解毒、消炎杀菌。其所含粗纤维能促进胃肠蠕动，具有下气通便的作用。柳橙中富含维生素C，能够促进宝宝的骨骼生长，帮助宝宝健康地发育。而冰糖能够起到清热消火的效果，从而防止宝宝的大便干燥。

烹饪常识： 蕨菜在春天采摘，很难保鲜，故要用盐腌成干制品。食用时要将其泡发，鲜品也要用沸水焯2分钟再烹调。

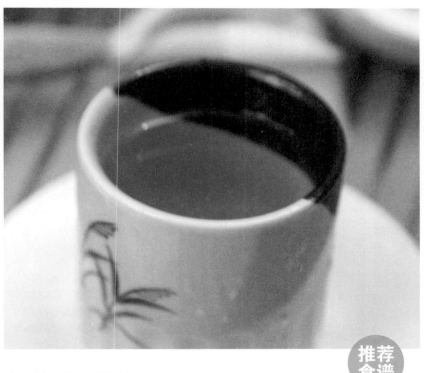

推荐
食谱

蕨菜番石榴汁

原料： 蕨菜50克，番石榴4片

做法：

❶ 将蕨菜洗净，放入榨汁机中榨汁，滤出汁备用。

❷ 将准备好的番石榴和水同煮，水开后用小火继续熬8分钟去渣，留汁备用。

❸ 将榨好的蕨菜汁和煮好的番石榴汁混合调匀即可。

专家点评： 蕨菜野生在林间、山野、松林内，是无任何污染的绿色野菜，不但富含人体需要的多种维生素，还有帮助宝宝清肠健胃的功效，能够帮助宝宝正常地生长发育。番石榴营养丰富，维生素C含量特高，还含有丰富的膳食纤维，可以帮助宝宝润肠通便，防止宝宝出现便秘。番石榴能加强宝宝的心脏健康，还可增加宝宝的食欲，促进儿童生长发育。适量地食用本品有益宝宝的身体健康。

烹饪常识： 如果购买的是新鲜的蕨菜，在食用前也应先在沸水中汆烫一下后过凉，以清除其表面的黏液质和土腥味。

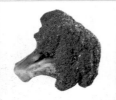

西蓝花
Xi Lan Hua

别名： 花椰菜、菜花、花菜、青花菜。

性味归经： 性平，味甘。归肾、脾、胃经。

适用量： 每天10～30克　　**热量：** 301千焦/100克

主要营养素

维生素C、胡萝卜素

西蓝花的维生素C含量极高，不但有利于宝宝的生长发育，还能提高免疫力，促进肝脏解毒，增强体质与抗病能力。西蓝花中还含有胡萝卜素，对宝宝的眼睛发育有好处。

食疗功效

西蓝花是一种营养价值非常高的蔬菜，几乎包含人体所需的各种营养元素。其中所含有蛋白质、糖类、脂肪、矿物质、维生素和胡萝卜素等，具有爽喉、润肺、止咳的功效，对有咳嗽症状的宝宝有一定的调理作用。西蓝花还含有丰富的抗坏血酸，能增强肝脏的解毒能力，提高机体的免疫力。同时，西蓝花属于高纤维蔬菜，宝宝适量食用，能防治便秘。

选购保存

选购西蓝花要注意花球要大，紧实，色泽好，花茎脆嫩。保存时，可以用纸张或透气膜包住西蓝花，再在纸上喷少量的水，直立放入冰箱冷藏，可保鲜1周左右。

♥ 温馨提示

西蓝花容易生虫，常有残留的农药，要格外重视清洗工作，吃之前可将西蓝花放在盐水里浸泡几分钟。西蓝花性凉，不可过量食用，体质偏寒的宝宝更要少食。

搭配宜忌

宜	西蓝花+胡萝卜	预防消化系统疾病
	西蓝花+枸杞	有利营养吸收
忌	西蓝花+牛奶	影响钙质的吸收

营养成分表

营养素	含量（每100克）
蛋白质	4.1克
脂肪	0.6克
碳水化合物	2.7克
膳食纤维	1.6克
维生素A	1202微克
维生素C	51毫克
维生素E	0.91毫克
烟酸	0.9毫克
钙	67毫克
铁	1毫克
锌	0.78毫克
磷	72毫克

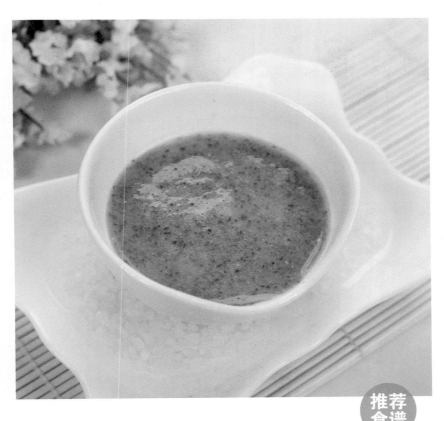

推荐
食谱

西蓝花米糊

原料： 西蓝花半个，米糊适量

做法：

❶ 将西蓝花洗净，放入开水中煮至软烂，取出后用勺子碾碎。

❷ 将西蓝花碎末放入已经煮开的米糊中，搅拌均匀即可。

专家点评： 西蓝花中的营养成分含量高，并且十分全面，含有蛋白质、碳水化合物、脂肪、维生素C、胡萝卜素以及钙、磷、铁、钾、锌等多种营养素。

用西蓝花给宝宝制作米糊，米糊更容易被人体消化吸收，可迅速为身体提供能量，具有保健作用。谷物香气释放充分，也可增进感官享受，促进宝宝的食欲。这道辅食可以给宝宝补充生长发育所需的各种营养，帮助宝宝健康成长。

烹饪常识： 西蓝花的菜花部分用手掰开会更好，下面的根部用刀切，菜梗切成圆片或切成条烹调会更快熟。

191

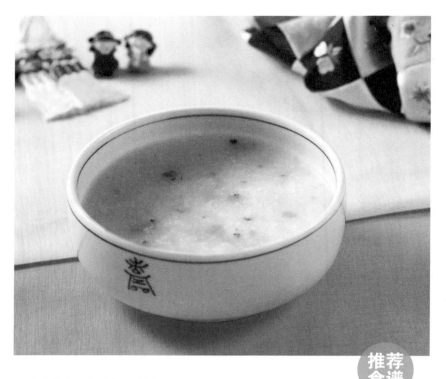

推荐食谱

西蓝花虾仁粥

原料：泡好的粳米15克，剥好的虾3只，西蓝花、胡萝卜各10克

调料：香油、芝麻盐各少许，高汤90毫升

做法：

❶ 粳米洗净磨碎；虾洗净剁碎。

❷ 西蓝花洗净，氽烫剁碎；胡萝卜洗净，去皮剁碎。

❸ 把高汤倒入粳米中煮，然后放入西蓝花、胡萝卜和虾继续煮，最后放入香油和芝麻盐拌匀即可。

专家点评：虾营养丰富，且其肉质松软，易消化，能增强宝宝的体力，还能增强宝宝的免疫力；虾中含有丰富的镁，镁对心脏活动具有重要的调节作用，能很好地保护宝宝的心血管系统。西蓝花的维生素C含量极高，能提高宝宝的免疫功能，促进肝脏解毒，增强抗病能力。西蓝花还可促进骨骼健康、保护视力、提高记忆力。本品是一道不错的宝宝辅食选择。

烹饪常识：西蓝花焯水后，应入凉开水内过凉，捞出沥水再用，烧煮和加盐时间不宜过长，这样才不会导致营养流失。

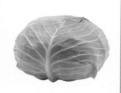

包菜
Bao Cai

别名：结球甘蓝、卷心菜、圆白菜、甘蓝、蓝菜、洋白菜。

性味归经：性平，味甘。归脾、胃经。

适用量： 每天10～30克　**热量：** 50千焦/100克

主要营养素

维生素C

包菜中含有大量的维生素C，宝宝食用包菜后，能提高其免疫力，预防感冒。

食疗功效

包菜中含有消炎杀菌作用的物质，对咽喉疼痛、外伤肿痛、蚊叮虫咬、胃痛牙痛、皮肤粗糙过敏之类的症状都有一定的食疗作用。包菜中含有某种溃疡愈合因子，对溃疡有着很好的治疗作用。多吃包菜，可增进宝宝食欲、促进消化、预防便秘。父母经常给宝宝吃包菜对宝宝的骨骼和皮肤健康十分有益。

选购保存

在购买包菜的时候，用手掂量一下，比较扎实、有重量的为佳。煮熟的包菜不要长时间存放，否则亚硝酸盐沉积，容易导致中毒。如果是生的，一部分没有吃完，可加保鲜膜入冰箱冷藏。

♥ 温馨提示

包菜能抑制癌细胞，通常秋天种植的包菜抑制率较高，因此秋冬时期的包菜可以多吃。不过不宜购买太多，以免搁放几天后，大量的维生素C被破坏。包菜含有的粗纤维量多，且质硬，故脾胃虚寒、泄泻以及脾弱者不宜多食。

搭配宜忌

宜	包菜+黑木耳	健胃补脑
	包菜+青椒	帮助消化
忌	包菜+黄瓜	降低营养价值
	包菜+动物肝脏	损失营养成分

营养成分表

营养素	含量（每100克）
蛋白质	1.5克
脂肪	0.2克
碳水化合物	3.6克
膳食纤维	1克
维生素A	12微克
维生素C	40毫克
维生素E	0.5毫克
烟酸	0.4毫克
钙	49毫克
铁	0.6毫克
锌	0.25毫克
磷	26毫克

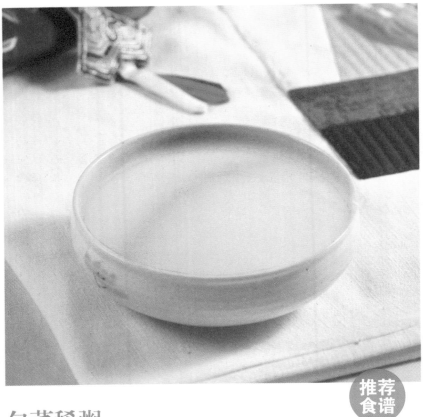

推荐食谱

包菜稀粥

原料： 泡好的粳米10克，包菜20克，水1/2杯

做法：

❶ 把粳米洗净磨碎，再加水熬成米粥。

❷ 包菜洗净后磨成泥。

❸ 在米粥里放进包菜泥，再熬煮片刻即可。

专家点评： 包菜是碱性食品，含有维生素A、维生素B₁、维生素C、维生素D、维生素E、钙等成分，特别是含有丰富的维生素A、钙和磷，这些物质是促进骨骼发育的主要营养物质，能够促进宝宝的血液循环，还具有消炎、杀菌的作用，能提高宝宝的免疫力，预防感冒。包菜中的膳食纤维含量也很高，能促进宝宝肠胃的蠕动，快速排出身体多余的垃圾。

烹饪常识： 在清洗包菜时，放进淘米水中浸泡15～20分钟，可以起到清除残留病菌及病虫的效果。

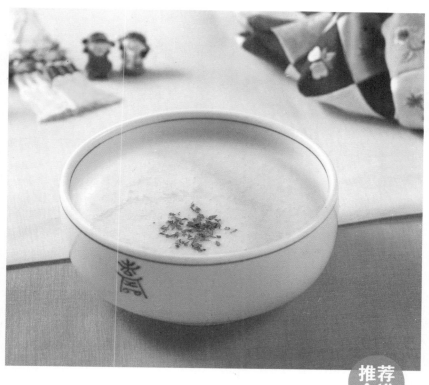

菠萝包菜稀粥

推荐食谱

原料： 泡好的粳米10克，菠萝15克，包菜10克，水70毫升

做法：

❶ 把粳米磨碎，再加水熬成米粥。

❷ 菠萝和包菜洗净后磨碎。

❸ 将磨碎的菠萝和包菜泥倒入米粥，再熬煮片刻即可。

专家点评： 菠萝中丰富的B族维生素能有效地滋养宝宝的肌肤，防止皮肤干裂，滋养头发，同时也可以消除身体的紧张感和增强免疫力。其次，菠萝能够促进新陈代谢，消除疲劳感。再次，菠萝含有丰富的膳食纤维，能让胃肠道蠕动更顺畅，并且可改善局部的血液循环，消除炎症和水肿的症状。此外，包菜中富含的钙质能够很好地被宝宝吸收，可满足宝宝骨骼生长的需要，促进宝宝更加健康地成长发育。

烹饪常识： 做这道粥用到的菠萝要选新鲜的，没成熟的菠萝吃后，会出现消化不良等症状。包菜要用手撕，味道才会更美。

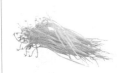

绿豆芽
Lü Dou Ya

别名：豆芽菜。

性味归经：性凉，味甘。归胃、三焦经。

适用量： 每天10~30克　　**热量：** 75千焦/100克

主要营养素

纤维素、维生素C

绿豆芽富含膳食纤维，有利于宝宝肠胃的蠕动，是防治便秘的健康蔬菜。绿豆还含有丰富维生素C，能够促进宝宝的牙齿和骨骼生长，帮助宝宝提升免疫力，增强对铁质的吸收能力。

食疗功效

绿豆芽可清热解毒、利尿除湿、解酒毒和热毒，是祛痰火湿热的家常蔬菜，凡体质属痰火湿热者，如果常吃绿豆芽，就可以起到清肠胃、解热毒、洁牙齿的作用，还能补肾、利尿、消肿、调五脏、美肌肤、利湿热。新鲜的绿豆芽含有丰富的维生素与膳食纤维，可有效缓解宝宝便秘的情况，但其性凉，最好不要让宝宝多吃。

选购保存

正常的绿豆芽略呈黄色，不太粗，水分适中，无异味；不正常的颜色发白，豆粒发蓝，芽茎粗壮，水分较多，有化肥的味道。另外，购买绿豆芽时选5~6厘米长的为好。绿豆芽不宜保存，建议现买现食。

♥ 温馨提示

挑选绿豆芽的时候要注意，不要买用药水发起来的绿豆芽。此外，因为绿豆芽性质偏寒，吃多了容易损伤胃气，且绿豆芽含粗纤维，容易加快肠蠕动而引起腹泻。体质偏寒的宝宝和患有慢性肠炎、慢性胃炎的患者不宜多吃。

营养成分表

营养素	含量（每100克）
蛋白质	2.1克
脂肪	0.1克
碳水化合物	2.1克
膳食纤维	0.8克
维生素A	3微克
维生素C	6毫克
维生素E	0.19毫克
烟酸	0.5毫克
钙	9毫克
铁	0.6毫克
锌	0.35毫克
磷	37毫克

搭配宜忌

宜	绿豆芽+韭菜	解毒、补肾
	绿豆芽+鸡肉	降低心血管疾病
忌	绿豆芽+猪肝	降低营养价值

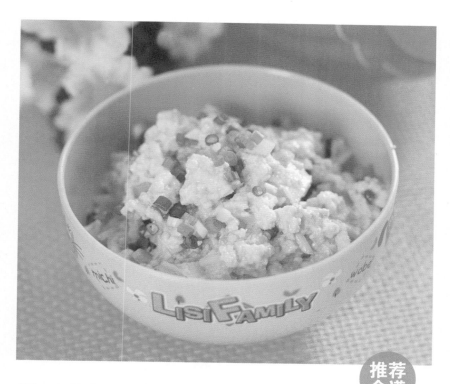

绿豆芽拌豆腐

原料： 绿豆芽20克，豆腐70克

调料： 葱适量

做法：

❶ 将新鲜的绿豆芽和葱洗净切成小块，在沸水中焯熟备用。

❷ 将豆腐洗净切块用开水烫一下，放入碗中，并用勺研成豆腐泥，将所有的原料混合在一起拌匀即可。

专家点评： 豆腐可以提高人的记忆力和精神集中力。豆腐除有增加营养、帮助消化、增进食欲的功能外，对牙齿、骨骼的生长发育也颇为有益，在造血功能中可增加血液中铁的含量。绿豆芽中含有的膳食纤维，能够促进宝宝的肠胃健康，帮助宝宝顺利排便，防治便秘。其次，绿豆芽可清热解毒，利尿除湿，宝宝吃奶容易上火，加上夏天天气干燥，所以本品特别适合宝宝在夏天食用。当然，在给宝宝喂食的时候也要注意控制食用量。

烹饪常识： 烹煮绿豆芽不能加碱，因为碱可破坏绿豆芽中的维生素、胡萝卜素等营养成分。

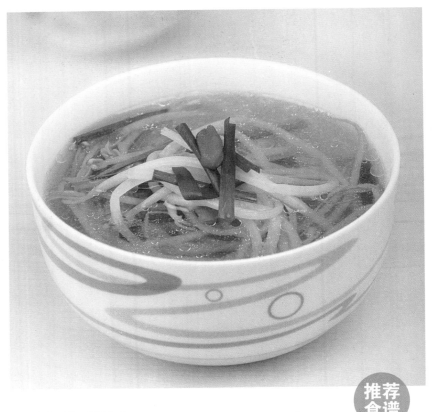

推荐
食谱

豆芽韭菜汤

原料： 绿豆芽100克，韭菜30克

调料： 花生油3毫升，盐少许

做法：

❶ 将绿豆芽洗净，韭菜洗净切段备用。

❷ 净锅上火倒入花生油，下入绿豆芽煸炒，倒入水，调入盐煲至熟，撒入韭菜即可。

专家点评： 韭菜中含有植物性芳香挥发油，具有增进宝宝食欲的作用。韭菜还具保暖、健胃的功效，其所含的粗纤维可促进肠蠕动，能帮助宝宝消化，不但可预防习惯性便秘，还可将消化道中的某些杂物包裹起来，随大便排出体外。绿豆芽中含有磷、锌等矿物质，还含有胡萝卜素，对增强宝宝的免疫力有一定的作用，还能为宝宝补充身体所需的维生素C，使宝宝更加健康地成长。

烹饪常识： 一般绿豆芽不需要去掉绿豆皮。绿豆皮中医叫绿豆衣，具有比绿豆更强的清热解毒作用。

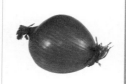

洋葱
Yang Cong

别名：葱头、玉葱、圆葱、胡葱。

性味归经：性温，味辛。归心、脾、胃经。

适用量：每天10~20克　**热量：**160千焦/100克

主要营养素

硒、槲皮素

洋葱具有很好的防癌效果，其含有的硒是一种抗氧化剂，可降低致癌物的毒性。而槲皮素则能抑制致癌细胞活性，阻止癌细胞生长。

食疗功效

洋葱具有散寒、健胃、杀菌、降血压、润肠、理气和胃、发散风寒、温中通阳、消食化积、提神健体、散淤解毒等功效。洋葱中含有丰富的硒元素，硒是维持人体正常生理功能的重要微量元素，具有防癌的功效。此外，其还有保护心血管、滋润皮肤、提高机体免疫力等作用，有益于宝宝抵抗疾病，是宝宝身体健康的好食材。

选购保存

选购洋葱时，以球体完整，没有裂开或损伤，表皮完整光滑，外层保护膜较多，无萌芽、无腐烂者为佳。保存时放置在阴凉通风处可保存1周左右。如果是已经切开的洋葱，可包好保鲜膜放入冰箱冷藏。

♥ 温馨提示

洋葱一次不宜食用过多，否则容易引起目糊、发热、胀气和排气过多等症状。同时凡有皮肤瘙痒性疾病、眼疾、胃病以及肺胃发炎者应少吃。洋葱中含有植物杀菌素，如大蒜素等，因而有很强的杀菌能力，嚼生洋葱可以预防感冒。

搭配宜忌

宜	洋葱+大蒜	防癌抗癌
	洋葱+猪肉	滋阴润燥
忌	洋葱+蜂蜜	伤害眼睛
	洋葱+黄豆	降低钙的吸收

营养成分表

营养素	含量（每100克）
蛋白质	1.1克
脂肪	0.2克
碳水化合物	8.1克
膳食纤维	0.9克
维生素A	3微克
维生素C	8毫克
维生素E	0.14毫克
烟酸	0.3毫克
钙	24毫克
铁	0.6毫克
锌	0.23毫克
磷	39毫克

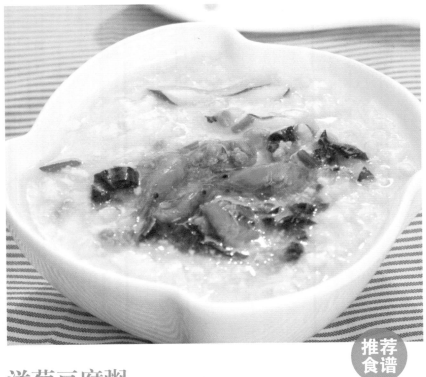

推荐食谱

洋葱豆腐粥

原料：粳米120克，豆腐、猪肉各50克，青菜30克，洋葱40克，虾米20克

调料：盐少许

做法：

❶ 豆腐洗净切块；青菜洗净，切碎；洋葱洗净，切条；猪肉洗净，切末；虾米洗净；粳米洗净泡发。

❷ 锅中注水，下入粳米大火烧开，改中火，下入猪肉、虾米、洋葱，煮至虾米变红。

❸ 改小火，放入豆腐、青菜，熬至粥成，调入少许盐搅匀即可食用。

专家点评：豆腐可以增进食欲，对牙齿、骨骼的生长发育颇为有益。其次，豆腐在一定程度上可以提高记忆力和精神集中力，还能预防流行性感冒。洋葱中含有大量的助消化的物质，具有健胃消食的作用；洋葱中含有的特殊营养元素还可以预防癌症的发生。宝宝食用这道辅食，可以更加健康强壮地长大。

烹饪常识：洋葱在烹饪的时候，不宜烧煮得过老，以免破坏其营养物质。

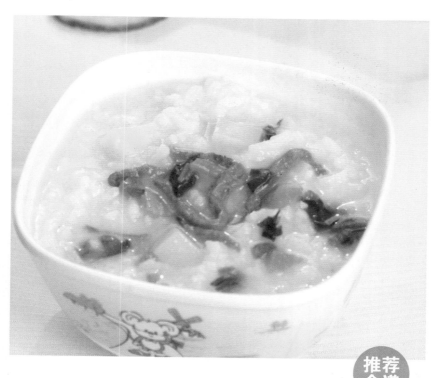

土豆洋葱牛肉粥

推荐食谱

原料： 粳米饭2碗，牛肉75克，菠菜30克，土豆、胡萝卜、洋葱各20克

调料： 盐少许

做法：

❶ 牛肉洗净切片；菠菜洗净切碎；土豆洗净去皮，切块；胡萝卜洗净切丁；洋葱洗净切丝。

❷ 粳米饭入锅，加适量的开水，下入牛肉、土豆、胡萝卜、洋葱，转中火熬至粥将成。

❸ 放入菠菜，待粥熬出香味，加入少许盐拌匀即可食用。

专家点评： 土豆所含的粗纤维，能促进宝宝胃肠蠕动，对宝宝的新陈代谢、通便排毒有很好的作用。牛肉含有足够的维生素B6以及铁，可以很好地预防宝宝因缺铁而引起的贫血。洋葱中含有的维生素C对宝宝的皮肤很有好处，能够使得皮肤红润水嫩而有弹性。本品是一道为宝宝健康加分的辅食。

烹饪常识： 切洋葱之前可以把刀放在冷水里浸一会儿，然后再切洋葱，这样就不会刺激眼睛了。

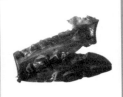

海带
Hai Dai

别名：昆布、江白菜。

性味归经：性寒，味咸。归肝、胃、肾三经。

适用量：每天15～20克为宜　热量：380千焦/100克

主要营养素

碘、维生素E、硒

海带中富含的碘有促进生长发育，维护中枢神经系统的作用；富含的维生素E有护肤养颜的作用；而富含的硒，有保护心血管，滋润皮肤，提高机体免疫力等作用。

食疗功效

海带能化痰、软坚、清热、降血压、防止夜盲症、维持甲状腺正常功能。海带还有抑制癌症作用，特别是能够抑制乳腺癌的发生。另外，海带热量低，对于预防肥胖症颇有益，很适宜营养过剩的宝宝食用。海带还适合甲状腺肿大、高血压、冠心病、脑水肿等患者食用。

选购保存

应选购质地厚实、形状宽长、身干燥、色浓黑褐或深绿、边缘无碎裂或黄化现象的海带。将干海带剪成长段，清洗干净，用淘米水泡好，煮30分钟，放凉后切成条，分装在保鲜袋中放入冰箱中冷冻起来保存。

♥ 温馨提示

碘缺乏会增加宝宝发生克汀病的危险性，而海带中含碘丰富，父母可以适量地给宝宝食用一些。不过，海带性偏寒，所以脾胃虚寒的宝宝，一次不要吃太多，或者制作时不要跟一些寒性的物质搭配，否则会引起脾胃不适。

搭配宜忌

宜	海带+冬瓜	可降血压、降血脂
	海带+紫菜	可治水肿、贫血
忌	海带+猪血	会引起便秘
	海带+白酒	会引起消化不良

营养成分表

营养素	含量（每100克）
蛋白质	1.2克
脂肪	0.1克
碳水化合物	2.1克
膳食纤维	0.5克
维生素B$_1$	0.02毫克
维生素B$_2$	0.15毫克
维生素E	1.85毫克
钙	46毫克
铁	0.9毫克
锌	0.16毫克
镁	25毫克
硒	9.54微克
碘	113.9毫克

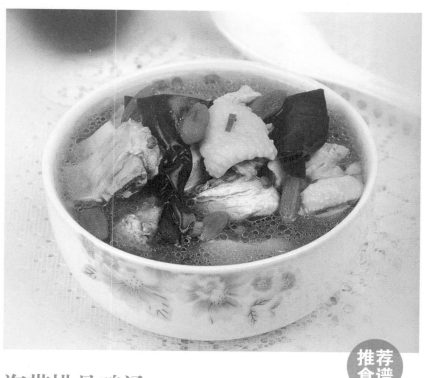

海带排骨鸡汤

推荐食谱

原料： 嫩鸡250克，猪肋排200克，海带结100克，枸杞2克

调料： 盐、花生油少许，葱丝、姜末各3克，香菜段4克

做法：

❶ 将嫩鸡洗净斩块；猪肋排清洗干净剁块；海带结清洗干净；枸杞清洗干净备用。

❷ 净锅上火，倒入花生油、葱丝、姜末炒香，下入海带翻炒几下，倒入水，加入鸡块、排骨、枸杞，调入盐、小火煲至成熟，放入香菜段即可。

专家点评： 海带含有丰富的蛋白质、碘、钙、硒等营养素；猪肋排含有丰富的蛋白质、脂肪、磷酸钙、骨胶原等营养素；鸡肉含有丰富的蛋白质、碳水化合物、B族维生素、钙、铁等营养素。用这些食材，再配上营养丰富的枸杞煲的汤不仅营养十足，还能增强体质，非常适合宝宝食用。

烹饪常识： 汤沸腾时，汤面上会出现很多泡沫，应先将汤上的泡沫舀去，再加入少许白酒分解泡沫。

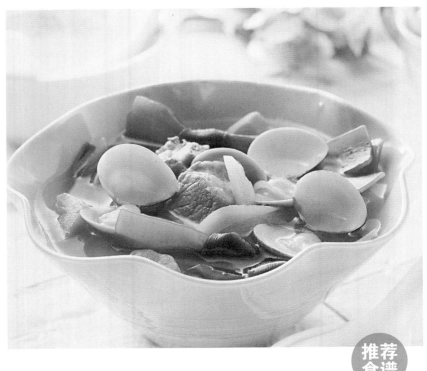

推荐
食谱

海带蛤蜊排骨汤

原料： 海带结200克，蛤蜊300克，排骨250克，胡萝卜半根

调料： 盐3克，姜1块

做法：

❶ 蛤蜊泡在淡盐水中，待其吐沙后，清洗干净，沥干。

❷ 排骨氽烫去血水，捞出冲净；海带结清洗干净；胡萝卜削皮，清洗干净切块；姜清洗干净，切片。

❸ 将排骨、姜、胡萝卜先入锅中，加4碗水煮沸，转小火炖约30分钟，再下海带结续炖15分钟。

❹ 待排骨熟烂，转大火，倒入蛤蜊，待蛤蜊开口，加盐调味即可。

专家点评： 这道汤能利尿消肿，泄热除烦，让人恢复愉悦与轻松心情。海带含有对造血组织功能有促进作用的碘、锌、铜等活性成分。排骨是维生素B_{12}的重要来源，而维生素B_{12}可增进记忆力，消除不安情绪。

烹饪常识： 海带含有褐藻胶物质，可先将成捆的干海带打开，入蒸笼蒸半个小时，再用清水泡一夜，海带就会变软变烂。

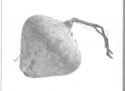

凉薯
Liang Shu

别名：豆薯、沙葛、土瓜、地萝卜。
性味归经：性凉，味甘。归胃经。

适用量：1/3个　热量：234千焦/100克

主要营养素

蛋白质、水分、维生素

凉薯中含有丰富的蛋白质和水分，可为宝宝储存和提供能量，增强肠道功能，使肠道更加健康。凉薯中还含有维生素，能增强宝宝的抗病毒能力，使宝宝能够更健康地成长。

食疗功效

凉薯洁白，脆嫩多汁，富含糖分、蛋白质，各种维生素也较丰富，能为宝宝补充身体所需的多种营养成分。另外，凉薯还有清热祛火、养阴生津之功，榨汁饮用，可缓解因感冒引起的发热、烦渴、咽喉疼痛等症状。

选购保存

质量好的凉薯根块周正、皮薄脆嫩、水分多、味甜、不伤不烂。保存时，冬天可以将塑胶袋打开，地上铺一层报纸防潮，再将凉薯放在报纸上，置于通风处即可。夏天温度较高，一般可以放在冰箱冷藏保鲜。烹煮之前再清洗，去皮，否则容易提前腐烂。

♥ 温馨提示

虽然口感清脆甘甜，但是凉薯不宜生吃，因为其中淀粉的细胞膜未经高温破坏，很难在人体中消化。同时，凉薯也不宜过量食用，胃寒者、寒性痛经者切勿食用生冷的凉薯，湿阻脾胃、气滞食积者也应慎食。

搭配宜忌

宜	凉薯+小米	有益健康
	凉薯+瘦肉	利身体健康
忌	凉薯+鸡蛋	腹痛
	凉薯+螃蟹	对人体不利

营养成分表

营养素	含量（每100克）
蛋白质	0.9克
脂肪	0.1克
碳水化合物	12.6克
膳食纤维	0.8克
维生素A	6.42毫克
维生素C	13毫克
维生素E	0.86毫克
烟酸	0.3毫克
钙	21毫克
铁	0.6毫克
锌	0.23毫克
磷	24毫克

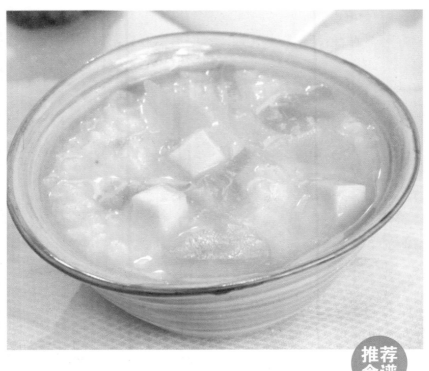

推荐食谱

凉薯莴笋粥

原料： 凉薯30克，莴笋20克，白菜15克，粳米90克

调料： 盐少许

做法：

1. 将凉薯去皮洗净，切块；白菜洗净，撕成小片；莴笋去皮洗净，切片；粳米洗净，泡发半个小时后捞起备用。

2. 锅内注水，放入粳米，用大火煮至米粒开花，放入凉薯、莴笋同煮。

3. 待煮至粥闻见香味时，下入白菜再煮3分钟，放入盐调匀即可。

专家点评： 莴笋中含有多种维生素和矿物质，具有调节神经系统功能的作用，其所含有机化含物中富含人体可吸收的铁元素，能够预防宝宝缺铁性贫血。白菜中含有大量纤维，能够促进宝宝的肠胃蠕动，帮助宝宝消化，能预防宝宝因大便干燥而致的便秘。凉薯含有大量的维生素和糖分，也极大地有益于宝宝身体健康。

烹饪常识： 凉薯口感清脆，剥皮后的凉薯洁白光滑，可凉拌，也可以烹炒、做汤，建议在烹饪时少加调料，简单翻炒，尽量保持其清脆多汁的口感。

206

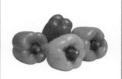

甜椒
Tian Jiao

别名： 西椒、彩椒、甜辣椒、菜椒、灯笼椒。

性味归经： 性热，味辛。归心、脾经。

适用量： 每天1个　**热量：** 92千焦/100克

主要营养素

维生素C、胡萝卜素

甜椒中含有大量的维生素C，能够促进宝宝的骨骼和牙齿的健康生长，还可帮助宝宝提升免疫力，促进对铁的吸收，预防缺铁性的贫血。其中的胡萝卜素还有益于宝宝眼睛发育。

食疗功效

甜椒是非常适合生吃的蔬菜，所含丰富的维生素C、B族维生素及胡萝卜素为强抗氧化剂，可抗白内障、心脏病和癌症，对于牙龈出血、眼睛视网膜出血、免疫力低下以及糖尿病都有一定的功效。越红的甜椒营养越多。甜椒还能消除顽固的便秘，受便秘困扰的宝宝，可以多食。

选购保存

在选购甜椒时，选择外皮紧实、表面有光泽的甜椒为好。应尽量地挑选红色的甜椒。如果购买的甜椒较多，可以把经过漂白粉消毒的塑料筐四周垫薄膜，筐底垫报纸，再细心放入选过的甜椒，然后再放入一点漂白粉，盖上报纸。

♥ 温馨提示

患有溃疡、食管炎、咳嗽、咽喉肿痛者应注意少食甜椒，同时有火热病症或阴虚火旺、高血压、肺结核病的人也不要食用。还有就是要注意少食辣味太重的青椒，食用太多会导致人体内上火。

搭配宜忌

宜	甜椒+白菜	可促进肠胃蠕动，帮助消化
忌	甜椒+葵花子	妨碍维生素E的吸收
	甜椒+香菜	降低营养价值

营养成分表

营养素	含量（每100克）
蛋白质	1克
脂肪	0.2克
碳水化合物	4克
膳食纤维	1.4克
维生素A	57微克
维生素C	72毫克
维生素E	0.59毫克
烟酸	0.9毫克
钙	14毫克
铁	0.8毫克
锌	0.19毫克
磷	20毫克

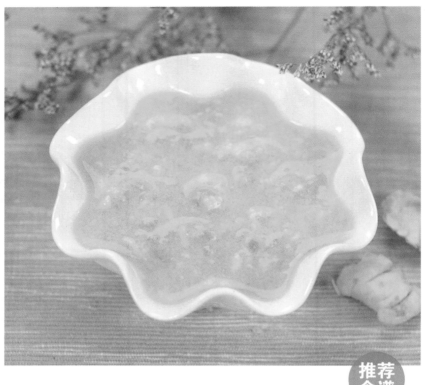

推荐食谱

奶油甜椒酱

原料： 红甜椒1个

调料： 淡奶油适量

做法：

❶ 红甜椒洗净，放进开水中焯过后去皮，切小块。

❷ 将红甜椒和淡奶油放入料理机中打匀。

❸ 打好的酱装进密封罐或其他容器，放冰箱冷藏，可以抹在面包片上或用于做其他点心。

专家点评： 这道甜椒酱不仅可以解决宝宝不爱吃胡萝卜等蔬菜的问题，还可以让宝宝在食用甜椒酱时，补充大量的维生素C，增强抵抗力，使宝宝免受病毒的侵袭，让宝宝少生病，强壮健康地成长。更重要的是，其还可补充宝宝成长所需的胡萝卜素。它可以维持宝宝的眼睛和皮肤的健康，改善夜盲症、皮肤粗糙的状况。

烹饪常识： 甜椒汆水去皮比较需要耐心，可以用小勺子压住甜椒的瓤，然后再用手撕去表皮。

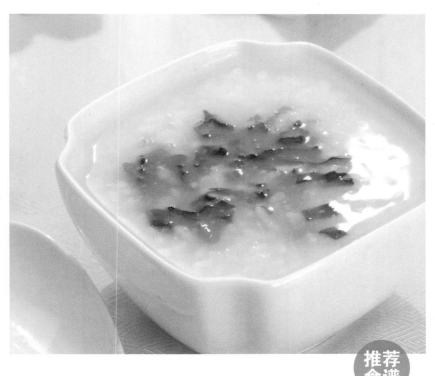

青菜甜椒瘦肉粥

推荐食谱

原料： 甜椒半个，青菜30克，猪瘦肉100克，粳米80克

调料： 盐少许

做法：

❶ 将甜椒洗净剁碎；猪瘦肉洗净剁碎；青菜洗净切碎备用；粳米浸泡半个小时，捞出沥干水分。

❷ 锅中注水，下入粳米，大火煮开，改中火，下入猪瘦肉，煮至猪瘦肉变熟。

❸ 放入青菜和甜椒，慢熬成粥，下入盐调味即可。

专家点评： 青菜为含维生素和矿物质最丰富的蔬菜之一；青菜中含有的膳食纤维可促进大肠蠕动，增加大肠内毒素的排出，达到防癌抗癌的目的。猪瘦肉的加入，又会使得汤味鲜浓，能刺激人体胃液分泌，增进宝宝的食欲。甜椒中富含的维生素C，能够促进宝宝的健康成长及发育。

烹饪常识： 粳米先浸泡半个小时，煮起粥来会熟得更加迅速，但营养会流失一部分。如果不担心时间问题，可以不泡水就煮，只是需要煮久点。

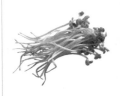

黄豆芽
Huang Dou Ya

别名：如意菜。

性味归经：性凉，味甘。归脾、大肠经。

适用量： 每天50克为宜　**热量：** 176千焦/100克

主要营养素

维生素E、钙、铁

黄豆芽中所含的维生素E能保护皮肤和毛细血管，适量食用能维持宝宝皮肤健康。黄豆芽还能够补充身体所需的钙、铁等营养元素，有益智、护眼、排毒，促进宝宝成长发育的功效。

食疗功效

黄豆芽具有清热明目、补气养血、消肿除痹、祛黑痣、治疣赘、润肌肤、防止牙龈出血和心血管硬化以及降低胆固醇等功效，对脾胃湿热、大便秘结、寻常疣、高脂血症等有食疗作用。黄豆芽含有丰富的维生素C，宝宝适量食用，能强健身体，提高身体的免疫功能。常吃黄豆芽还能营养毛发，使头发保持乌黑光亮。

选购保存

选购顶芽大、茎长、有须根的豆芽比较安全。豆芽质地娇嫩，含水量大，一般保存起来有两种方法：一种是用水浸泡保存，另一种是放入冰箱冷藏。

♥ 温馨提示

常吃黄豆芽能营养毛发，使头发保持乌黑光亮，有淡化面部雀斑、抗疲劳、抗癌的效果。加热豆芽时一定要注意掌握好时间，八成熟即可。没熟透的豆芽往往带点涩味，加了醋既能去除涩味，又能保持豆芽的爽脆鲜嫩。

搭配宜忌

宜	黄豆芽+牛肉	可预防感冒，防止中暑
	黄豆芽+榨菜	可增进食欲
忌	黄豆芽+猪肝	破坏营养
	黄豆芽+皮蛋	导致腹泻

营养成分表

营养素	含量（每100克）
蛋白质	4.5克
脂肪	1.6克
碳水化合物	4.5克
膳食纤维	1.5克
维生素A	5毫克
维生素B$_1$	0.04毫克
维生素B$_2$	0.07毫克
维生素C	8毫克
维生素E	0.8毫克
钙	21毫克
铁	0.9毫克
锌	0.54毫克
硒	0.96微克

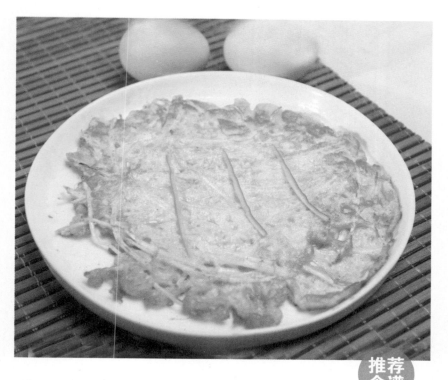

推荐食谱

黄豆芽鸡蛋饼

原料： 黄豆芽200克，鸡蛋1个，面粉30克

调料： 盐3克

做法：

❶ 黄豆芽洗净后去头、去尾。

❷ 将鸡蛋打入碗中搅拌均匀，加适量盐调味。

❸ 面粉加水搅拌后倒入蛋液中搅匀。

❹ 最后将黄豆芽放入蛋糊中搅拌，入油锅煎至两面金黄即可。

专家点评： 黄豆芽含有丰富的维生素，宝宝春天多吃些黄豆芽可以有效地防治维生素B_2缺乏症。另外，黄豆芽可让宝宝的头发乌黑光亮。黄豆芽搭配鸡蛋，能补充宝宝所需的多种营养，强健宝宝身体。

烹饪常识： 有难闻气味的黄豆芽，可能含有激素，不要食用。猪尾洗好后要用盐水浸泡十几分钟，将里面的血水泡出来。

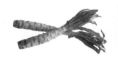

莴笋
Wo Sun

别名：莴菜、千金菜、香乌笋。

性味归经：性凉，味甘、苦。归胃、膀胱经。

适用量： 每天1030克　**热量：** 75千焦/100克

主要营养素

膳食纤维、钾、铁

莴笋中的膳食纤维能够促进宝宝的肠胃蠕动，帮助消食化积，预防大便干燥及便秘。莴笋中含有的钾，更加便于宝宝的尿液排出，维持宝宝体内的水平衡。莴笋还富含铁元素，能够预防宝宝缺铁性贫血。

食疗功效

莴笋具有增进食欲、刺激消化液分泌、促进肠胃蠕动等功能，对食欲不振、消化不良的宝宝有很好的食疗功效。莴笋中含有丰富的钾元素，比其他蔬菜的含量都要高，能够很好地维持宝宝体内的水平衡。此外，莴笋叶含有丰富的胡萝卜素，对维持宝宝肌肤和眼睛的健康很有益处。

选购保存

选择笋形粗短条顺、不弯曲、大小整齐者。以笋皮薄，质脆，水分充足，笋条不蔫萎、不空心，表面无锈色，整棵莴笋不带泥土者为佳。保存时，可将莴笋放入盛有凉水的器皿内，水淹至莴笋主干1/3处，可以放置室内3～5天；也可以放进塑料袋内，把袋口扎紧，置于阴凉干燥之处。

♥ 温馨提示

莴笋中含有刺激视神经的物质，患有眼部疾病的人不宜食用。莴笋不可过多食用，否则会引起夜盲症。另外，不宜先切碎再冲洗，这样可使大量的水溶性维生素流失，使营养成分降低，故应先洗然后再切。

搭配宜忌

宜	莴笋+香菇	利尿通便
	莴笋+黑木耳	降低血压
忌	莴笋+蜂蜜	引起腹泻
	莴笋+起司	引起消化不良

营养成分表

营养素	含量（每100克）
蛋白质	1克
脂肪	0.1克
碳水化合物	2.2克
膳食纤维	0.6克
维生素A	25微克
维生素C	4毫克
维生素E	0.19毫克
烟酸	0.5毫克
钙	23毫克
铁	0.9毫克
锌	0.33毫克
磷	48微克

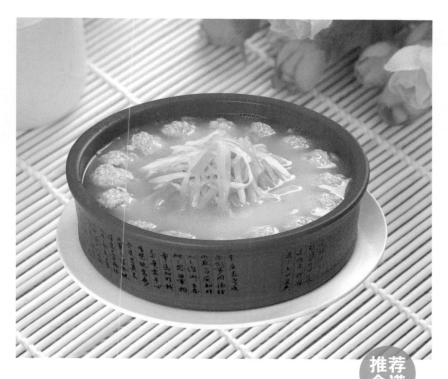

推荐食谱

莴笋丸子汤

原料： 猪瘦肉500克，莴笋300克

调料： 盐3克，淀粉10克，香油5毫升

做法：

❶ 猪瘦肉洗净，剁成泥状；莴笋去皮洗净切丝。

❷ 猪瘦肉加淀粉、盐搅匀，捏成肉丸子，锅中注水烧开，放入莴笋、肉丸子煮滚。

❸ 调入盐，煮至肉丸浮起，淋上香油即可。

专家点评： 莴笋味道清新且略带苦味，可刺激消化酶分泌，增进宝宝的食欲。其乳状浆液，可增强胃液、消化腺的分泌和胆汁的分泌，从而促进各消化器官的功能。莴笋中的碘含量较高，这对宝宝的基础代谢和体格发育会产生有利影响。猪肉中含有维生素B_1，这对促进宝宝的血液循环、尽快消除身体疲劳、增强体质，都有重要的作用。猪肉还可以促进铁吸收，能改善宝宝缺铁性贫血症状。

烹饪常识： 莴苣下锅前挤干水分，可增加莴苣的脆嫩度；但从营养角度考虑，却不应如此，以免损失水溶性维生素。

213

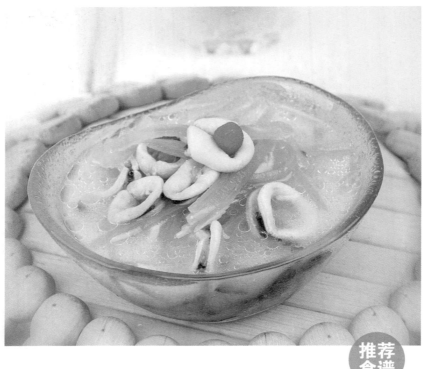

推荐食谱

莴笋笔管鱼汤

原料：笔管鱼200克，莴笋120克

调料：花生油5毫升，盐3克

做法：

❶ 将笔管鱼洗净，改刀、切条；莴笋去皮洗净、切丝。

❷ 炒锅上火倒入花生油，下入莴笋略炒，倒入水，调入盐，下入笔管鱼煲至熟即可。

专家点评：莴笋含有多种维生素和矿物质，具有调节神经系统功能的作用，其所含有机化合物中富含人体可吸收的铁元素，对缺铁性贫血患者十分有利。莴笋含有大量膳食纤维，能促进肠壁蠕动，通利消化道，帮助大便排泄，可用于治疗各种便秘。笔管鱼营养价值极高，内含蛋白质、脂肪、维生素A、维生素D以及矿物质等营养成分，是上等海味补品。此外，笔管鱼可以帮助宝宝消炎退热、润肺滋阴。

烹饪常识：莴笋要切得大块一点，否则一煮就碎掉了。给宝宝喂食的时候，不要太多，要视宝宝对笔管鱼的喜好情况再进行喂食。

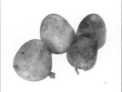

草菇
Cao Gu

别名： 稻草菇、脚苞菇。

性味归经： 性平，味甘。归胃、脾经。

适用量： 每天10~20克　**热量：** 96千焦/100克

主要营养素

蛋白质

草菇含有的蛋白质中，具备人体多种必需氨基酸并且含量高，能有效地促进宝宝健康地成长。

食疗功效

草菇具有清热解毒、养阴生津、降压降脂的作用，可预防坏血病，促进创面愈合，护肝健胃。此外，草菇还能促进人体新陈代谢，提高宝宝的免疫力，增强宝宝的抗病能力。草菇还含有一种异种蛋白物质，有消灭人体癌细胞的作用。草菇所含粗蛋白却超过香菇，其他营养成分与木质类食用菌也大体相当，同样具有抑制癌细胞生长的作用，特别是对消化道肿瘤有辅助治疗作用。

选购保存

要选择个体完整、无虫蛀、无异味的草菇，还要注意是否长虫。一般干品放置在干燥阴凉处可长期保存，鲜品用保鲜膜封好，放置在冰箱中可保存1周左右。

♥ 温馨提示

草菇一般人都可以食用，但要注意一点，如果平素脾胃虚寒，则尽量不要食用。另外，生草菇具有一定的毒性，而熟透的草菇是没有毒性的，所以，在烹调草菇时一定要让其熟透，否则会引起恶心、腹泻、呕吐不止等症状。

搭配宜忌

宜	草菇+豆腐	降压降脂
	草菇+牛肉	增强免疫力
忌	草菇+鹌鹑	面生黑斑
	草菇+蒜	对身体不利

营养成分表

营养素	含量（每100克）
蛋白质	2.7克
脂肪	0.2克
碳水化合物	2.7克
膳食纤维	1.6微克
维生素A	－
维生素E	0.4毫克
烟酸	8毫克
钙	17毫克
铁	1.3毫克
锌	0.6毫克
磷	33毫克

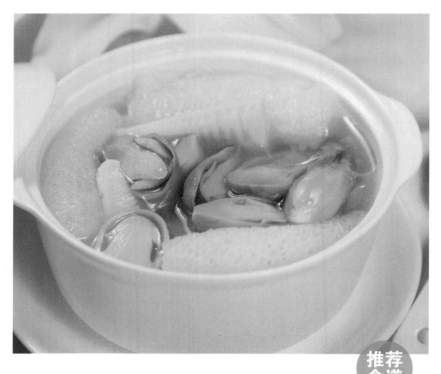

推荐
食谱

草菇竹荪汤

原料： 草菇50克，竹荪100克，上海青适量

调料： 盐、花生油各适量

做法：

❶ 草菇洗净，用温水焯过之后待用；竹荪洗净；上海青洗净。

❷ 锅置火上，注花生油烧热，放入草菇略炒后，注入水煮至沸时下入竹荪、上海青。

❸ 再至沸时，加入盐调味即可。

专家点评： 草菇中含有丰富的维生素C，宝宝能够从中补充大量的维生素，从而增强宝宝自身的抵抗力，促进体内的新陈代谢，还具有清热解暑的效果。竹荪含有丰富的氨基酸、维生素、无机盐等，具有滋补强壮、益气补脑、宁神健体的功效；竹荪的有效成分可补充宝宝必需的营养物质，提高宝宝的免疫抗病能力。二者搭配煮成汤，宝宝食用后，能够很好地增强他们的抵抗力。

烹饪常识： 草菇适于做汤或素炒，无论鲜品还是干品都不宜浸泡时间过长，否则会使得营养成分流失掉。

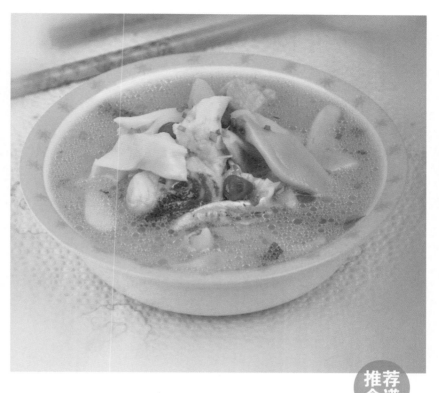

草菇鱼头汤

原料： 鲢鱼鱼头半个，草菇75克

调料： 盐少许，姜片2克

做法：

❶ 将鲢鱼鱼头洗净斩块，用姜、盐腌渍片刻；草菇去根洗净备用。

❷ 净锅上火倒入水，调入盐、姜片，下入鲢鱼鱼头、草菇煲至成熟即可。

专家点评： 鲢鱼鱼头肉质细嫩、营养丰富，除了含蛋白质、脂肪、钙、磷、铁、维生素B_1外，它还含有鱼肉中所缺乏的卵磷脂，可增强记忆、思维和分析能力，让宝宝变得聪明。鱼头还含丰富的不饱和脂肪酸，它对宝宝大脑的发育尤为重要，可使大脑细胞异常活跃，因此，宝宝常吃鱼头可以使头脑更加灵活。草菇可以使宝宝增强自身的抗病毒免疫力，使宝宝少生病，更加健康地成长。

烹饪常识： 草菇生长过程中，会喷洒农药，因此最好用食用碱水浸泡。给宝宝食用的食材，应尽量地选择绿色有机食品。

217

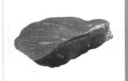

牛肉
Niu Rou

别名：黄牛肉、水牛肉。

性味归经：性平，味甘。归脾、胃经。

适用量：每天10~15克　　热量：404千焦/100克

主要营养素

维生素B$_6$、氨基酸、铁

牛肉含有足够的维生素B$_6$，可帮助宝宝增强免疫力，促进蛋白质的新陈代谢和合成。牛肉中的氨基酸含量比任何其他食品都高，还富含铁，可以有效地预防宝宝缺铁性贫血。

食疗功效

牛肉可强健筋骨、补中益气、滋养脾胃、止渴止涎，对消渴、水肿、面色萎黄等病症有食疗作用。寒冬食牛肉，有暖胃作用，牛肉熬成的汤汁，其滋养之性尤强。因此，在冬天的时候，父母可以让宝宝多食用一些牛肉汤。牛肉汤对脾胃虚弱、营养不良的宝宝有很好的补益功效。

选购保存

新鲜牛肉有光泽，红色均匀，脂肪洁白或呈淡黄色；外表微干或有风干膜，不粘手，弹性好。可将新鲜牛肉放在1%的醋酸钠溶液里浸泡1小时，然后取出，一般可存放3天；也可将其熟制后冻藏，这样可以确保3~6个月不变质。

♥ 温馨提示

牛肉是中国人的第二大肉类食品，其食用量仅次于猪肉。牛肉瘦肉多、脂肪少，是高蛋白质、低脂肪的优质肉类食品，很适宜宝宝食用。不过，牛肉一周吃一次即可，不可食用太多。

搭配宜忌

宜	牛肉+土豆	保护胃黏膜
	牛肉+鸡蛋	延缓衰老
忌	牛肉+生姜	导致内热火盛
	牛肉+橄榄	引起身体不适

营养成分表

营养素	含量（每100克）
蛋白质	19.9克
脂肪	4.2克
碳水化合物	2克
膳食纤维	未测定
维生素A	7微克
维生素C	未测定
维生素E	0.65毫克
维生素B$_6$	0.33毫克
烟酸	5.6毫克
钙	23毫克
铁	3.3毫克
锌	4.73毫克
磷	168微克

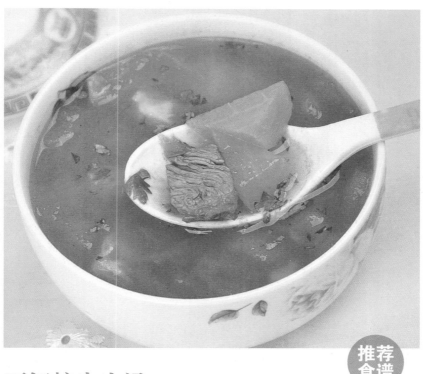

推荐食谱

西红柿牛肉汤

原料： 西红柿1个，嫩牛肉150克

调料： 葱、姜、盐、花生油各少许，清汤适量

做法：

❶ 西红柿洗净去皮，切块；牛肉洗净，切薄块；姜洗净，切片；葱洗净，切段。

❷ 锅内放花生油，烧至四五成热时，放入姜片炝锅，倒入清汤，用大火煮沸。

❸ 加入西红柿、牛肉、葱段，用中火煮开后，调入盐，肉熟透即可。

专家点评： 牛肉含有丰富的蛋白质，氨基酸组成比猪肉更接近人体需要，能提高机体的抗病能力，对宝宝的生长发育很有帮助。牛肉中蕴含着丰富的矿物质，比如对增强力量特别有效的肌氨酸，对宝宝身体很有益处。西红柿内的苹果酸和柠檬酸等有机酸，可以保护所含维生素C不因烹调而遭到破坏，还具有帮助消化、调整宝宝胃肠功能的作用。

烹饪常识： 牛肉的纤维组织较粗，结缔组织又较多，应横切将长纤维切断，不能顺着纤维组织切，否则嚼不烂。

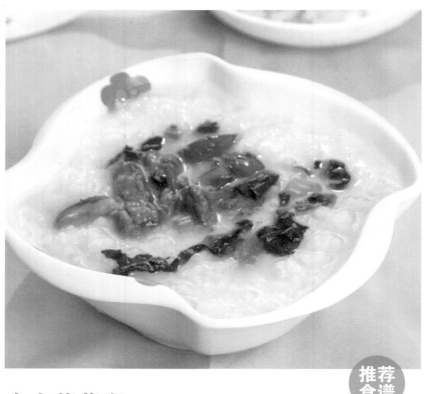

推荐
食谱

牛肉菠菜粥

原料：牛肉80克，菠菜30克，红枣10克，粳米120克

调料：姜丝3克

做法：

❶ 菠菜洗净，切碎；红枣洗净，去核后，切成小粒；粳米淘净，浸泡半个小时；牛肉洗净，切片。

❷ 锅中加适量的清水，下入粳米、红枣，大火烧开，下入牛肉，转中火熬煮。

❸ 下入菠菜熬煮成粥即可。

专家点评：牛肉含丰富的蛋白质，能够增强宝宝的抵抗力。菠菜茎叶柔软滑嫩，味美色鲜，含有丰富的维生素C、胡萝卜素、蛋白质以及铁、钙、磷等矿物质，能激活宝宝的大脑功能。牛肉、菠菜和粳米一同熬煮的粥，菜色鲜艳，营养均衡，能激发宝宝的食欲，满足宝宝快速生长的需求。

烹饪常识：牛肉内含有可溶于水的芳香物质，肉汤味道越浓，肉块的香味则会变淡，因此肉块要切得适当大点儿。

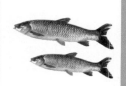

草鱼
Cao Yu

别名：混子、白鲩、草鲩、鲩鱼、油鲩。

性味归经：性温，味甘，无毒。归肝、胃经。

适用量：每天10～25克 **热量：**472千焦/100克

主要营养素

蛋白质、磷、铜

草鱼中富含蛋白质，可以维持人体内的钾钠平衡，消除水肿，有利于宝宝的生长发育。草鱼中也富含磷，有促进成长及身体组织器官的修复，供给能量与活力，参与酸碱平衡调节的作用。

食疗功效

草鱼肉嫩而不腻，可以开胃、滋补，具有暖胃、平肝、降压、祛痰及轻度镇咳等功能，适量食用，还能增强宝宝的体质。草鱼含有丰富的硒元素，经常食用能滋养宝宝的皮肤。草鱼含有丰富的不饱和脂肪酸，对血液循环有利，是心血管病患者的良好食物。

选购保存

将草鱼放在水中，游在水底层，且鳃盖起伏均匀，正在呼吸的为鲜活草鱼。新鲜鱼肉坚实有弹性，指压后凹陷立即消失，无异味。保存草鱼时，不刮鱼鳞，将内脏掏空，放在淡盐水中，可以保存数天，或入冰箱冷冻保存。

♥ 温馨提示

草鱼也不宜食用得过多，过多会引发疮疥，所以在食用的时候，一定要控制食用量。另外，鱼胆有毒不能吃。如果在感冒期间，有食用甘草片，则不要食用草鱼为好。

营养成分表

营养素	含量（每100克）
蛋白质	16.6克
脂肪	5.2克
维生素A	11微克
维生素B$_1$	0.04毫克
维生素B$_2$	0.11毫克
维生素E	2.03毫克
烟酸	2.8毫克
钙	38毫克
铁	0.8毫克
锌	0.87毫克
磷	203毫克
硒	6.66微克
铜	0.05毫克

搭配宜忌

宜	草鱼+豆腐	增强免疫
	草鱼+冬瓜	清热平肝
忌	草鱼+西红柿	抑制铜元素析放
	草鱼+甘草	引起中毒

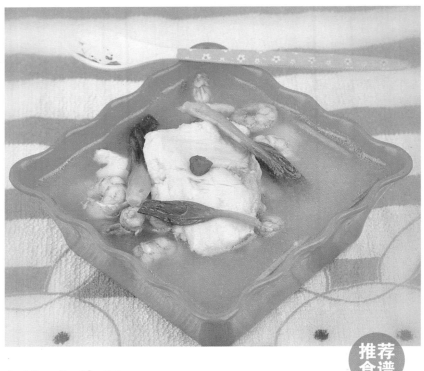

推荐食谱

虾仁鱼片汤

原料： 草鱼肉150克，虾仁50克，上海青30克

调料： 盐少许，花生油适量，姜片2克

做法：

❶ 将草鱼洗净切片；虾仁洗净用淀粉腌渍；上海青洗净备用。

❷ 净锅上火倒入花生油，将姜片爆香，倒入水，下入鱼片、虾仁、上海青，调入盐煮至熟即可。

专家点评： 虾仁清淡爽口，易于消化，很适合宝宝食用。虾仁营养丰富，含有大量的蛋白质，能够促进宝宝身体的正常发育，同时提升宝宝的免疫能力。虾中还富含镁元素，对保护宝宝的心血管系统具有重要的作用。上海青中含有大量的膳食纤维，能促进宝宝的肠道蠕动，缩短粪便在肠腔停留的时间，从而治疗便秘。草鱼中含有的营养元素能够满足宝宝成长的需要，这道汤是促进宝宝健康成长的重要辅食之一。

烹饪常识： 虾仁用淀粉腌渍再进行烹调，这样虾仁做出来会更加的嫩滑，也能够使汤更加鲜美。

222

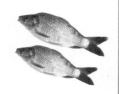

鲤鱼
Li Yu

别名：白鲤、黄鲤、赤鲤。

性味归经：性平，味甘，归脾、肾经。

适用量：每天10～25克　**热量：**723千焦/100克

主要营养素

蛋白质、维生素D

鲤鱼不但蛋白质含量高，而且质量也佳，人体消化吸收率可达96%，能够很好地保证宝宝健康的生长发育，提升免疫功能。鲤鱼中还含有维生素D，可以促进宝宝自身对钙、磷的吸收。

食疗功效

鲤鱼能供给人体必需的氨基酸、矿物质、维生素A和维生素D，具有健胃、滋补、利水的功效，能促进宝宝大脑发育，防治动脉硬化、冠心病，还可辅助治疗咳逆上气、黄疸、口渴，通利小便，还能消除下肢水肿及胎气不安。食用鲤鱼眼睛有黑发、悦颜、明目的效果。此外，多吃鱼可以健康长寿。

选购保存

新鲜鱼的眼略凸，眼球黑白分明，鳞片紧贴鱼身，体表有一层清洁、略带腥味的黏液，鱼鳃片鲜红带血，清洁、无黏液、无腐臭，鳃盖紧闭。在鲤鱼的鼻孔滴一两滴白酒，然后把鱼放在通气的篮子里，上面盖一层湿布，在两三天内鱼不会死去。

♥ 温馨提示

凡患有恶性肿瘤、淋巴结核、红斑性狼疮、支气管哮喘、血栓闭塞性脉管炎、荨麻疹、皮肤湿疹等疾病之人均忌食；同时鲤鱼是发物，所以在食用时要特别注意。

营养成分表

营养素	含量（每100克）
蛋白质	17.6克
脂肪	4.1克
碳水化合物	0.5克
维生素A	25微克
维生素B$_1$	0.03毫克
维生素B$_2$	0.09毫克
维生素E	1.27毫克
烟酸	2.7毫克
钙	50毫克
铁	1毫克
锌	2.08微克
磷	204毫克

搭配宜忌

宜	鲤鱼+香菇	营养丰富
	鲤鱼+白菜	可治水肿
忌	鲤鱼+南瓜	易中毒
	鲤鱼+鸡肉	妨碍营养吸收

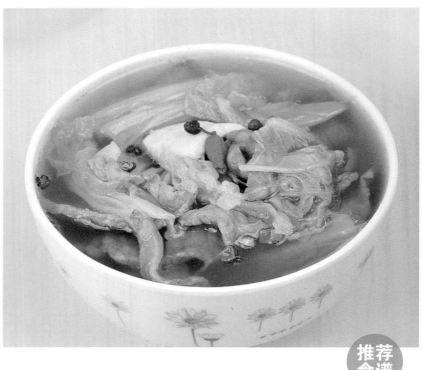

推荐
食谱

白菜鲤鱼猪肉汤

原料： 白菜叶200克，鲤鱼175克，猪肉适量

调料： 猪骨汤适量，盐5克，姜片3克

做法：

❶ 将白菜叶洗净切块；鲤鱼收拾干净切片；猪肉洗净切片备用。

❷ 净锅上火倒入猪骨汤，调入盐、姜片，下入鲤鱼、猪肉烧开，撇去浮沫，再下入白菜叶，小火煲至熟即可。

专家点评： 猪肉中营养丰富，蛋白质和胆固醇含量高，还富含维生素B_1和锌

等，是最常食用的动物性食品。经常适量食用可促进宝宝智力的提高。白菜中所含的丰富膳食纤维能促进肠壁蠕动，稀释肠道毒素，常食可增强宝宝的抗病能力。白菜中含有的维生素A，可以促进幼儿发育成长和预防夜盲症。鲤鱼中也含有大量的营养元素，能够满足宝宝成长发育的需要。三者共同煮成汤，是宝宝健脑益智的佳品。

烹饪常识： 鲤鱼背上有两条白筋，这两条白筋是产生特殊腥味的东西，洗鱼时，必须将白筋挑出抽掉。

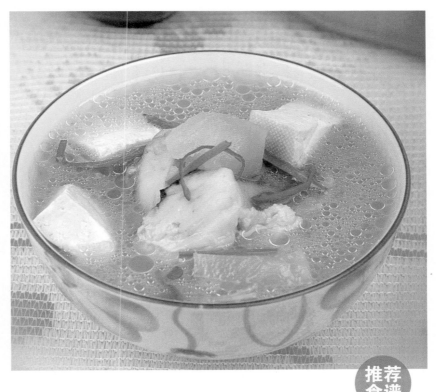

推荐
食谱

菠萝鲤鱼汤

原料： 鲤鱼1条，豆腐200克，菠萝100克

调料： 花生油适量，盐少许，姜片3克，高汤适量

做法：

❶ 将鲤鱼宰杀收拾干净斩块；豆腐洗净切块；菠萝去皮洗净，切块备用。

❷ 净锅上火倒入花生油，将姜片爆香，下入鲤鱼略炒，倒入高汤，下入豆腐、菠萝，调入盐煮至熟即可。

专家点评： 菠萝中大量的蛋白酶和膳食纤维能够帮助肠胃消化，而且由于膳食纤维体积较大，吸附性好，能带走肠道内多余的脂肪及其他有害物质，对宝宝消食化积、通便排毒有很好的效果。菠萝中又富含维生素C，能够保证宝宝正常的生长发育，提升宝宝的免疫力。菠萝和鲤鱼煲成汤，不仅对宝宝的大脑发育有好处，而且还可增强宝宝的免疫力，使宝宝更加强壮健康地长大。

烹饪常识： 在做这道汤时，最好不要刮掉鱼鳞，采用小火慢炖，会让鱼鳞中的蛋白质、钙质都溶入汤里。

鳜鱼
Gui Yu

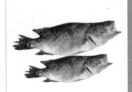

别名：桂鱼。

性味归经：性平，味甘，无毒。归脾、胃经。

适用量：每天10～30克　　热量：941千焦/100克

主要营养素

蛋白质、脂肪

　　鳜鱼中含有的蛋白质，比较容易被宝宝吸收，可维持宝宝身体的正常发育，提升宝宝的免疫功能。鳜鱼中还含有少量的脂肪，可以维持体温和保护宝宝的内脏，缓冲外界压力，使宝宝健康地成长。

食疗功效

　　鳜鱼肉质细嫩、厚实、少刺，营养丰富，具有补气血、健脾胃之功效，宝宝适量食用，能强健身体。鳜鱼的肉和胆还具有一定的药用价值，可以补充气血、益脾健胃等，还可起到补五脏、益精血、健体的作用，是补益强壮的保健佳品，适宜体质衰弱、脾胃气虚、饮食不香、营养不良之人食用，老幼、妇女或脾胃虚弱者尤为适合。鳜鱼肉的热量不高，而且富含抗氧化成分，是减肥者选择的佳品。

选购保存

　　优质的鳜鱼眼球突出，角膜透明，鱼鳃色泽鲜红，腮丝清晰，鳞片完整有光泽、不易脱落，鱼肉坚实、有弹性。将鳜鱼收拾干净后，放入冰箱冷藏即可。

♥ 温馨提示

　　肾功能不全、哮喘、咯血的患者不宜食用鳜鱼，寒湿盛者也不宜食用。鳜鱼背上的刺有毒，在清理鳜鱼时，可以用干净的剪刀把刺剪掉。还有就是，吃鱼前后不要喝茶，应该改用其他的饮品代替。

搭配宜忌

宜	鳜鱼+白菜	增强造血功能
	鳜鱼+马蹄	凉血解毒、利尿通便
忌	鳜鱼+茶	不利身体健康

营养成分表

营养素	含量（每100克）
蛋白质	19.9克
脂肪	4.2克
碳水化合物	–
膳食纤维	–
维生素A	12微克
维生素C	–
维生素E	0.87毫克
烟酸	5.9毫克
钙	63毫克
铁	1毫克
锌	1.07毫克
磷	217毫克

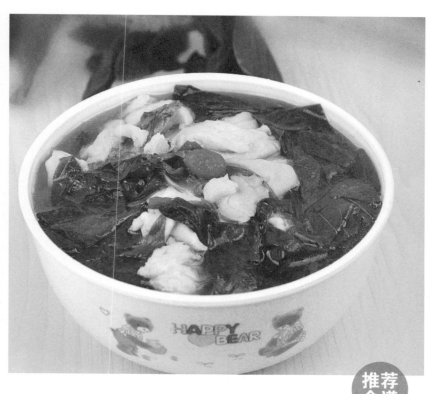

苋菜鱼片汤

原料: 鳜鱼300克,苋菜100克

调料: 盐少许,姜末3克,淀粉5克,高汤适量

做法:

❶ 将鳜鱼收拾干净去骨,肉切成大片,加淀粉抓匀;苋菜洗净切段备用。

❷ 锅上火倒入高汤,调入姜末、盐,下入鳜鱼、苋菜煲至熟即可食用。

专家点评: 鳜鱼含有蛋白质、脂肪、少量维生素、钙、钾、镁、硒等营养元素,肉质细嫩,极易消化,对宝宝来说,吃鳜鱼既能补虚,又不必担心消化困难。苋菜中富含蛋白质、脂肪、糖类及多种维生素和矿物质,其所含的蛋白质比牛奶更能充分被人体吸收,可为人体提供丰富的营养物质,有利于强身健体,提高机体的免疫力。苋菜中铁的含量是菠菜的1倍,钙的含量则是菠菜的3倍,可以预防宝宝缺铁性贫血。

烹饪常识: 鳜鱼的脊鳍和臀鳍有尖刺,上面有毒腺组织,加工时要特别注意,制作菜肴前要剁掉。

227

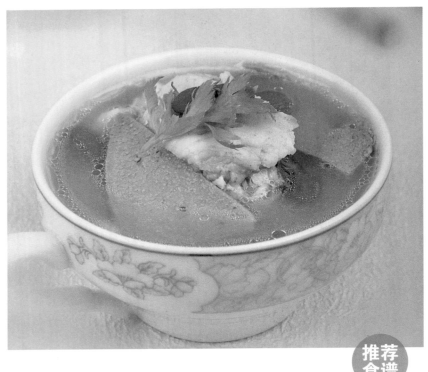

推荐食谱

猪肝鱼肉汤

原料：鳜鱼300克，猪肝150克，枸杞10克

调料：盐少许，高汤适量

做法：

❶ 将鳜鱼收拾干净切块；猪肝洗净切成大片；枸杞洗净。

❷ 锅上火，下入高汤、鳜鱼、猪肝、枸杞，调入盐用小火煲至熟即可。

专家点评：猪肝含有丰富的铁、磷，它是造血不可缺少的原料，猪肝中富含蛋白质、卵磷脂和矿物质元素，有利于宝宝的智力发育和身体发育。猪肝中含有丰富的维生素A，具有维持正常生长和生殖功能的作用，还能保护宝宝的眼睛。猪肝中铁质丰富，是补血食品中最常用的食物。鳜鱼中含有的蛋白质和脂肪能够促进宝宝的生长发育，还可提升宝宝的免疫能力。本品是一道可供宝宝食用的重要辅食。

烹饪常识：想要去掉鳜鱼的腥味，可以将新鲜的鳜鱼剖开洗净，在牛奶中泡一会儿。这样既可除腥，又能增加鲜味。

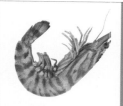

虾
Xia

别名：虾米、开洋、河虾、草虾、须公。
性味归经：性温，味甘、咸。归脾、肾经。

适用量：每天1～5个　**热量：**800千焦/100克

主要营养素

蛋白质、镁

虾含有丰富的蛋白质，营养价值很高，其肉质和鱼一样松软，易消化，能促进宝宝的生长发育，提升免疫功能。虾中含有丰富的镁，镁对心脏活动具有重要的调节作用，能很好地保护心脑血管系统。

食疗功效

虾肉有补肾壮阳、通乳抗毒、养血固精、化淤解毒、益气滋阳、通络止痛、开胃化痰等功效。虾肉中含有丰富的蛋白质和钙，能补充宝宝骨骼和牙齿发育所需的钙质；虾肉中富含的镁元素又能促进人体对钙的吸收，因此，让宝宝适量食用虾肉，能补充宝宝生长发育所需的钙质。虾肉中的微量元素硒能维持人体正常生理功能，提高宝宝的免疫功能。

选购保存

新鲜的虾头尾完整，紧密相连，虾身较挺，有一定的弯曲度。鲜虾可直接放入淡盐水中；经处理过的虾，需将虾的沙肠挑出，剥除虾壳，然后洒上少许酒，控干水分，再放进冰箱冷冻。

♥ 温馨提示

体质过敏者，如患过敏性鼻炎、支气管炎、反复发作性过敏性皮炎的人不宜食用虾。在食用虾时，注意虾肉一定要卫生，一定要煮熟，不能吃冷盘的虾肉。另外要注意没有须或腹下通黑的，煮后变为白色的虾，都不能吃。

搭配宜忌

宜	虾+西蓝花	补脾和胃
	虾+韭菜花	治夜盲、干眼、便秘
忌	虾+南瓜	易引发痢疾
	虾+苦瓜	引起中毒

营养成分表

营养素	含量（每100克）
蛋白质	43.7克
脂肪	2.6克
碳水化合物	2.5克
膳食纤维	未测定
维生素A	21微克
维生素C	–
维生素E	1.46毫克
烟酸	5毫克
钙	555毫克
铁	11毫克
锌	3.82毫克
磷	666毫克

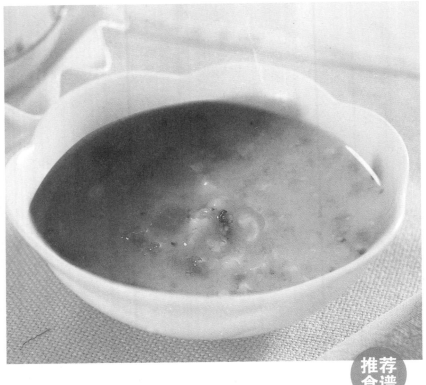

推荐食谱

玉米虾仁汤

原料： 虾仁5个，玉米粒10颗，西蓝花10克，切碎的西红柿1大匙

调料： 淀粉水1小匙，花生油1/2小匙，高汤1杯

做法：

❶ 虾仁清洗干净后剁碎。

❷ 玉米粒和西蓝花洗净余烫后剁碎。

❸ 加油热锅，放入虾肉、玉米粒、西蓝花稍炒，最后放入高汤和碎西红柿继续煮。

❹ 煮熟后放入淀粉水用小火煮至黏稠即可。

专家点评： 玉米能够刺激大脑细胞，对增强宝宝脑力和记忆力有一定的效果；玉米中的膳食纤维具有刺激胃肠蠕动、加速粪便排泄的特性，可防治宝宝便秘。虾中富含的蛋白质还能够促进宝宝的生长发育，使宝宝的免疫能力大大增强，身体更加强壮。

烹饪常识： 烹调虾之前，可以选择先用煮桂皮的沸水把虾冲烫下，这样做出来味道会更鲜美。

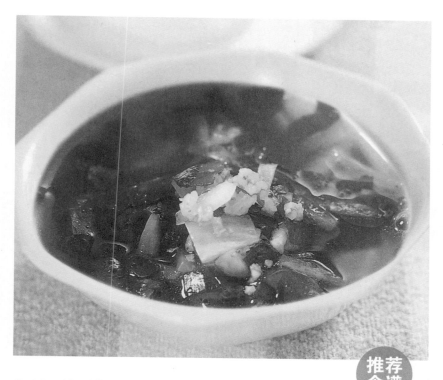

推荐
食谱

虾仁海带汤

原料： 虾仁5个，浸泡过的海带10克，
洋葱30克

调料： 香油、盐少许，高汤170毫升

做法：

❶ 海带用水清洗干净后切成1厘米宽的
小块。

❷ 虾仁和洋葱洗净后再剁碎。

❸ 在平底锅中放入少许香油和盐，入海
带块、虾仁碎、洋葱碎先炒一下，再
加入高汤煮沸即可。

专家点评： 海带含有丰富的钙，可防止
人体缺钙；海带中的碘也极为丰富，它
是体内合成甲状腺素的主要原料，可以
预防宝宝因缺碘而导致的甲状腺肿大。
海带中还含有大量的甘露醇，而甘露醇
具有利尿消肿的作用，对宝宝的健康成
长也是很有好处的。虾中含有的镁元
素，也能够在一定程度上保护宝宝的心
血管系统。宝宝食用这道汤，也可增强
宝宝自身对病毒的抵抗能力。

烹饪常识： 如果需要煮虾，可以滴少许
醋，可让煮熟的虾壳颜色鲜红亮丽，吃
的时候，壳和肉也会比较容易分离。

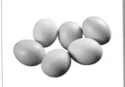

鸡蛋
Ji Dan

别名： 鸡卵、鸡子。

性味归经： 性平，味甘。归心、肾经。

适用量： 每天食用1个（约60克）为宜　　**热量：** 656千焦/100克

主要营养素

蛋白质、卵磷脂、维生素A

鸡蛋中富含蛋白质和卵磷脂，可提高机体抵抗力，保证胎儿、宝宝的视网膜正常发育。同时，鸡蛋中所含的维生素A，能保证宝宝皮肤、胃肠道和肺部的健康。

食疗功效

鸡蛋清性微寒而气清，能益精补气、润肺利咽、清热解毒，还具有护肤美肤的作用，有助于延缓衰老；鸡蛋黄性温而气浑，能滋阴润燥、养血息风。体质虚弱、营养不良、贫血的宝宝都可以食用鸡蛋。

选购保存

挑选鸡蛋时，可用拇指、食指和中指捏住鸡蛋摇晃，好的蛋没有声音，坏的鸡蛋会感觉到有液体在里面晃动。在20℃左右时，鸡蛋大概能放1周；如果放在冰箱里保存，最多保鲜半个月。不要一次性购买太多，建议现买现吃。

♥ 温馨提示

鸡蛋含大量蛋白质、钙、铁、二十二碳六烯酸（DHA）和卵磷脂、卵黄素等营养素，能给宝宝补充营养，对宝宝身体及大脑发育很有好处。宝宝每天吃1~2个鸡蛋最为适宜。

搭配宜忌

宜	鸡蛋+西红柿	预防心血管疾病
	鸡蛋+豆腐	有利于钙的吸收
忌	鸡蛋+豆浆	会降低营养
	鸡蛋+红薯	导致腹痛

营养成分表

营养素	含量（每100克）
蛋白质	13.3克
脂肪	8.8克
碳水化合物	2.8克
维生素A	234毫克
维生素B_1	0.11毫克
维生素B_2	0.27毫克
维生素E	1.84毫克
钙	56毫克
磷	130毫克
镁	10毫克
铁	2毫克
锌	1.1毫克
硒	14.34微克

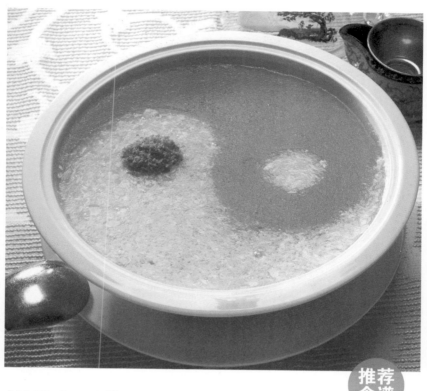

胡萝卜蛋羹

原料： 胡萝卜200克，鸡蛋3个

调料： 盐3克，淀粉少许，鸡汤500毫升

做法：

❶ 胡萝卜去皮洗净，用搅拌机搅拌成泥状，鸡蛋取蛋黄。

❷ 胡萝卜泥入锅中，加鸡汤，调入盐，煮开用淀粉勾芡，盛出。

❸ 蛋黄倒入锅中用文火打芡成浆状，取出在萝卜羹上打成太极形状即可。

专家点评： 这道菜不但爽嫩适口，而且营养丰富，是宝宝的一款好食谱。胡萝卜和鸡蛋一同食用，使胡萝卜中的胡萝卜素容易吸收，也增加了菜肴中优质蛋白、多种脂肪酸、胆固醇的含量，增加了对人的滋补性，尤其适宜宝宝对蛋白质、脂肪、卵磷脂、胆固醇以及多种维生素的需要。

烹饪常识： 做这道羹时不要放鸡精或味精，否则会破坏鸡蛋中的营养。

推荐食谱

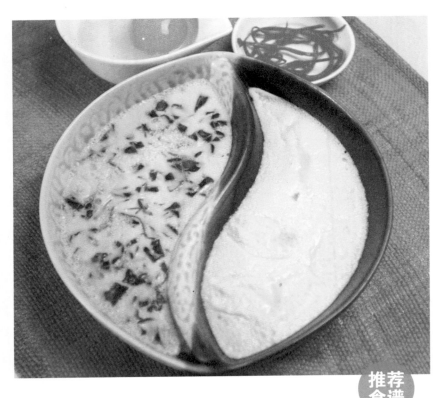

推荐食谱

双色蒸水蛋

原料: 鸡蛋2个,菠菜适量

调料: 盐3克

做法:

❶ 将菠菜清洗干净后切碎。

❷ 取碗,用盐将菠菜腌渍片刻,用力揉透至出水,再将菠菜叶中的汁水挤干净。

❸ 鸡蛋打入碗中拌匀加盐,再分别倒入鸳鸯锅的两边,在锅一侧放入菠菜叶,入锅蒸熟即可。

专家点评: 水蒸蛋咸软细滑,十分可口。鸡蛋中的蛋白质为优质蛋白,对肝脏组织损伤有修复作用,还富含二十二碳六烯酸(DHA)和卵磷脂、卵黄素,对宝宝神经系统和身体发育有利,能健脑益智,改善记忆力,并促进肝细胞再生。

烹饪常识: 蒸蛋的时间不要太长,时间以8~10分钟为宜。通常水蛋内会有蜂窝孔,部分原因是打蛋技巧不佳造成的。因此打蛋时应顺着一个方向不停地搅打,直至蛋液变得细滑再下锅清蒸。

宝宝 禁 吃的食物

　　为了避免宝宝出现偏食和营养过剩的情况，有些食物还不宜列入这一时期宝宝的食谱计划。那么，具体有哪些食物呢？

肥肉

忌吃关键词：
脂肪、肥胖症

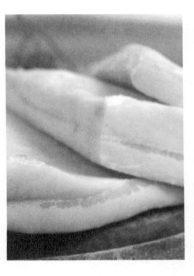

不宜食用肥肉的原因

　　过多地摄入脂肪会导致宝宝体内脂肪过剩，使血液中的胆固醇与甘油三酯含量增多，从而引发心血管疾病，甚至导致肥胖症。而且，肥肉中的脂肪多为饱和脂肪酸，不仅胆固醇含量高，而且消化率低，在胃内滞留的时间又长，食用后易产生饱腹感，从而影响宝宝的进食量。此外，高脂肪的饮食还会影响宝宝对钙的吸收。因此，不建议1岁以内的宝宝食用肥肉，1岁以后的宝宝也不宜多吃。

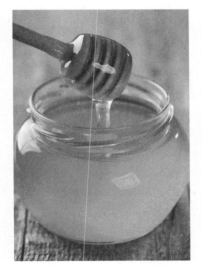

蜂蜜

忌吃关键词：
腹泻、毒素

不宜食用蜂蜜的原因

　　蜂蜜能够增强肠道蠕动并缩短排便时间，而宝宝由于年纪太小，胃肠功能还未健全，食用蜂蜜后很容易引起腹泻。另外，蜜蜂在采取花粉酿蜜的过程中，有可能会把被污染的花粉和毒素带回蜂箱。宝宝的肠道抗病能力和屏蔽功能差，很容易受感染而引起食物中毒。因此，1岁以内的宝宝应禁食蜂蜜，1岁以上的宝宝也应少食蜂蜜。

咸鸭蛋

忌吃关键词：
缺锌、亚硝酸盐

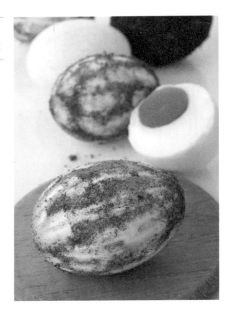

不宜食用咸鸭蛋的原因

过咸的鸭蛋，一方面能直接影响宝宝对锌的吸收，导致宝宝缺锌；另一方面，腌制的咸鸭蛋中，钠的含量相对较高，会造成宝宝出现局部水肿的情况。另外，腌制的咸鸭蛋含有大量的亚硝酸盐，亚硝酸盐是致癌物质，对宝宝的健康有很大影响。因此，10岁以内的宝宝，最好不要吃咸鸭蛋，10岁以后的宝宝，也最好少吃咸鸭蛋。

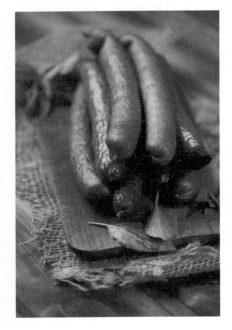

腊肠

忌吃关键词：
亚硝酸、
动物性蛋白

不宜食用腊肠的原因

腊肠中的亚硝酸对人体有着很大的危害。由于宝宝太小，肾脏各器官还未发育完善，食用腊肠后，会增加肾脏的负担，容易引起溶血性贫血。制作腊肠时，添加了多种调味剂，宝宝的味觉处于发育阶段，不宜食用。另外，腊肠中肥肉比例高达50%以上，含有极高的脂肪和动物性蛋白质，宝宝摄入后，容易导致体内脂肪过剩，增加患肥胖症的概率。因此，3岁以内的宝宝应禁止食用腊肠，10岁以内的宝宝也应少食或不食腊肠。

熏肉

忌吃关键词：
水肿

不宜食用熏肉的原因

熏肉在制作过程中加入了很多盐腌渍，人体摄入较多的盐，易引起体内钠水潴留，造成水肿。熏肉的热量很高，脂肪含量丰富。一方面，摄入大量的脂肪容易引起心脑血管疾病，甚至导致营养过剩，使宝宝出现肥胖症；另一方面，熏肉中所含有的脂肪很容易转化为过氧化脂质，而过氧化脂质会导致大脑早衰或痴呆，直接损害大脑的发育。因此，3岁以内的宝宝应禁止食用熏肉，10岁以内的宝宝也应少食或不食熏肉。

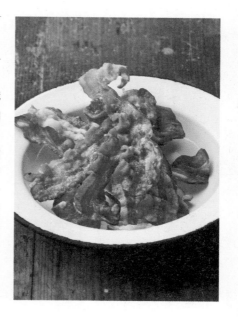

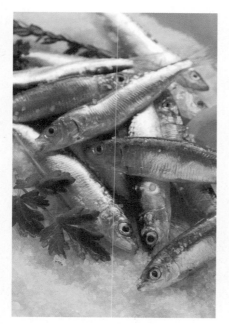

咸鱼

忌吃关键词：
二甲基亚硝胺

不宜食用咸鱼的原因

任何咸鱼都含有大量的二甲基亚硝盐，这种物质进入人体后，会转化为致癌性很强的二甲基亚硝胺，对宝宝的健康造成极大的危害。据调查，10岁以前开始吃腌制品的宝宝，成年后患癌的可能性比一般人高3倍。另外，咸鱼中也含有较高的盐，而食用高盐食品一方面易增加宝宝的肾脏负担，造成宝宝出现局部水肿；另一方面，还易诱发高血压病。因此，3岁以内的宝宝应禁食咸鱼，3岁以上、10岁以下的宝宝也应少食或不食咸鱼。

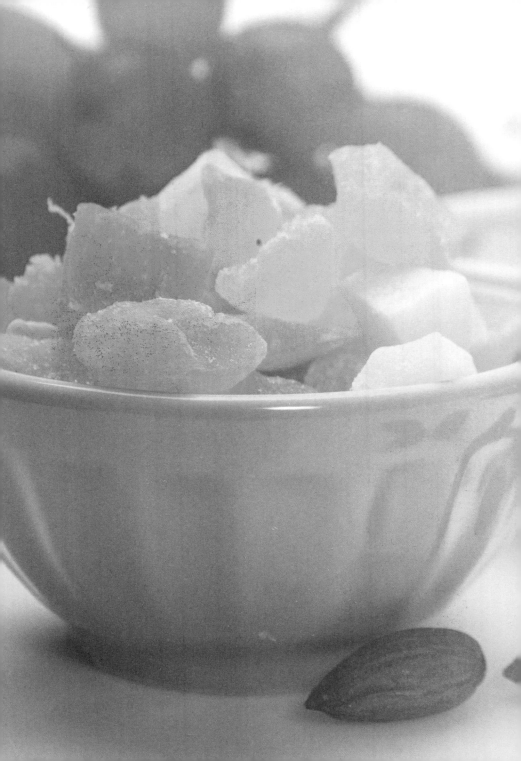

第五章

13～18个月宝宝
的喂养指南

13～18个月的宝宝，
已经可以食用质地较软、块状较小的食物，
如软米饭、馄饨、包子、碎菜、水果、蛋、豆腐、肉末等。
这个阶段的宝宝，喜欢用手抓食物，
妈妈可以准备饼干、糕点等让宝宝自己抓食，
以锻炼宝宝手指的灵活性。

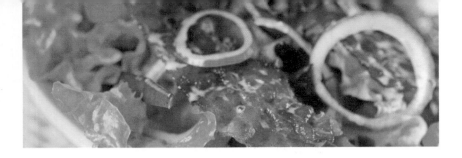

喂养须知

宝宝满1岁了，已经长了好几颗牙齿，咀嚼和消化能力越来越好，这个时候，还有一些什么问题需要注意呢？爸爸妈妈快来了解一下吧！

1 宝宝不宜过多吃糖

如果婴幼儿糖分摄取过多，体内的B族维生素就会因帮助糖分代谢而消耗掉，从而引起神经系统的B族维生素缺乏，产生嗜糖性精神烦躁症状。且糖吃多了易得龋齿。主要是因为口腔是一个多细菌的环境，有些细菌可以利用蔗糖合成多糖，多糖又可以形成一种黏性很强的细菌膜，这种细菌膜附着在牙齿表面上不容易消除，细菌可大量繁殖而形成一些有机酸和酶，尤其是乳酸杆菌产生大量乳酸，直接作用于牙齿，可使牙齿脱钙、软化，酶类可以溶解牙组织中的蛋白质，在酸和酶的共同作用下，牙齿的硬度和结构遭到破坏，就特别容易产生龋齿。

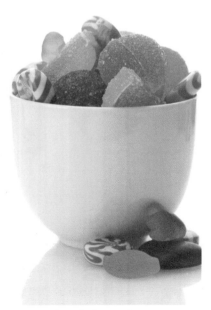

糖吃多了容易得龋齿，宝宝不宜多吃。

2 宝宝不宜多吃零食

吃零食过多对宝宝的健康和生长发育是非常不利的。首先，零食吃多了，宝宝在正常的进食过程中，自然就没有食欲了，时间长了很容易造成厌食的情绪。其次，零食的营养成分是无法同主食相比的，大量食用，会使宝宝患营养缺乏症。另外，一些非正规厂家生产的零食，含有各种添加成分，且产品本身也难以保证质量，宝宝常吃这些零食，容易出现胃肠功能紊乱，肝肾功能也易受损，甚至有可能诱发癌症。

③ 宝宝不宜进食过量

不要给婴幼儿吃得太多，否则会造成婴幼儿伤食，使消化功能紊乱，加重消化器官和大脑控制消化吸收的胃肠神经及食欲中枢的负担，这样会使大脑皮层的语言、记忆、思维等中枢神经智能活动处于抑制状态。

④ 宝宝需要的固齿食物

对宝宝的乳牙保护不仅仅只是在口腔清洁等方面，营养也是很重要的。长牙时，给宝宝补充必要的"固齿食物"，也能帮助宝宝拥有一口漂亮坚固的小牙齿。

宝宝乳牙的发育与全身组织器官的发育不尽相同，但是，乳牙和它们一样，在成长过程中也需要多种营养素。

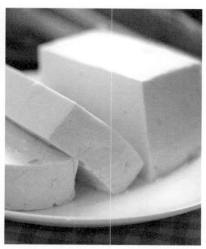

豆腐营养丰富，可以补充宝宝牙齿生长所需要的钙质。

矿物质中的钙、磷、镁、氟，其他如蛋白质的作用都是不可缺少的。虾仁、骨头、海带、肉、鱼、豆类和奶制品中都含有丰富的矿物质。

维生素A、维生素C、维生素D可以维护牙龈组织的健康，补充牙釉质形成所需的维生素，也可以让宝宝多吃一些新鲜蔬菜和水果，另外，日光浴也可以帮助宝宝补充维生素D。

⑤ 合理烹饪婴幼儿食品

宝宝1岁了，随着年龄的变化，其饮食特点也在跟着变化，妈妈要了解宝宝进入幼儿期的饮食特点，为宝宝合理安排膳食，才能为宝宝补充足够营养，达到更好的喂养效果。

所谓合理烹饪，就是要照顾到幼儿的进食和消化能力，在食物烹调上下工夫。首先，要做到细、软、烂。面条要软烂，面食以发面为好，肉要斩末切碎，鸡、鱼要去骨或刺，花生、核桃要制成泥、酱，瓜果去皮与核，含粗纤维多的食物及油炸食物要少用，刺激性食品应少吃。

其次，给幼儿制作的膳食要小巧。不论是馒头还是包子，一定要小巧。巧，就是让幼儿很好奇进而喜爱这种食品。幼儿天生好奇爱美，外形美观、花样翻新、气味诱人的食品通过视觉、嗅觉等感官，传导至小儿大脑食物神经中枢，引起反射，就能刺激其食欲，促进消化液的分泌，增进其消化吸收功能。

再次，是保持食物营养素。蔬菜要注意新鲜，先洗后切，急火快炒；炒菜熬粥都不要放碱，以免水溶性维生素遭到严重破坏；吃肉时要喝汤，这样可获得大量脂溶性维生素，而高温油炸可使食物中的维生素B_1破坏殆尽，维生素B_2损失将近一半，且不易消化。此外，陈旧发霉的谷、豆、花生，熏烤的肉类食品及腐败变质的鱼、虾、肉类，更应让孩子禁食。

6 宝宝营养不足的表现

13~18个月的宝宝，生长发育较快，身体和大脑在这一阶段都有飞速的发展，而满足宝宝生长发育的营养元素一旦供应不足，就会严重影响宝宝的身体健康以及大脑发育。为了预防宝宝营养不足，爸爸妈妈会带宝宝定期去医院进行检测，然而，宝宝日常的一些反应，其实是可以通过观察而得出结论的。下面，我们列出一些常见的营养元素缺乏的表现以及该营养元素的食物来源以供爸爸妈妈参考。

钙

缺乏表现：钙是人体的生命元素，宝宝出现缺钙时，会出现多汗、烦躁、夜惊、出牙晚、出牙不齐、下肢弯曲、肌腱松弛、厌食偏食，甚至出现湿疹等症状。

食物来源：鸡蛋、油菜、胡萝卜、芝麻、乳类、海产品（如虾、虾米、虾皮、紫菜等）、动物骨头、豆类与豆制品。

铁

缺乏表现：缺铁很容易引起缺铁性贫血，因此，缺铁的宝宝会出现脸色、口唇、眼睑、甲床苍白。宝宝还会怕凉、易感冒、食欲下降，少数宝宝甚至可能出现异食癖，并常伴有呕吐、腹泻以及消化不良等症状。

食物来源：黑木耳、香菇、蘑菇、青菜、芹菜、雪里蕻、动物肝脏、动物血液、瘦肉类、黄豆及其制品。

锌

缺乏表现：缺锌会损害细胞及体液的免疫功能，因此，缺锌的宝宝很容易出虚汗，睡觉盗汗，也容易患上感染性疾病，如口腔溃疡、感冒发热、扁桃体炎等。缺锌的宝宝食量普遍较小，生长发育缓慢，有些宝宝指甲还会出现白斑，手指长倒刺。

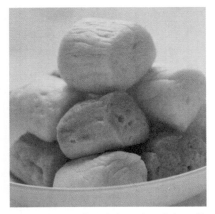

给宝宝制作的辅食，要注意粗细粮的搭配。

食物来源：苹果、大白菜、香菇、金针菇、猪瘦肉、海产品（如牡蛎、鱿鱼、海带、紫菜、黄鱼等）。

铜

缺乏表现：主要表现为缺铜性贫血，其症状与缺铁性贫血相似，如头晕、精神萎靡、皮肤苍白，严重时可引起视力减退、反应迟钝、动作缓慢。部分缺铜的宝宝还会出现厌食、肝脾肿大、腹泻等现象。缺铜性贫血会影响宝宝的生长发育，发生骨质疏松。

食物来源：动物肝脏、豆类、坚果类（如核桃、板栗、花生、葵花子等）、肉类、鱼类、豆制品、牡蛎、蘑菇、菠菜、白菜、香瓜、红糖等。

碘

缺乏表现：缺碘可引起宝宝智力低下，听力、语言和运动障碍，身材矮小，生殖器官发育不良，出现呆小症。幼儿期常缺碘会引发甲状腺肿大。

食物来源：海藻类（如海带、紫菜等）、海鱼、乳制品、蛋类、肉类、生长在富含碘的土壤中的蔬菜等。

7 本阶段的喂养要点

宝宝满1岁了，已经有5～7颗乳牙，咀嚼能力和消化能力都有了明显的提高，但由于消化系统未发育完善，比较娇弱，因此，还无法和成人一样进食。宝宝此阶段的食物应该单独做，要尽可能软、烂、碎，尤其是对于不易消化的肉类和植物纤维类的食物，更应该仔细加工。

这一阶段的宝宝，食物已从奶类为主转向为混合食物为主，在保证宝宝一日三餐主食的同时，还需要保证宝宝每天喝2次奶，总量为400～500毫升。由于宝宝的胃容量小，再加上这一阶段的宝宝活泼爱动，热量消耗大，因此，最好每日三餐辅食之外再加3次点心或水果作为补充食物，点心水果安排的时间距正餐时间不宜太紧，以免影响宝宝对正餐的食欲和进食量，造成营养失调。

在食材的选择上，相较上一阶段，可选择的范围更广泛一些，蔬菜、水果、肉类、蛋类以及谷类等食物，大部分可纳入宝宝的食谱。但是，由于宝宝的肠胃还没有发育完善，对食物的适应能力较差，在选择和制作食物时，需要注意避免有刺激性的、过硬的、油炸的、黏性的、过甜过咸的，并少吃凉拌菜。父母制作辅食时，要注意粗细搭配，避免让宝宝的辅食过精，以免出现维生素B_1缺乏。

这一时期的宝宝对食物的色、香、味已经有了初步的要求，烹调方法的优劣很容易影响宝宝的食欲，因此，父母最好能掌握一些常用的烹调方法，以增加宝宝进食的愉悦感。在制作辅食时，父母也要尽量减少食物烹调中的营养损失，如蔬菜应先洗后切，烹调时间要短，淘米次数和用水量不宜过多等，以免在烹调中损失过多营养。

宝宝 宜 吃的食物

宝宝满1岁了，已经长了好几颗牙齿，咀嚼和消化能力越来越强。那么这个时候还有一些什么问题需要注意呢？爸爸妈妈快来了解一下吧。

酸奶
Suan Nai

别名： 酸牛奶。

性味归经： 性平，味酸、甘。归胃、大肠经。

适用量： 每天150毫升左右为宜   **热量：** 278千焦/100克

主要营养素

乳酸菌、维生素、叶酸、钙

酸奶含有丰富的乳酸菌，能促进体内消化酶的分泌和肠道蠕动，清除肠道垃圾，抑制腐败菌的繁殖。此外，酸奶还含有可维持宝宝健康的维生素、叶酸、钙等营养素。

食疗功效

酸奶具有生津止渴、补虚开胃、润肠通便、降血脂、抗癌等功效，能调节机体内微生物的平衡，有助于维持宝宝身体健康。经常喝酸奶可以防治癌症和贫血，并可以改善牛皮癣和缓解儿童营养不良。老年人喝酸奶可以矫正由于偏食引起的营养缺乏。

选购保存

优质酸奶，应呈乳白色或稍带淡黄色，色泽均匀，凝块结实，均匀细腻，无气泡，有发酵后的乳香和清香纯净的乳酸味，无异味。酸奶需在2~4℃冷藏，随着保存时间的延长，酸奶的酸度会不断提高而使酸奶变得更酸。

♥ 温馨提示

酸奶是由牛奶发酵而成，里面含有大量的益生菌，能调节宝宝的肠道，帮助宝宝消化，建立肠道菌群，里面的双歧因子还可以帮助宝宝吸收营养。由于宝宝的肠胃还未发育完全，因此，1岁以前的宝宝，不建议饮用酸奶。

搭配宜忌

宜	酸奶+猕猴桃	促进肠道健康
	酸奶+苹果	开胃消食
忌	酸奶+香肠	易引发癌症
	酸奶+菠菜	易破坏酸奶的钙质

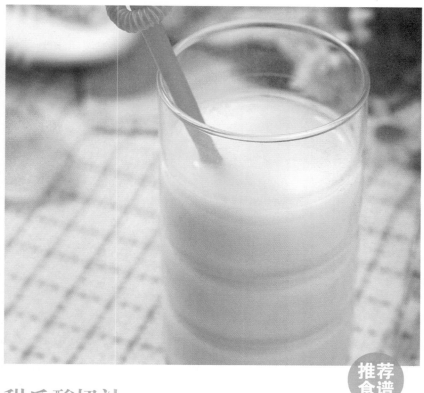

推荐
食谱

甜瓜酸奶汁

原料：甜瓜100克，酸奶1瓶

做法：

❶ 将甜瓜清洗干净，去掉皮，切块，放入榨汁机中榨汁。

❷ 将果汁倒入搅拌机中，加入酸奶，搅打均匀即可。

专家点评：这款饮品奶香十足，酸甜可口。在怀孕期间，酸奶除提供必要的能量外，还提供维生素、叶酸和磷酸。酸奶能抑制肠道腐败菌的生长，还含有可抑制体内合成胆固醇还原酶的活性物质，又能刺激机体免疫系统，调动机体的积极因素，有效地抗御癌症，所以，宝宝食用酸奶，可以增加营养，提高抗病能力。甜瓜营养丰富，可补充人体所需的能量及营养素，其中富含的碳水化合物及柠檬酸等营养成分，可消暑清热、生津解渴、除烦。

烹饪常识：选择甜瓜时要注意闻瓜的头部，有香味的瓜一般比较甜。此饮品加入青苹果，味道会更好。

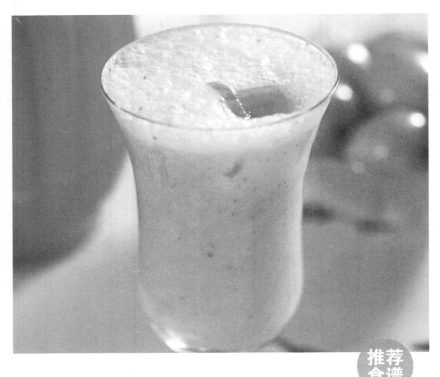

推荐食谱

红豆香蕉酸奶

原料： 红豆2大匙，香蕉1根，酸奶200毫升

做法：

❶ 将红豆清洗干净，入锅煮熟备用；香蕉去皮，切成小段。

❷ 将红豆、香蕉块放入搅拌机中，再倒入酸奶，搅打成汁即可。

专家点评： 这道饮品含有蛋白质、碳水化合物、维生素A、维生素C等多种营养，对宝宝的身体和大脑发育都很有益处。酸奶含有丰富的钙和蛋白质等，可以促进宝宝的食欲，提高人体对钙的吸收，有助于宝宝的骨骼发育。香蕉含有蛋白质、碳水化合物、脂肪、果胶、钙、磷、维生素A、B族维生素、维生素C、维生素E和膳食纤维等，有促进肠胃蠕动、防治便秘的作用。红豆富含维生素B_1、维生素B_2、蛋白质及多种矿物质，具有一定的补血功能。

烹饪常识： 红豆以豆粒完整、颜色深红、大小均匀、紧实皮薄者为佳。此饮品加入梨，味道会更好。

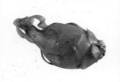

火龙果
Huo Long Guo

别名： 红龙果、情人果。

性味归经： 性凉，味甜。归胃、大肠经。

适用量： 每天半个　　**热量：** 204千焦/100克

主要营养素

铁、维生素C

火龙果中含铁元素的量比一般水果要高，而铁元素是制造血红蛋白及其他含铁物质不可缺少的元素，对人体健康有着重要作用，可以预防宝宝缺铁性贫血。火龙果中还富含维生素C，对宝宝的皮肤有益。

食疗功效

火龙果有预防便秘、促进眼睛保健、增加骨质密度、降血糖、降血脂、降血压、帮助细胞膜形成、预防贫血、降低胆固醇、美白皮肤、防黑斑的功效，还具有解除重金属中毒、抗自由基、瘦身、防大肠癌等功效。火龙果是高纤维、低热量的水果，适当吃一些对宝宝肠胃有益，对改善宝宝的便秘更是十分有帮助，只是家长应将每天的食用量控制在50克以内。

选购保存

火龙果以外观光滑、果身饱满、颜色呈鲜紫红者为佳。火龙果不宜放入冰箱中，可以直接放在阴凉通风处储存。建议现买现食，一次不要购买太多。

♥ 温馨提示

火龙果的果肉几乎不含果糖和蔗糖，糖分以葡萄糖为主，这种天然葡萄糖，容易被人体吸收，所以患有糖尿病的患者要注意不宜多吃。

搭配宜忌

宜	火龙果+虾	消热祛燥、增进食欲
	火龙果+枸杞	补血养颜
忌	火龙果+山楂	引起消化不良、腹痛、腹胀
	火龙果+黄瓜	破坏维生素C

营养成分表

营养素	含量（每100克）
蛋白质	0.62克
脂肪	0.17克
碳水化合物	13.91克
膳食纤维	1.12克
维生素A	未检测
维生素C	5.22毫克
维生素E	未检测
烟酸	未检测
钙	6.3毫克
铁	0.55毫克
锌	未检测
磷	30.2毫克

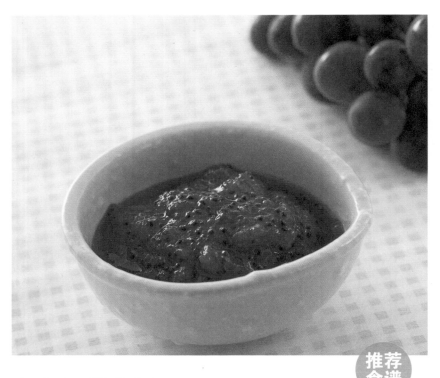

推荐食谱

火龙果葡萄泥

原料： 火龙果、葡萄各100克，温开水少许

做法：

1. 火龙果洗净，去皮，取出果肉。葡萄洗净，剥皮后去籽。

2. 将火龙果放入研磨器磨成微粒状，与葡萄一起放入碗中。

3. 取汤匙，碾碎葡萄，加入温开水搅匀即可。

专家点评： 火龙果富含水溶性膳食纤维，可以预防宝宝便秘。它还含有一般蔬果中较少有的植物性白蛋白，这种白蛋白会与人体内的重金属离子结合而起到解毒的作用，对宝宝的胃壁还有保护作用。葡萄中大部分有益物质可以被宝宝直接吸收，对宝宝体内的新陈代谢可起到良好作用。葡萄还是水果中含复合铁元素最多的水果，可以补充宝宝对铁的需求，从而预防宝宝缺铁性贫血。

烹饪常识： 葡萄在去除籽时，可以选择用牙签或者是回形针。这样比直接用手去除会方便很多，另外，在取火龙果果肉时，可以选择用较大的勺子挖出。

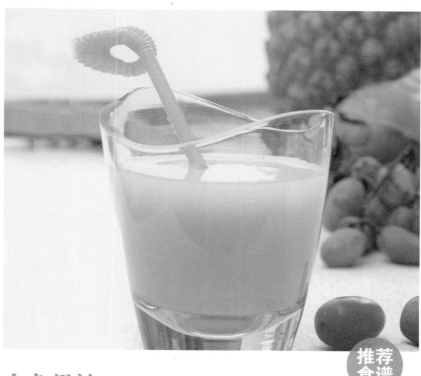

推荐食谱

火龙果汁

原料： 火龙果150克，菠萝50克，温开水600毫升

做法：

① 将火龙果洗净，对半切开后挖出果肉，切成小块。

② 将菠萝去皮，洗净后将果肉切成小块。

③ 把所有的材料放入榨汁机内，高速搅打3分钟即可。

专家点评： 菠萝中丰富的B族维生素能有效地滋养宝宝肌肤，防止皮肤干裂，滋润头发的光亮，同时也可以消除身体的紧张感和增强宝宝的免疫力。菠萝蛋白酶能有效分解食物中蛋白质，增加宝宝的肠胃蠕动，有效地预防宝宝便秘。火龙果中所含特殊的花青素能够增加宝宝肌肤的光滑度，对宝宝皮肤很有益，其含有的铁质也是比较丰富的，使宝宝能及时地补铁。本品是一道可供宝宝选择的健康饮品。

烹饪常识： 在去除菠萝皮时，先用菜刀将菠萝的两端切掉，再将菠萝正着放好，用刀沿菠萝表皮切下，再换用水果刀将没有切除的部分果皮剜掉。

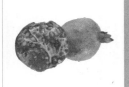

石榴
Shi Liu

别名： 安石榴、金罂、金庞、钟石榴、天浆。

性味归经： 性温，味甘、酸涩。归肺、肾、大肠经。

适用量： 每天10~20克　　**热量：** 252千焦/100克

主要营养素

维生素C、B族维生素

石榴的营养特别丰富，其中维生素C的含量比苹果高1~2倍，可以帮助宝宝提升免疫力和铁质的吸收，预防贫血。除此之外，它所含有的B族维生素可以促进宝宝的正常生长发育，增强宝宝的记忆力。

食疗功效

石榴有明显的收敛作用，能够涩肠止血，加之具有良好的抑菌作用，所以是治疗腹泻、出血的佳品。石榴汁含有多种氨基酸和矿物质，有助消化、抗胃溃疡、软化血管、降血脂和血糖、降低胆固醇等多种功能。宝宝可以吃石榴，但一定要注意，10个月以下的宝宝不能吃。此外，不要让宝宝吃整个石榴子，因为宝宝太小，石榴子极易被卡到气管里，所以最好是打汁给宝宝喝。

选购保存

挑选时选择光泽鲜亮、手感重、果皮饱满的较好。保存时，放置在阴凉通风处即可，也可以直接放在冰箱中，但放久了，会影响石榴的味道。

♥ 温馨提示

大便秘结、糖尿病、尿道炎以及感冒、肺气虚弱、肺病患者不宜吃石榴，多食石榴还会伤肺损齿。另外，切记石榴不要和海味一起吃，以免刺激胃肠，出现腹痛、恶心、呕吐等症状，损害人体健康。

搭配宜忌

宜	石榴+姜	增加食欲
	石榴+冰糖	生津止渴、镇静安神
忌	石榴+土豆	引起中毒
	石榴+螃蟹	刺激肠胃、不利消化

营养成分表

营养素	含量（每100克）
蛋白质	1.4克
脂肪	0.2克
碳水化合物	13.9克
膳食纤维	4.8克
维生素A	未测定
维生素B$_1$	0.05毫克
维生素B$_2$	0.03毫克
维生素C	9毫克
维生素E	4.91毫克
钙	9毫克
铁	0.3毫克
锌	0.19毫克
磷	71毫克

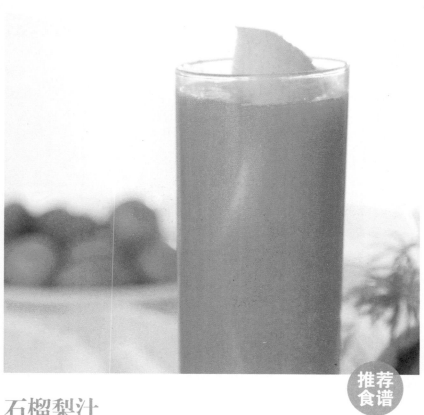

推荐食谱

石榴梨汁

原料： 梨2个，石榴1个

做法：

❶ 梨洗净，去皮，去核，切块。石榴切开去皮，取石榴子。

❷ 二者搅打成汁。

专家点评： 石榴是一种浆果，石榴中含有非常丰富的矿物质，还有花青素和红石榴多酚两大抗氧化成分，还含有维生素C、亚麻油酸以及叶酸等，能够为宝宝的肌肤迅速补充水分。维生素C比苹果、梨高出1～2倍，能够很好地促进宝宝的生长发育，提升宝宝的抵抗力。梨水分充足，富含多种维生素、矿物质，能够帮助宝宝体内的器官排毒。

烹饪常识： 这道饮品中可以根据个人的口味添加蜂蜜的量，还可以选择添加冰糖，冰糖也有祛火清热的功效。如果不喜欢太甜的食品，也可以选择不添加。

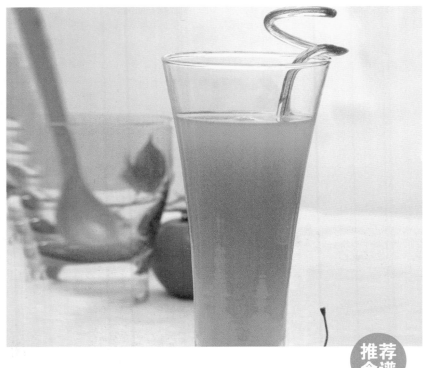

推荐
食谱

石榴苹果汁

原料：石榴1个，苹果1个，柠檬1个

做法：

❶ 剥开石榴的皮，取出果实；将苹果洗净、去核、切块；柠檬洗净，切块状。

❷ 将苹果、石榴、柠檬放进榨汁机，榨汁即可。

专家点评：苹果内含有碳水化合物、蛋白质、脂肪、膳食纤维、多种矿物质、维生素，可补充人体足够的营养，能够促进宝宝消食化积，预防宝宝出现便秘。柠檬富含维生素C，对人体发挥的作用犹如天然抗生素，具有抗菌消炎、增强宝宝的人体免疫力等多种功效。石榴中也含有丰富的维生素，可以提高宝宝的免疫力，帮助宝宝对铁质的吸收，是为宝宝的健康加分的饮品。

烹饪常识：剥皮的时候可以选择用刀子环形在石榴顶上切一圈，再顺着石榴的白筋在外皮上划几刀，刀口不要太深，用刀尖轻轻地把中间白色的划断，抽掉中间的白心，这样就能很快地取出石榴子了。

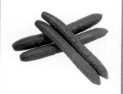

黄瓜
Huang Gua

别名：胡瓜、刺瓜、王瓜、青瓜。

性味归经：性凉，味甘。归肺、胃、大肠经。

适用量：每天约50克　　热量：60千焦/100克

主要营养素

膳食纤维、维生素B₁

黄瓜中含有的细纤维，可以降低血液中胆固醇、甘油三酯的含量，促进肠道蠕动，加速废物排泄，改善宝宝的新陈代谢。

食疗功效

黄瓜具有除湿、利尿、降脂、镇痛、促消化之功效。黄瓜中含有丰富的维生素B₁和维生素B₂，这两种物质能帮助宝宝防治口角炎。黄瓜含有丰富的膳食纤维，能促进肠内有毒食物的排泄，预防宝宝便秘，维持宝宝肠道的健康。黄瓜尾部含有苦味素，苦味素不仅健胃，增加肠胃动力，帮助消化，清肝利胆和安神，还可以防止流感。

选购保存

选购黄瓜，色泽应鲜亮，若外表有刺状凸起，而且黄瓜头上顶着新鲜黄花的为最好。黄色或近似黄色的瓜为老瓜。在保存时，可以把黄瓜用保鲜膜包好，然后放进冰箱中冷藏。

♥ 温馨提示

黄瓜虽好，但不能经常吃，否则动寒热，多疟疾，积淤热，使人虚热上逆、少气，损阴血，发疮疥、脚气和虚肿等。黄瓜性凉，体质虚寒的宝宝不宜生食，有风寒感冒的宝宝也不宜生食。

搭配宜忌

宜	黄瓜+豆腐	降低血脂
	黄瓜+蜂蜜	润肠通便、清热解毒
忌	黄瓜+花生	引起腹泻
	黄瓜+橘子	破坏维生素

营养成分表

营养素	含量（每100克）
蛋白质	0.8克
脂肪	0.2克
碳水化合物	2.4克
膳食纤维	0.5克
维生素A	15微克
维生素C	9毫克
维生素E	0.49毫克
烟酸	0.2毫克
钙	24毫克
铁	0.5毫克
锌	0.18毫克
磷	24毫克

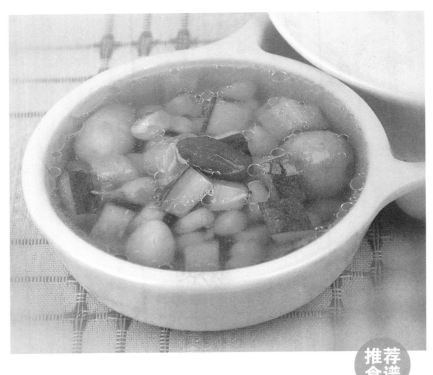

推荐
食谱

黄瓜玉米汤

原料： 玉米粒200克，黄瓜100克，莲子50克

调料： 高汤适量，白糖10克

做法：

❶ 将玉米粒洗净，黄瓜洗净切丁，莲子洗净。

❷ 将煲锅上火倒入高汤，加入玉米粒、黄瓜、莲子，调入白糖，小火煲至熟即可。

专家点评： 黄瓜肉质脆嫩、汁多味甘、芳香可口，它含有蛋白质、糖类、多种维生素、膳食纤维以及钙、磷、铁、钾、钠、镁等丰富的成分。特别是其中含有的膳食纤维能够促进肠胃蠕动，保障宝宝的肠道健康，帮助宝宝顺利地排便。玉米可以帮助宝宝开胃，还对智力的发育和增强记忆力有一定的帮助。莲子除了有清热祛火的功效之外，因钙、磷和钾含量也非常丰富，所以可以促进骨骼和牙齿的生长发育。本品是一道营养丰富的宝宝辅食。

烹饪常识： 黄瓜尾部含有较多的苦味素，苦味素有抗癌的作用，所以可以尝试着不把黄瓜尾部全部去掉。

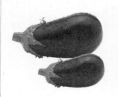

茄子
Qie Zi

别名：紫瓜、紫茄、落苏。

性味归经：性凉，味甘。归胃、肠经。

适用量：每天1个　**热量：**84千焦/100克

主要营养素

维生素E

茄子中含有的维生素E能促进人体新陈代谢，增强宝宝的抵抗力，可保护生物膜免受过氧化物的损害，改善血液循环，增强肌肤细胞活力。

食疗功效

茄子具有清热止血，消肿止痛的功效。茄子含有蛋白质、脂肪、碳水化合物、维生素以及钙、磷、铁等多种营养素，宝宝适量食用，不仅能补充身体所需的多种物质，还能增强身体的抗病能力，对消化不良、便秘的宝宝还有一定的食疗功效。

选购保存

以果形均匀周正，老嫩适度，无裂口、腐烂、锈皮、斑点，皮薄，籽少，肉厚，细嫩者为佳。一般情况下，可以把茄子直接放在阴凉通风处，记得不要让茄子沾到水，这样相对会放的时间长点。

♥ 温馨提示

茄子秋后其味偏苦，性凉，脾胃虚寒、体弱、便溏、哮喘者不宜多食。茄子切忌生吃，以免中毒。手术前吃茄子，麻醉剂可能无法被正常地分解，会拖延患者苏醒时间，影响患者康复速度。

搭配宜忌

宜	茄子+猪肉	维持正常血压
	茄子+黄豆	通气、顺畅、润燥消肿
忌	茄子+螃蟹	郁积腹中、伤害胃肠
	茄子+墨鱼	引起霍乱

营养成分表

营养素	含量（每100克）
蛋白质	1.1克
脂肪	0.2克
碳水化合物	3.6克
膳食纤维	1.3克
维生素A	8微克
维生素C	5毫克
维生素E	1.13毫克
烟酸	0.6毫克
钙	24毫克
铁	0.5毫克
锌	0.23毫克
磷	23毫克

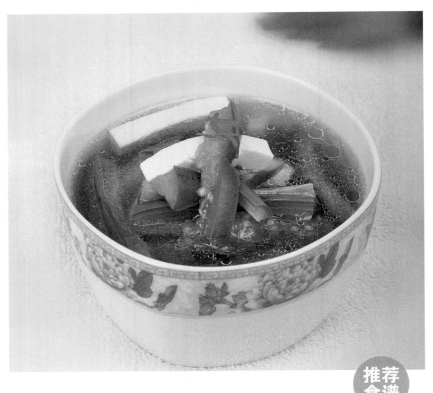

推荐食谱

茄子豆腐汤

原料：豆腐200克，茄子100克

调料：盐少许，高汤适量

做法：

❶ 将豆腐洗净切条状，茄子洗净切成条备用。

❷ 净锅上火倒入高汤，下入茄子、豆腐，调入盐，煲至熟即可。

专家点评：茄子营养较丰富，富含钙、磷、铁、维生素B_1、维生素B_2、维生素C等，所含的龙葵碱有一定的防癌功效。

茄子还能清热解暑，特别是夏天，由于炎热，宝宝容易长痱子，食用一定量的茄子，可在一定程度上给宝宝清热去痱子。豆腐除了有帮助宝宝增加营养、促进消化、增进食欲的功能外，对牙齿、骨骼的生长发育也颇为有益，可增加血液中铁的含量，预防宝宝缺铁性贫血。

烹饪常识：茄子切后易氧化，可以将切成块的茄子放入水中浸泡起来，待做菜时再捞起沥干，就可避免茄子变色。

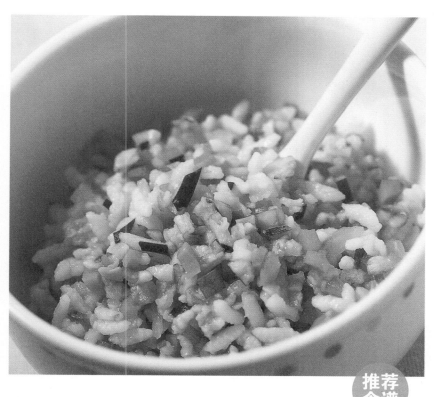

推荐食谱

茄子饭

原料： 软米饭40克，洗净的牛肉、茄子、胡萝卜各10克，洋葱5克

调料： 葱花1/4小匙，洋葱汁1/2小匙，香油、芝麻盐各少许，高汤1/4杯

做法：

❶ 牛肉磨碎后放洋葱汁和香油搅拌。

❷ 茄子、胡萝卜及洋葱去皮后剁碎。

❸ 平底锅加油热锅，入牛肉翻炒，再放入茄子、胡萝卜和洋葱炒一会儿。

❹ 熟后放入高汤、葱花、软米饭再煮，最后撒上香油和芝麻盐即可。

专家点评： 牛肉中含有大量的营养成分，其中丰富的维生素B_6，可帮助宝宝增强免疫力，促进蛋白质的新陈代谢和合成。洋葱中含有的维生素C对宝宝的皮肤很有好处，能够使得皮肤红润水嫩而有弹性。茄子中含有的维生素E和维生素P能够很好地促进宝宝的新陈代谢，改善宝宝的血液循环。

257

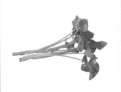

空心菜
Kong Xin Cai

别名： 藤藤菜、通心菜、无心菜、竹叶菜。

性味归经： 性寒，味甘。无毒。归肝、心、大肠、小肠经。

适用量： 每天约50克　　**热量：** 336千焦/100克

主要营养素

蛋白质、胡萝卜素

空心菜含有丰富的蛋白质，含量比，能够保持宝宝健康正常地生长发育，增强宝宝的抵抗力。空心菜含有多种维生素，其中胡萝卜素是大白菜的近20倍，对宝宝的眼睛发育有极大的益处。

食疗功效

空心菜具有洁齿防龋、除口臭、健美皮肤的作用，堪称美容佳品。它的粗纤维的含量较丰富，这种食用纤维由纤维素、半纤维素、木质素、胶浆及果胶等组成，具有促进肠蠕动、通便解毒作用，夏季给宝宝适量食用，可以防暑解热，凉血排毒，防治痢疾。空心菜还含有钾、氯等调节水液平衡的元素，食后可降低肠道的酸度，预防肠道内的菌群失调，对宝宝的肠道健康大有裨益。

选购保存

空心菜以水分充足，鲜嫩，茎条均匀，无枯黄叶，无病斑，无须根者为佳。软烂、长出根的为次等品。建议现买现做，一次不要购买太多。

♥ 温馨提示

空心菜虽然是一种防病治病的好蔬菜，但并不是适合每一个人食用。因为其性寒滑利，所以体质虚弱、脾胃虚寒、腹泻者不要食用为好。出现血压过低、手脚容易无故麻痹或抽筋现象的人，也不应该多吃。

搭配宜忌

宜	空心菜+尖椒	解毒降压
	空心菜+橄榄菜	防止老化
忌	空心菜+牛奶	影响钙质的吸收
	空心菜+起司	影响钙质的吸收

营养成分表

营养素	含量（每100克）
蛋白质	2.2克
脂肪	0.3克
碳水化合物	2.2克
膳食纤维	1.4克
维生素A	253微克
维生素C	25毫克
维生素E	1.09毫克
烟酸	0.8毫克
钙	99毫克
铁	2.3毫克
锌	0.39毫克
磷	38毫克

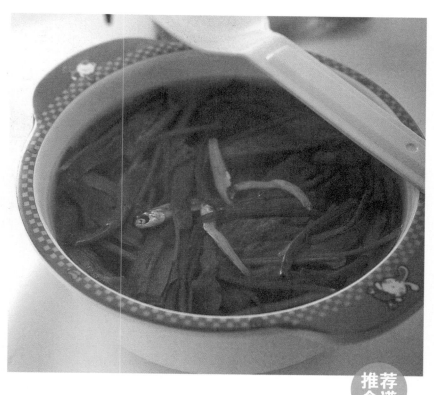

推荐食谱

小鱼空心菜汤

原料： 空心菜100克，小鱼干适量

调料： 姜适量，高汤200毫升

做法：

❶ 将空心菜洗净，切断；小鱼干洗净；姜洗净，切丝。

❷ 将高汤煮沸，放入小鱼干、姜丝略煮。

❸ 再加入空心菜煮食即可。

专家点评： 空心菜含有丰富的营养，含有大量的纤维素和半纤维素、胶浆、果胶等食用纤维，这些营养对宝宝的胃肠有很大好处，可以帮助胃肠蠕动，有利于消化，起到通便的效果。空心菜还含有叶酸、钙和镁，可以预防宝宝贫血和维持心脏的正常功能。小鱼干中蛋白质含量丰富，其中所含人体必需氨基酸的量和比值最适合人体需要，因此，是宝宝摄入蛋白质的良好来源，还可补充铁、磷、钙、维生素A和维生素D等营养元素，适合宝宝食用。

烹饪常识： 小鱼干用水泡一泡，再用几根筷子搅动，再稍微泡一下，这样在煮的时候就会比较容易熟。

259

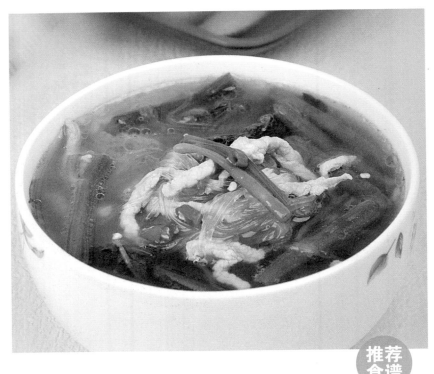

推荐
食谱

空心菜肉丝汤

原料：空心菜125克，猪肉75克，水发
粉丝30克

调料：花生油25克，盐4克，姜、葱2克

做法：

❶ 将空心菜洗净，切成段；猪肉洗净切
丝；水发粉丝切段备用。

❷ 净锅上火倒入花生油，将葱、姜爆
香，下入肉丝煸炒至断生，倒入水，
调入盐烧开，下入粉丝、空心菜煲至
熟即可。

专家点评：空心菜中有丰富的维生素C
和胡萝卜素，其维生素含量高于大白

菜，这些物质有助于增强宝宝体质，防
病抗病。空心菜中的大量纤维素，可促
进肠道蠕动，加速排便，对于防治宝宝
便秘及减少肠道癌变有积极的作用。猪
肉中的蛋白质为完全的蛋白质，含有人
体必需的各种氨基酸，并且构成比例和
人体接近，能很容易地被宝宝吸收，营
养价值高。

烹饪常识：一般情况下，在做这道汤之
前，把空心菜茎部的老梗要择去，因为
空心菜茎部的老梗会生涩难咽。

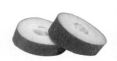

冬瓜
Dong Gua

别名： 枕瓜、白瓜、水芝、地芝。

性味归经： 性微寒，味甘淡。归肺、大肠、小肠、膀胱经。

适用量： 每天约50克　　**热量：** 44千焦/100克

主要营养素

膳食纤维、胡萝卜素

冬瓜中的膳食纤维，能刺激宝宝的肠道蠕动，使肠道里积存的致癌物质尽快排泄出去，促进宝宝的肠道健康。冬瓜中还含有胡萝卜素，宝宝食用后在体内转化成维生素A，有益于骨骼和牙齿的生长。

食疗功效

冬瓜具有清热解毒、利水消肿、润肺生津、解毒排脓的功效。冬瓜有良好的清热解暑功效。夏季多吃些冬瓜，不但解渴消暑、利尿，还可使人免生疗疮。冬瓜含有多种维生素和人体所必需的微量元素，可调节人体的代谢平衡，夏季让宝宝适量食用，有助于宝宝身体健康。冬瓜能养胃生津、清降胃火，使人食量减少，而不变成脂肪，很适合营养过剩的宝宝食用。

选购保存

挑选时要选择外形完整、无虫蛀、无外伤的新鲜冬瓜。买回来的冬瓜如果吃不完，可用一块比较大的保鲜膜贴在冬瓜的切面上，用手抹紧贴满，可保持3～5天。

❤ 温馨提示

冬瓜性寒，脾胃气虚、腹泻便溏、胃寒疼痛者忌食生冷冬瓜。久病与阳虚肢冷者也要忌食。并且就算是适宜吃的人群，也要注意对食用量的控制，一次性不要吃得太多。

搭配宜忌

宜	冬瓜+海带	降低血压
	冬瓜+芦笋	降低血脂
忌	冬瓜+鲫鱼	导致身体脱水
	冬瓜+醋	降低营养价值

营养成分表

营养素	含量（每100克）
蛋白质	0.4克
脂肪	0.2克
碳水化合物	1.9克
膳食纤维	0.7克
维生素A	13微克
维生素C	18毫克
维生素E	0.08毫克
烟酸	0.3毫克
钙	19毫克
铁	0.2毫克
锌	0.07毫克
磷	12毫克

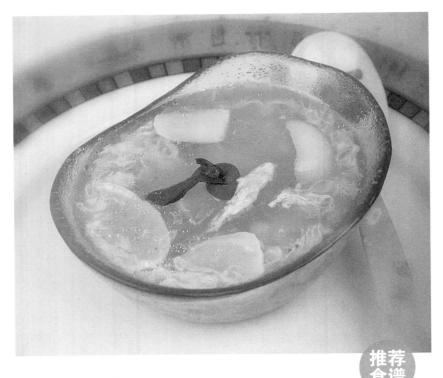

推荐食谱

冬瓜鸡蛋汤

原料： 冬瓜200克，水发百合25克，鸡蛋1个

调料： 花生油少许，盐4克

做法：

❶ 将冬瓜去皮、籽洗净切片；水发百合洗净；鸡蛋打入碗内搅匀备用。

❷ 净锅上火倒入花生油，下入冬瓜片煸炒至八成熟时，倒入水，调入盐，下入水发百合烧开煲至熟，淋入鸡蛋液稍煮即可。

专家点评： 鸡蛋中的蛋黄中含有丰富的卵磷脂、固醇类、蛋黄素以及钙、磷、铁、维生素 A、维生素 D 及 B 族维生素，这些成分对增进宝宝的神经系统功能大有裨益。百合含有淀粉、蛋白质、脂肪及钙、磷、铁、维生素B₁、维生素B₂、维生素C等营养素，具有良好的营养滋补之功。冬瓜可以清热解毒、利水消肿、润肺生津，对宝宝的健康也是大有益处的。本品是一道让宝宝身体健康成长的佳品。

烹饪常识： 这道汤中，由于鸡蛋比较容易熟，所以在切冬瓜时，尽量切得薄一些，这样和鸡蛋就能够协调一致。

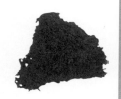

紫菜
Zi Cai

别名： 紫英、索菜、灯塔菜。

性味归经： 性寒、味甘、咸。归肺经。

适用量： 每天15克左右为宜　**热量：** 832千焦/100克

主要营养素

钙、铁、碳水化合物

紫菜中富含钙、铁，可补充宝宝身体所需营养，增强宝宝的免疫功能，预防缺铁性贫血，使骨骼和牙齿得到保健。紫菜含有的碳水化合物，能为机体提供热量，且有保肝解毒的作用。

食疗功效

紫菜含有的甘露醇是一种很强的利尿剂，有消水肿的作用，有利于保护肝脏。紫菜中含有较多的碘，可以治甲状腺肿大，又可使头发润泽。紫菜中含有丰富的钙、铁元素，能增强记忆力，还能防治宝宝缺铁性贫血，促进宝宝骨骼、牙齿的生长和发育。

选购保存

宜选购色泽紫红、无泥沙杂质、干燥的紫菜。若紫菜浸泡凉水后，浸泡的水呈蓝紫色，说明紫菜曾被有毒物质污染过，不能食用。紫菜极易返潮变质，打开后应装入黑色食品袋中，或用塑料膜包好，置于低温干燥处或放入冰箱中保存。

♥ 温馨提示

紫菜的蛋白质含量是一般植物的几倍，且富含易于被人体吸收的碘，有利于宝宝大脑发育，但要注意适量。另外，由于紫菜不易消化，因此，9个月以下的宝宝，最好不要食用。因为紫菜性寒，体质虚寒的宝宝也不宜食用。

搭配宜忌

宜	紫菜+猪肉	可化痰软坚、滋阴润燥
	紫菜+鸡蛋	可补充维生素B$_{12}$和钙质
忌	紫菜+花菜	会影响钙的吸收
	紫菜+柿子	不利于消化

营养成分表

营养素	含量（每100克）
蛋白质	26.7克
脂肪	1.1克
碳水化合物	44.1克
膳食纤维	21.6克
维生素A	228微克
维生素B$_1$	0.27毫克
维生素B$_2$	1.02毫克
维生素C	2毫克
维生素E	1.82毫克
钙	264毫克
铁	54.9毫克
锌	2.47毫克
硒	7.22微克

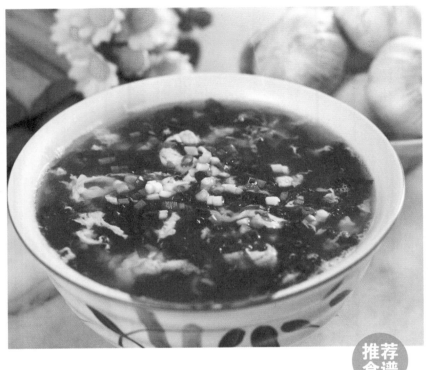

推荐食谱

紫菜蛋花汤

原料: 紫菜250克,鸡蛋2个

调料: 盐3克,姜5克,葱2克

做法:

❶ 将紫菜用清水泡发后,捞出清洗干净;葱清洗干净,切花;姜去皮,切末。

❷ 锅上火,加入水煮沸后,下入紫菜。

❸ 待紫菜再沸时,打入鸡蛋,至鸡蛋成形后,下入姜末、葱花,调入调料即可。

专家点评: 紫菜属中叶状藻体可食的种群,其蛋白质、铁、磷、钙、核黄素、胡萝卜素等含量居各种蔬菜之冠,故紫菜有"营养宝库"的美称。而且紫菜所含的多糖具有明显增强细胞免疫和体液免疫的功能,可促进淋巴细胞转化,提高机体的免疫力。这道汤除了能让宝宝补充营养,还对缺铁性贫血有一定的疗效,能有效预防佝偻病,促进宝宝的生长发育以及大脑发育。

烹饪常识: 紫菜容易熟,煮一下即可。此汤淋入少许香油味道更好。

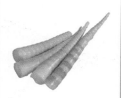

竹笋
Zhu Sun

别名：笋、闽笋。

性味归经：性微寒，味甘。无毒。归胃、大肠经。

适用量： 每天40～60克为宜　　**热量：** 80千焦/100克

主要营养素

蛋白质、维生素、膳食纤维

竹笋中植物蛋白、维生素的含量均较高，有助于增强机体的免疫功能，提高防病、抗病能力。竹笋中所含的膳食纤维对肠胃有促进蠕动的功用，对防治宝宝便秘有一定的效用。

食疗功效

竹笋具有清热化痰、益气和胃、治消渴、利水道、利膈、帮助消化、去食积、防便秘等功效。另外，竹笋含脂肪、淀粉很少，属天然低脂、低热量食品，是营养过剩、体形肥胖宝宝的佳品。适合习惯性便秘者、糖尿病患者等食用。

选购保存

选购竹笋首先看色泽，黄白色或棕黄色，具有光泽的为上品。竹笋适宜在低温条件下保存，但不宜保存过久，否则质地变老会影响口感，建议保存1周左右。

♥ 温馨提示

竹笋一年四季皆有，但唯有春笋、冬笋味道最佳。由于竹笋不易消化，因此，宝宝也不宜多食。患有胃溃疡、胃出血、肾炎、肝硬化、肠炎、尿路结石、骨质疏松、佝偻病等病的患者也不宜多吃。

搭配宜忌

宜	竹笋+鸡肉	可暖胃益气、补精添髓
	竹笋+莴笋	可治疗肺热痰火
忌	竹笋+羊肉	会导致腹痛
	竹笋+豆腐	易形成结石

营养成分表

营养素	含量（每100克）
蛋白质	2.6克
脂肪	0.2克
碳水化合物	3.6克
膳食纤维	1.8克
维生素A	未测定
维生素B_1	0.08毫克
维生素B_2	0.08毫克
维生素C	5毫克
维生素E	0.05毫克
钙	9毫克
铁	0.5毫克
锌	0.33毫克
硒	0.04微克

265

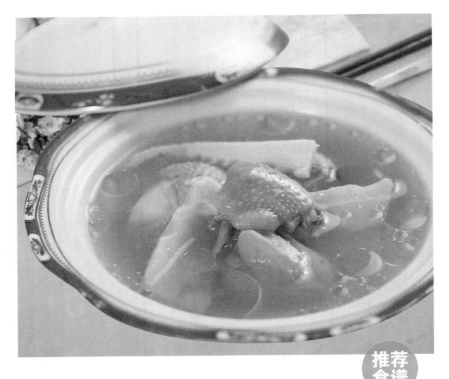

推荐食谱

竹笋鸡汤

原料： 鸡半只，竹笋3根

调料： 姜2片，盐4克

做法：

① 鸡清洗干净，剁块，放入锅内氽烫，去除血水后捞出，冲净。

② 另起锅放水烧开，下鸡块和姜片，改小火烧15分钟。

③ 竹笋去壳，清洗干净后切成厚片，放入鸡汤内同煮至熟软（约10分钟），然后加盐调味，即可熄火盛出食用。

专家点评： 竹笋味道清淡鲜嫩，营养丰富。其含有充足的水分、丰富的植物蛋白以及钙、磷、铁等人体必需的营养成分和矿物质，特别是纤维素含量很高，常食有帮助消化、防止便秘的功能。鸡肉蛋白质含量较高，且易被人体吸收利用，有增强体力、强壮身体的作用。用竹笋和鸡煲汤，既滋补又不油腻，有助于增强宝宝的免疫功能，提高宝宝的防病抗病能力。

烹饪常识： 食用竹笋前应先用开水焯过，以去除笋中的草酸，以免草酸在肠道内与钙结合成难吸收的草酸钙。

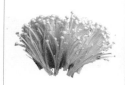

金针菇
Jin Zhen Gu

别名：金钱菌、冻菌、金菇。

性味归经：性凉，味甘。归脾、大肠经。

适用量：一次50克为宜　　热量：104千焦/100克

主要营养素

锌、氨基酸

金针菇中含锌量比较高，有促进宝宝智力发育和健脑的作用。金针菇中还含有丰富的氨基酸，能有效调节宝宝体内的含锌量，有助于宝宝的生长发育。

食疗功效

金针菇具有补肝、益胃、抗癌之功效，对肝病、胃肠道炎症、溃疡、肿瘤等病症有食疗作用。金针菇能有效地增强机体的生物活性，促进体内新陈代谢，有利于食物中各种营养素的吸收和利用，对宝宝生长发育也大有益处。

选购保存

选择金针菇时，以颜色呈淡黄至黄褐色或是色泽白嫩、菌盖中央较边缘稍深、菌柄上浅下深、有淡淡清香的金针菇为佳。用保鲜膜封好放，置于冰箱中可存放1周。

❤ 温馨提示

体质虚寒的宝宝不宜吃太多金针菇。另外，不管是白色的还是黄色的金针菇，颜色特别均匀、鲜亮，没有自然的清香而有异味的，可能是经过熏、漂、染或用添加剂处理过的，要留意使用的药剂会不会影响健康，残留量是否达标。

营养成分表

营养素	含量（每100克）
蛋白质	2.4克
脂肪	0.4克
碳水化合物	6克
膳食纤维	2.7克
维生素A	5微克
维生素B$_1$	0.15毫克
维生素B$_2$	0.19毫克
维生素C	2毫克
维生素E	1.14毫克
钙	未测定
铁	1.4毫克
锌	0.39毫克
硒	0.28微克

搭配宜忌

宜	金针菇+鸡肉	可健脑益智
	金针菇+西蓝花	可增强免疫力
	金针菇+猪肝	可补益气血
忌	金针菇+驴肉	会引起心痛

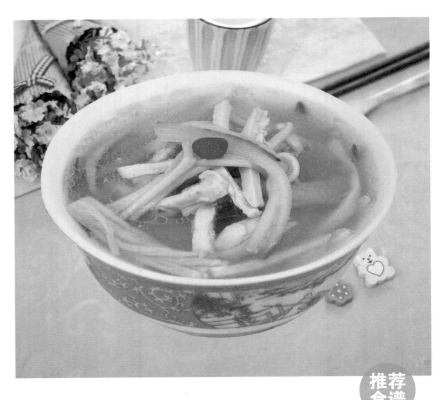

推荐
食谱

金针菇凤丝汤

原料： 鸡胸肉200克，金针菇150克，黄瓜20克

调料： 高汤适量，盐1克

做法：

❶ 将鸡胸肉洗净切丝，金针菇洗净切段，黄瓜洗净切丝备用。

❷ 汤锅上火倒入水和高汤，调入盐，下入鸡胸肉、金针菇至熟，撒入黄瓜丝即可。

专家点评： 金针菇富含多种营养，其中锌的含量尤为丰富，可促进宝宝的生长发育。鸡胸肉蛋白质含量较高，且易被人体吸收利用，含有对宝宝生长发育有重要作用的磷脂类。鸡胸肉有温中益气、补虚添精、健脾胃、活血脉、强筋骨的功效。将这两种食物与清新爽口的黄瓜一起搭配，能让宝宝补充丰富的锌、钙等营养素，有益于宝宝的身体和智力发育。

烹饪常识： 金针菇用开水稍焯一下，可去除异味。

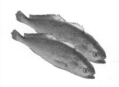

黄鱼
Huang Yu

别名：石首鱼、黄花鱼。

性味归经：性平，味甘、咸。归肝、肾经。

适用量： 每天100克左右为宜　　**热量：** 396千焦/100克

主要营养素

蛋白质、维生素、微量元素

黄鱼含有丰富的蛋白质、微量元素和维生素，对人体有很好的补益作用，对宝宝食欲不振、体质虚弱有很好的改善作用。

食疗功效

黄鱼可开胃益气、调中止痢、明目安神，黄鱼含有多种氨基酸，其提取物可做癌症患者的康复剂和治疗剂。黄鱼鱼肉如蒜瓣，脆嫩度比大多数淡水鱼都好，且营养丰富，富含蛋白质，是婴幼儿与老年人的最佳营养食品之一。

选购保存

黄鱼的背脊呈黄褐色，腹部金黄色，鱼鳍灰黄，鱼唇橘红，应选择体型较肥、鱼肚鼓胀的比较肥嫩。黄鱼去除内脏，清除干净后，用保鲜膜包好，再放入冰箱冷冻保存。

♥ 温馨提示

黄鱼肉质鲜嫩，营养丰富，是优质食用鱼种，可以作为宝宝的食材之一。营养过剩、属过敏体质的宝宝应慎食。清洗黄鱼的时候不用剖腹，可以用筷子从口中搅出肠肚，再用清水冲洗。黄鱼多刺，喂食宝宝时一定要多注意。

搭配宜忌

宜	黄鱼+茼蒿	可暖胃益脾、化气生肌
	黄鱼+西红柿	促进骨骼发育
忌	黄鱼+洋葱	降低蛋白质的吸收，形成结石
	黄鱼+牛油	会加重肠胃负担

营养成分表

营养素	含量（每100克）
蛋白质	17.7克
脂肪	2.5克
碳水化合物	0.8克
维生素A	10微克
维生素B$_1$	0.03毫克
维生素B$_2$	0.1毫克
维生素E	1.13毫克
钙	53毫克
镁	39毫克
铁	0.7毫克
锌	0.58毫克
硒	42.57微克
铜	0.04毫克

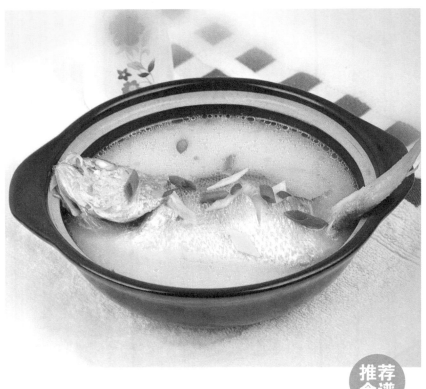

推荐食谱

清汤黄鱼

原料： 黄花鱼1尾

调料： 盐1克，葱段、姜片各2克

做法：

❶ 将黄鱼宰杀清洗干净备用。

❷ 净锅上火倒入水，入葱段、姜片，再下入黄鱼煲至熟，调入盐即可。

专家点评： 这道菜汤鲜味美，鱼肉香嫩，有补血、补虚的功效。黄鱼肉质鲜嫩，营养丰富，是优质食用鱼种，其含有丰富的蛋白质、微量元素和维生素，对人体有很好的补益作用，尤其有很好的补血功效。此外，其中含有的钙有助于婴幼儿骨骼和牙齿发育。黄鱼中含有多种氨基酸，对于久病体虚、少气乏力、头昏神倦的成年人也有很好的补益作用，它还是癌症患者极佳的食疗物品。

烹饪常识： 黄鱼不宜反复冷冻，否则营养容易被破坏。还可以在黄鱼清汤中加一些苹果块，因为苹果清香甜美，和黄鱼一同熬汤，汤汁更美味。

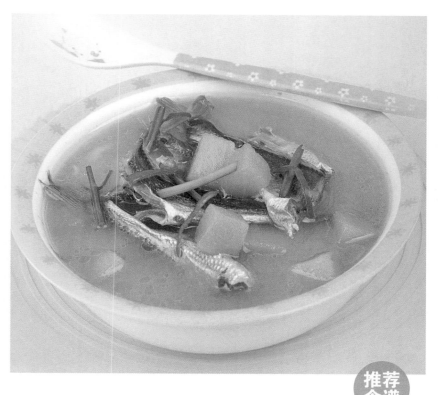

干黄鱼木瓜汤

原料： 干黄鱼2条，木瓜100克

调料： 盐少许，香菜段2克

做法：

❶ 将干黄鱼清洗干净浸泡；木瓜清洗干净，去皮、籽，切方块备用。

❷ 净锅上火倒入水，调入盐，下入干黄鱼、木瓜煲至熟，撒入香菜段即可。

专家点评： 黄鱼中含有多种氨基酸，有增强免疫力、改善人体功能的作用。同时，黄鱼中所含的微量元素——硒，能够清除人体代谢中的废弃自由基，有效预防癌症。木瓜含番木瓜碱、木瓜蛋白酶、凝乳酶、胡萝卜素等，并富含多种氨基酸及其他营养元素，可以补充宝宝身体发育中所需的养分，增强宝宝身体的抗病能力。木瓜中的木瓜蛋白酶有助于宝宝对食物的消化和吸收，有健脾消食的功效。

烹饪常识： 黄鱼头上的头盖皮要撕掉，因为它腥味很大，影响口味。木瓜中的番木瓜碱对人体有微毒，因此每次食量不宜过多，多吃会损筋骨和腰部。

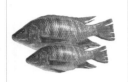

福寿鱼
Fu Shou Yu

别名：罗非鱼、非洲鲫鱼、尼罗鱼。

性味归经：性平，味甘。归肾经。

适用量： 每天约100克为宜　　**热量：** 396千焦/100克

主要营养素

蛋白质、维生素、矿物质

福寿鱼中含有丰富的蛋白质、B族维生素、维生素E及钙、铁、锌等矿物质，能补充营养，增强免疫力，促进宝宝脑部的发育。

食疗功效

福寿鱼可补阴血、通血脉、补体虚，还有益气健脾、利水消肿、清热解毒、通达经络之功效。福寿鱼肉中富含蛋白质，易于被人体所吸收，氨基酸含量也很高，所以对促进宝宝智力发育、降低人体胆固醇和血液黏稠度、预防心脑血管疾病具有明显的作用。

选购保存

最好去菜市场或超市挑选活的福寿鱼，现场宰杀。选购时挑选500克左右的鱼为佳，过大的福寿鱼肉质较粗，泥腥味也重，味道也不够鲜美。福寿鱼不宜保存，宰杀后尽快食用。

♥ 温馨提示

福寿鱼已成为世界性的主要养殖鱼类。其肉味鲜美，肉质细嫩，无论是红烧还是清蒸，味道俱佳。福寿鱼含有多种营养素，因其有补气血、利水消肿的作用，因此，也适合作为宝宝的辅食材料。

搭配宜忌		
宜	福寿鱼+西红柿	可增加营养
	鲤鱼+豆腐	有益补钙
忌	福寿鱼+鸡肉	降低营养价值
	福寿鱼+干枣	会引起腰腹作痛

营养成分表	
营养素	含量（每100克）
蛋白质	18.4克
脂肪	1.5克
维生素A	未检出
维生素B_1	0.11毫克
维生素B_2	0.17毫克
维生素E	1.91毫克
钙	12毫克
磷	161毫克
镁	36毫克
铁	0.9毫克
锌	0.87毫克
硒	22.6微克
铜	0.05毫克

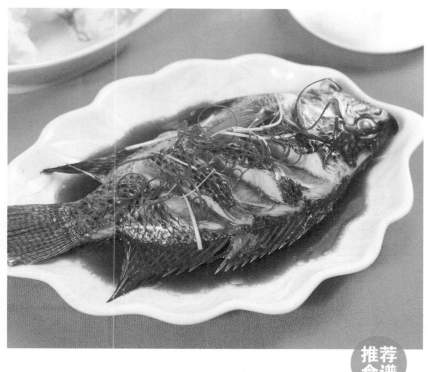

清蒸福寿鱼

原料：福寿鱼1条（约500克）

调料：盐2克，姜丝5克，葱15克，生抽10毫升，香油5毫升

做法：

❶ 福寿鱼去鳞和内脏，清洗干净，在背上划花刀；葱洗净，切丝。

❷ 将鱼装入盘内，加入姜丝、盐，放入锅中蒸熟。

❸ 取出蒸熟的鱼，淋上生抽、香油，撒上葱丝即可。

专家点评：这道清蒸福寿鱼鱼肉软嫩，鲜香味美，可补虚养身，提高机体的抵抗力。

烹饪常识：将鱼泡入冷水内，加入2匙醋，过2个小时后再去鳞，则很容易刮净。

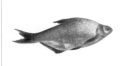

武昌鱼
Wu Chang Yu

别名：团头鲂、鳊鱼。

性味归经：性温，味甘。归脾、胃经。

适用量：每天40克为宜　**热量**：540千焦/100克

主要营养素

不饱和脂肪酸、钙

武昌鱼中含有丰富的不饱和脂肪酸和钙元素，不饱和脂肪酸能帮助宝宝肌肤保持健康。高钙的摄入可抵抗钠的有害影响，还能维持宝宝骨骼和牙齿的正常发育。

食疗功效

武昌鱼肉质嫩白，含丰富的蛋白质，是低脂肪、高蛋白质的鱼类，有补中益气、调治脏腑、开胃健脾、增进宝宝食欲之功效，对于贫血症、低血糖、高血压和动脉血管硬化等疾病有一定的食疗作用。

选购保存

新鲜武昌鱼的眼球饱满凸出，角膜透明清亮，肌肉坚实富有弹性，鳃丝清晰呈鲜红色，黏液透明，鳞片有光泽且与鱼体贴附紧密，不易脱落。购买后宜将武昌鱼清洗干净，擦干，放入冰箱冷藏保存，1～2天内需食用完。

♥ 温馨提示

武昌鱼因毛主席的诗句"才饮长沙水，又食武昌鱼"而闻名中外。武昌鱼是一种高蛋白、低脂肪、营养丰富的优质食品，它含人体所需的多种氨基酸、维生素和微量元素，是宝宝的健康食物。

搭配宜忌

宜		
	武昌鱼+香菇	促进钙的吸收，降低血压
	武昌鱼+豆腐	降压降脂、益胃健脾
	武昌鱼+大蒜	开胃消食、杀菌、降压
	武昌鱼+芹菜	降压利水、疏通血管

营养成分表

营养素	含量（每100克）
蛋白质	18.3克
脂肪	6.3克
维生素A	28微克
维生素B$_1$	0.02毫克
维生素B$_2$	0.07毫克
维生素E	0.52毫克
钙	89毫克
磷	188毫克
镁	17毫克
铁	0.7毫克
锌	0.89毫克
硒	11.59微克
铜	0.07毫克

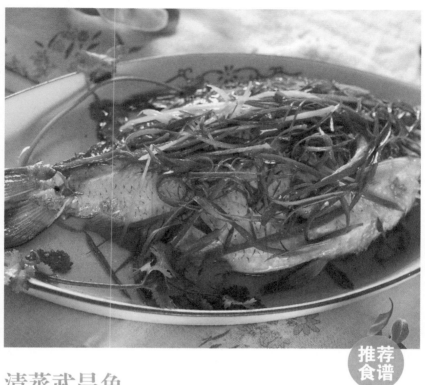

清蒸武昌鱼

原料： 武昌鱼500克

调料： 盐、香菜、胡椒粉、生抽、香油各少许，姜丝、葱丝、红甜椒各10克

做法：

❶ 武昌鱼收拾干净；红甜椒清洗干净切丝；香菜洗净备用。

❷ 武昌鱼放入盘中，抹上胡椒粉、盐腌渍约5分钟。

❸ 将鱼放入蒸锅，撒上姜丝，蒸至熟后取出，撒上香菜、葱丝、红甜椒丝，淋上香油，旁边备生抽、香油调成的味汁小碟即可。

专家点评： 这道菜鱼肉鲜美，汤汁清澈，原汁原味，淡爽鲜香，宝宝食用容易消化吸收，能给宝宝补充蛋白质、铁、各种维生素以及各种矿物质，有助于宝宝生长发育。武昌鱼富含水分、蛋白质、脂肪、碳水化合物、钙等人体所需营养成分。宝宝食用鱼肉时，父母需注意将鱼刺剔除。

烹饪常识： 为了使鱼更入味，可在鱼身上打上花刀。

推荐食谱

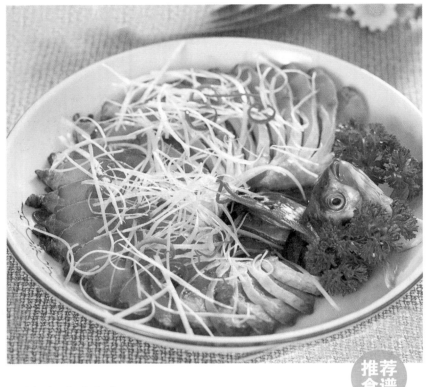

推荐
食谱

开屏武昌鱼

原料： 武昌鱼1条，红甜椒1个

调料： 盐、生抽各少许，葱20克

做法：

❶ 武昌鱼宰杀，去内脏、鳞后清洗干净；葱、红甜椒清洗干净，切丝。

❷ 将武昌鱼切成连刀片，用盐腌渍10分钟。

❸ 入蒸锅蒸8分钟，取出撒上葱丝、甜椒丝，浇上热油，加入调料即可。

专家点评： 这道菜鱼肉细嫩，味道鲜美，可提高宝宝的食欲。武昌鱼肉的纤维短、柔软，容易被消化，之所以味道鲜美，也是因为含有多种氨基酸。其中有一种叫牛磺酸的氨基酸，对调节血压、减少血脂、防止动脉硬化、改善视力都有作用。武昌鱼还有调治脾胃的功效，有开胃健脾、增进食欲的作用。同时，也有利于人体对营养的吸收。

烹饪常识： 宰杀武昌鱼时，一定要从口中取出内脏，才能保持鱼形完整。不可蒸得太久，这样有利于保持鱼嫩鲜味。

276

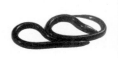

鳝鱼
Shan Yu

别名：黄鳝、长鱼。

性味归经：性温，味甘。归肝、脾、肾经。

适用量：每天50克为宜　　热量：360千焦/100克

主要营养素

二十二碳六烯酸（DHA）、卵磷脂、维生素A

　　DHA和卵磷脂是构成人体各器官组织细胞膜的主要成分，而且是脑细胞不可缺少的营养，对宝宝的大脑发育大有裨益。鳝鱼还含丰富的维生素A，能维持宝宝皮肤和视力的正常功能。

食疗功效

　　鳝鱼的营养价值很高。含有维生素B_1、维生素B_2、烟酸及人体所需的多种氨基酸等。鳝鱼富含DHA和卵磷脂，这些物质是宝宝大脑发育不可缺少的营养物质。

选购保存

　　鳝鱼要选在水中活动灵活，身体上无斑点、溃疡，粗细均匀的。鳝鱼宜现宰现烹，死鳝鱼体内的组氨酸会转变为有毒物质，故所加工的鳝鱼必须是活的。

♥ 温馨提示

　　鳝鱼是不错的滋补佳品，但是，宝宝未满1岁之前，最好不要食用。如果宝宝本身对鳝鱼过敏，最好也不要吃。供食用的鳝鱼应当用鲜活的鳝鱼烹调。鳝鱼血清有毒，但毒素不耐热，能被胃液和高温所破坏，鳝鱼一定要煮熟再吃。

搭配宜忌

宜	鳝鱼+青椒	可降低血糖
	鳝鱼+苹果	可治疗腹泻
忌	鳝鱼+菠菜	易导致腹泻
	鳝鱼+银杏	会引起中毒

营养成分表

营养素	含量（每100克）
蛋白质	18克
脂肪	1.4克
碳水化合物	1.2克
维生素A	50微克
维生素B_1	0.06毫克
维生素B_2	0.98毫克
维生素E	1.34毫克
钙	42毫克
镁	18毫克
铁	2.5毫克
锌	1.97毫克
硒	34.56微克
铜	0.05毫克

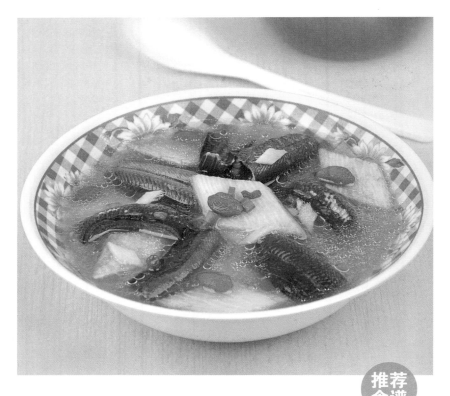

推荐食谱

山药鳝鱼汤

原料: 鳝鱼2条, 山药25克, 枸杞5克

调料: 盐、葱段、姜片各2克

做法:

❶ 将鳝鱼收拾干净切段, 余水; 山药去皮清洗干净, 切片; 枸杞清洗干净备用。

❷ 净锅上火, 调入盐、葱段、姜片, 下入鳝鱼、山药、枸杞煲至熟即可。

专家点评: 鳝鱼的营养价值很高, 含有维生素B₁、维生素B₂、烟酸及人体所需的多种氨基酸等, 可以预防食物不消化引起的腹泻, 还可以保护心血管。同时, 鳝鱼还具有补血益气、宣痹通络的保健功效。山药健脾养胃, 含有丰富的淀粉、微量元素、维生素等营养元素, 能促进血液循环, 胃肠蠕动, 提高机体的免疫功能。此汤尤其适合腹泻的宝宝食用。

烹饪常识: 先用葱、姜爆锅, 再把鳝鱼翻炒一下, 然后再煲汤可以去除鳝鱼的腥味, 使汤汁鲜美。

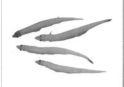

银鱼
Yin Yu

别名： 面条鱼、银条鱼、大银鱼。

性味归经： 性平，味甘。归脾、胃经。

适用量： 每天40克左右为宜　**热量：** 420千焦/100克

主要营养素

蛋白质、钙

银鱼含有丰富的蛋白质和钙，是宝宝的滋补佳品，有强身健体、提高免疫力的作用，其中所含的钙还可以促进宝宝骨骼和牙齿的发育。

食疗功效

银鱼无论干、鲜，都具有益脾、润肺、补肾的功效，是上等滋补品。银鱼属于一种高蛋白、低脂肪食品，对高脂血症患者有益，还可辅助可治脾胃虚弱、肺虚咳嗽、虚劳诸疾。有营养过剩症状的宝宝可以多食用。

选购保存

新鲜银鱼，以洁白如银且透明，体长2.5~4.0厘米为宜。手从水中捞起银鱼后，以鱼体软且下垂，略显挺拔，鱼体无黏液的为佳。银鱼不适合放在冰箱长时间保存，最好用清水盛放。

♥ 温馨提示

银鱼身圆如筋，洁白如银，体柔无鳞。银鱼可食率为百分之百，为营养学家所确认的长寿食品之一，被誉为"鱼参"。它出水即死，如果不立刻加工暴晒，很快就会化成乳汁一样的水浆，除了新鲜银鱼，市售最常见的是银鱼干。

搭配宜忌

宜	银鱼+蕨菜	可减肥、降压、补虚、健胃
	银鱼+冬瓜	可降压降脂、清热利尿
	银鱼+黑木耳	能保护血管、益胃润肠
忌	银鱼+甘草	对身体不利

营养成分表

营养素	含量（每100克）
蛋白质	17.2克
脂肪	4克
维生素A	－
维生素B$_1$	0.03毫克
维生素B$_2$	0.05毫克
维生素E	1.86毫克
烟酸	0.2毫克
钙	46毫克
镁	25毫克
铁	0.09毫克
锌	0.16毫克
硒	9.54微克
铜	－

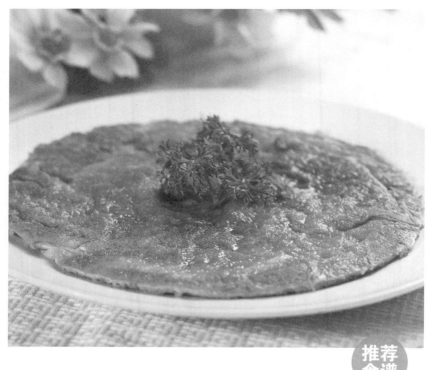

银鱼煎蛋

原料： 银鱼150克，鸡蛋4个

调料： 盐2克，陈醋、花生油各少许

做法：

❶ 将银鱼用清水漂洗干净，沥干水分备用。

❷ 取碗将鸡蛋打散，放入备好的银鱼，调入盐，用筷子搅拌均匀。

❸ 锅置火上，放入花生油烧至五成热，放银鱼鸡蛋煎至两面金黄，烹入陈醋即可。

专家点评： 这道煎蛋颜色鲜丽，软润香鲜，宝宝食用能补脾润肺。银鱼含有丰富的蛋白质、脂肪、碳水化合物、多种维生素和矿物质等，堪称河鲜之首，善补脾胃，且可宣肺、利水。鸡蛋含有丰富的蛋白质、脂肪、维生素和铁、钙、钾等人体所需要的矿物质，有助于补血益气、增强免疫力、强壮身体。将银鱼和鸡蛋同煎，还具有提高记忆力、促进脑发育的功效。

烹饪常识： 把银鱼倒进清水里，然后用手轻轻搅拌让脏东西沉淀，再捞起，反复三四次，就可以放心烹调了。

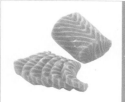

三文鱼
San Wen Yu

别名：撒蒙鱼、萨门鱼、大马哈鱼、鲑鱼。

性味归经：性平，味甘。归脾、胃经。

适用量：每天80克左右为宜　热量：560千焦/100克

主要营养素

ω-3不饱和脂肪酸

三文鱼含有丰富的微量元素和ω-3不饱和脂肪酸，这些物质是宝宝身体所需的营养物质，能促进宝宝大脑和视网膜神经系统的发育。

食疗功效

三文鱼中含有丰富的不饱和脂肪酸，能有效降低血脂和血胆固醇，防治心血管疾病。它所含的ω-3脂肪酸更是脑部、视网膜及神经系统所必不可少的物质，妈妈们适当地给宝宝吃三文鱼，对宝宝的脑部和视力发育很有帮助，而且三文鱼是少骨鱼，较之一般鱼类，更适合拿来给宝宝做辅食。

选购保存

新鲜的三文鱼鱼鳞要完好无损，透亮有光泽，鱼头短小，颜色乌黑而有光泽。买回的三文鱼切成小块，然后用保鲜膜封好，再放入冰箱保鲜，可备随时取用。

♥ 温馨提示

三文鱼鳞小刺少，肉色橙红，肉质细嫩鲜美，既可直接生食，又能烹制菜肴，它制成的鱼肝油更是营养佳品。此阶段是宝宝大脑发育的重要阶段，父母可以多制作一些三文鱼食物，给宝宝的大脑补充营养。

搭配宜忌

宜	三文鱼+芥末	可除腥、补充营养
	三文鱼+柠檬	有利于营养吸收
	三文鱼+蘑菇酱	营养丰富
	三文鱼+米饭	可降低胆固醇

营养成分表

营养素	含量（每100克）
蛋白质	17.2克
脂肪	7.8克
维生素A	45微克
维生素B$_1$	0.07毫克
维生素B$_2$	0.18毫克
维生素E	0.78毫克
叶酸	4.8微克
钙	13毫克
镁	36 毫克
铁	0.3毫克
锌	1.11毫克
硒	29.47微克
铜	0.03毫克

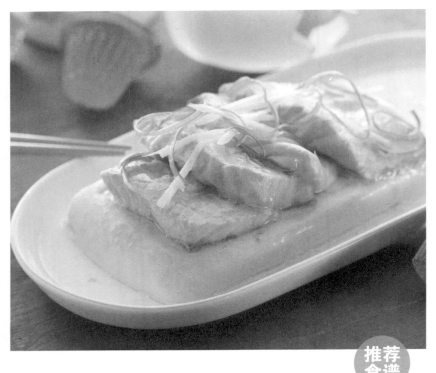

推荐
食谱

豆腐蒸三文鱼

原料： 老豆腐400克，新鲜三文鱼300克

调料： 葱丝5克，姜丝5克，盐2克

做法：

❶ 豆腐横面平剖为二，平摆在盘中；三文鱼收拾干净，斜切成约1厘米厚的片状，依序排列在豆腐上。

❷ 葱丝、姜丝铺在鱼上，均匀撒上盐。

❸ 蒸锅中加2碗水煮开后，将盘子移入锅中，以大火蒸3~5分钟即可。

专家点评： 三文鱼不但鲜甜美味，其营养价值也非常高，蕴含多种有益身体的营养成分，包括蛋白质、维生素A、维生素D和维生素E以及多种矿物质。另外，三文鱼含不饱和脂肪酸，能有效地防止慢性传染病、糖尿病及某些癌症的发生，减少积聚在血管内的脂肪。常吃三文鱼，对脑部发育十分有益，对宝宝的健康也很有好处。豆腐的营养也很丰富，且口感绵软，很适合这个阶段的宝宝食用。

烹饪常识： 选用口感嫩一点的豆腐烹饪，味道更好。三文鱼最佳成熟度为七成熟，口感更软滑鲜嫩、香糯松散。

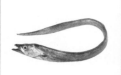

带鱼
Dai Yu

别名：裙带鱼、海刀鱼、牙带鱼。

性味归经：性温，味甘。归肝、脾经。

适用量： 每天80克左右　**热量：** 512千焦/100克

主要营养素

维生素A、卵磷脂

带鱼中含有丰富的维生素A，维生素A有维护细胞功能的作用，可保持皮肤、骨骼、牙齿、毛发健康生长。带鱼中卵磷脂丰富，对提高宝宝智力、增强宝宝记忆力大有帮助。

食疗功效

带鱼可补五脏、祛风、杀虫，对脾胃虚弱、消化不良、皮肤干燥者尤为适宜，可用作治疗迁延性肝炎、慢性肝炎的辅助食材。常吃带鱼还可滋润肌肤，保持皮肤的润湿与弹性。带鱼含有维生素A，有助于维持宝宝眼睛和皮肤的健康。

选购保存

选购时以体宽厚，眼亮，体洁白有亮点呈银粉色薄膜为优。如果鱼体颜色发黄，无光泽，有黏液，或肉色发红，鳃黑，破肚者为劣质带鱼，不宜食用。带鱼宜冷冻保存。

♥ 温馨提示

带鱼肉多刺少、营养丰富，常常成为人们餐桌上的美食，可是带鱼的腥味很重，因此，制作时，可以加些料酒祛腥增鲜。另外，要注意出血性疾病患者，如血小板减少、血友病、维生素K缺乏等病症患者应少吃或不吃带鱼。

营养成分表

营养素	含量（每100克）
蛋白质	17.7克
脂肪	4.9克
碳水化合物	3.1克
维生素A	29微克
维生素B$_1$	0.02毫克
维生素B$_2$	0.06毫克
维生素E	0.82毫克
钙	28毫克
镁	43毫克
铁	1.2毫克
锌	0.7毫克
硒	36.57微克
铜	0.08毫克

搭配宜忌

宜	带鱼+豆腐	可补气养血
	带鱼+牛奶	可健脑补肾、滋补强身
忌	带鱼+南瓜	会引起中毒
	带鱼+菠菜	不利营养的吸收

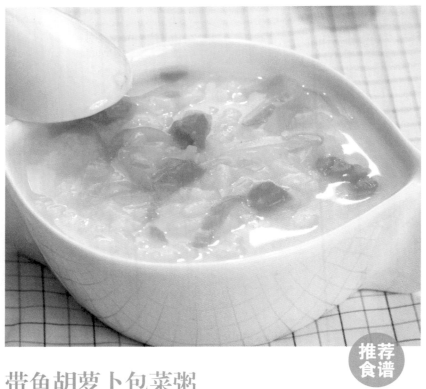

推荐食谱

带鱼胡萝卜包菜粥

原料： 带鱼、胡萝卜、包菜各20克，酸奶10毫升，粳米50克

调料： 盐2克

做法：

❶ 带鱼蒸熟后，剔除鱼刺，捣成鱼泥，备用。

❷ 粳米泡发洗净；胡萝卜去皮洗净，切小块；包菜洗净，切丝。

❸ 锅置火上，注入适量清水，放入粳米，用大火熬煮，待水开后，转小火，下鱼肉。

❹ 待米粒绽开后，放入包菜、胡萝卜，

调入酸奶，用小火煮至粥成，加盐调味即可。

专家点评： 用带鱼、胡萝卜、包菜、酸奶、粳米混合熬煮的粥，营养十分丰富，富含优质蛋白质、不饱和脂肪酸、钙、磷、镁及多种维生素。宝宝吃这道菜，有滋补强壮、和中开胃及养肝补血的功效。不过带鱼为发物，多食动风发疥，属过敏体质的宝宝应慎食带鱼。

烹饪常识： 把带鱼放在温热碱水中浸泡，然后用清水冲洗，鱼鳞就会洗得很干净。

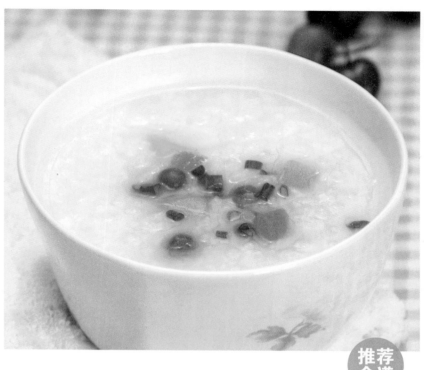

推荐食谱

带鱼胡萝卜木瓜粥

原料： 带鱼20克，木瓜30克，胡萝卜10克，粳米50克

调料： 盐3克，葱少许

做法：

❶ 带鱼洗净蒸熟后，剔除鱼刺，捣成鱼泥，备用。

❷ 粳米泡发洗净；木瓜去皮洗净，切小块；胡萝卜去皮洗净，切小块；葱洗净，切花。

❸ 锅置火上，注水烧开后，放入粳米，大火煮至水开后，将鱼泥、木瓜和胡萝卜入锅。

❹ 煮至粥浓稠时，加入盐调味，撒上少许葱花即可。

专家点评： 带鱼含有较丰富的钙、磷及多种维生素，可为大脑提供丰富的营养成分。木瓜中含有的木瓜蛋白酶有助于宝宝对食物的消化和吸收，有健脾消食的功效。用木瓜、鱼泥、胡萝卜合煮为粥，可以补充宝宝身体发育中所需的养分，增强宝宝身体的抗病能力。

烹饪常识： 如果带鱼比较脏，可用淘米水清洗，这样不但能把鱼清洗干净，而且还可避免手被弄脏、弄腥。

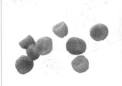

干贝
Gan Bei

别名：江瑶柱、马甲柱、角带子、江珧柱。

性味归经：性平，味甘、咸。归脾经。

适用量： 每天30克左右为宜　　**热量：** 1240千焦/100克

主要营养素

蛋白质、碳水化合物、钙、铁、锌、钾

干贝富含蛋白质、碳水化合物、钙、铁、锌等多种营养素，可增强免疫力，强身健体，保证宝宝健康发育以及维持身体热量的需求。此外，干贝中含有的钾还有降低胆固醇的作用。

食疗功效

干贝具有滋阴、补肾、调中、下气、利五脏之功效，干贝营养丰富，可以补充宝宝生长发育过程中所需的优质蛋白质和许多微量元素，特别是碘、锌。

选购保存

品质好的干贝干燥，颗粒完整、大小均匀、色淡黄而略有光泽。将干贝置于透光干净的容器，拧紧盖子放置在阴凉通风干燥处即可，或者用保鲜袋装好，放在冰箱冷冻柜里。

♥ 温馨提示

干贝的营养价值非常高，它含有多种人体必需的营养素，是能和鲍鱼、海参媲美的优质食材，宝宝也宜食用。但是，过量食用干贝会影响肠胃的蠕动功能，导致食物积滞，难以消化吸收。因此，不建议宝宝大量食用。

搭配宜忌

宜	干贝+瓠瓜	滋阴润燥、降压降脂
	干贝+海带	清热滋阴、软坚散结、降糖降压
	干贝+猪瘦肉	滋阴补肾
忌	干贝+香肠	生成有害物质

营养成分表

营养素	含量（每100克）
蛋白质	55.6克
脂肪	2.4克
碳水化合物	5.1克
维生素A	11微克
钾	969毫克
维生素B_2	0.21毫克
维生素E	1.53毫克
钙	77毫克
镁	106毫克
铁	5.6毫克
锌	5.05毫克
硒	76.35微克
铜	0.01毫克

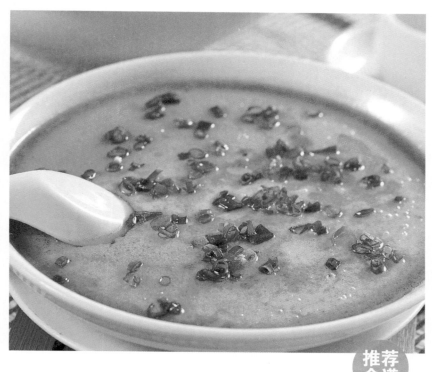

推荐
食谱

干贝蒸水蛋

原料： 鸡蛋3个，湿干贝各10克

调料： 盐2克，白糖1克，淀粉5克，香油少许，葱花10克

做法：

① 鸡蛋在碗里打散，加入湿干贝和所有的调料搅匀。

② 将鸡蛋放在锅里隔水蒸12分钟，至鸡蛋凝结。

③ 将蒸好的鸡蛋撒上葱花，淋上香油即可。

专家点评： 这道水蛋熟而不起泡，润滑鲜嫩。干贝含有蛋白质、多种维生素及钙、磷等矿物质，滋味鲜美，营养价值高，具有补虚的功能。鸡蛋中含有丰富的蛋白质、脂肪、维生素和铁、钙、钾等人体所需要的矿物质，且蛋白质为优质蛋白，对肝脏组织损伤有修复作用。鸡蛋还富含二十二碳六烯酸（DHA）和卵磷脂、卵黄素，对宝宝神经系统和身体发育有利，还能改善宝宝记忆力，促进宝宝大脑发育。

烹饪常识： 蒸的时间根据蛋液的容量自行掌握，时间不宜过长。可以用筷子插入碗正中看不到液体就代表熟了。

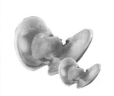

蛤蜊
Ge Li

别名：海蛤、文蛤、沙蛤。

性味归经：性寒，味咸。归肝、胃经。

适用量： 每天5个左右为宜　**热量：** 248千焦/100克

主要营养素

硒、钙

蛤蜊中含有丰富的硒，硒具有类似胰岛素的作用，可以促进葡萄糖的运转，以降低血糖。蛤蜊中还含有较为丰富的钙，可促进宝宝骨骼和牙齿发育。

食疗功效

蛤蜊有滋阴、润燥、软坚、化痰的作用，能用于阴虚消渴、纳汗、干咳、失眠、目干等病症的调理和治疗，对淋巴结肿大、甲状腺肿大也有较好疗效。蛤蜊含蛋白质多而含脂肪少，因此，也适合有营养过剩倾向的宝宝食用。

选购保存

检查一下蛤蜊的壳，要选壳紧闭的，否则有可能是死蛤蜊。新买回来的蛤蜊要放入淡盐水中让其吐沙后再置入冰箱保鲜室中。

♥ 温馨提示

由于蛤蜊性寒，宝宝不要过量食用，特别是脾胃虚寒的宝宝，应少食或忌食。

搭配宜忌

宜	蛤蜊+豆腐	可补气养血、美容养颜
	蛤蜊+绿豆芽	可清热解暑、利水消肿
忌	蛤蜊+大豆	会破坏维生素B$_1$
	蛤蜊+柑橘	会引起中毒

营养成分表

营养素	含量（每100克）
蛋白质	10.1克
脂肪	1.1克
维生素A	21微克
维生素B$_1$	0.01毫克
维生素B$_2$	0.13毫克
维生素E	2.41毫克
钙	133毫克
磷	128毫克
镁	78毫克
铁	10.9毫克
锌	2.38毫克
硒	54.31微克
铜	0.11毫克

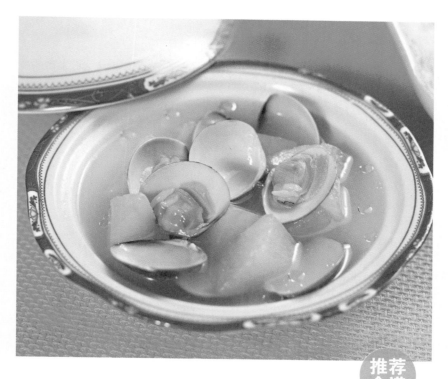

冬瓜蛤蜊汤

原料： 蛤蜊250克，冬瓜50克

调料： 盐2克，香油少许，姜片少许

做法：

❶ 将冬瓜清洗干净，去皮，切丁块状。

❷ 将蛤蜊清洗干净，用淡盐水浸泡1个小时捞出沥水备用。

❸ 放入蛤蜊、姜片、冬瓜及其他调料，大火煮至蛤蜊开壳后关火，去掉泡沫即可。

专家点评： 蛤蜊被很多书籍推荐为极具营养价值的食物，理由是蛤蜊中含有丰富的钙、锌、铁元素，可以预防宝宝缺钙、缺锌、贫血等病症，而且也可以为宝宝提供其他优质的营养。冬瓜也含有多种维生素和人体所必需的微量元素，可调节人体的代谢平衡，为宝宝补充所需的营养。二者合煮成汤，能为宝宝提供多方面的营养元素，帮助宝宝健康成长。

烹饪常识： 蛤蜊等贝类本身极富鲜味，烹制时千万不要再加味精，也不宜多放盐，以免鲜味反失。

宝宝 禁 吃的食物

这一阶段宝宝处于大脑发育的关键期，对于一些影响宝宝大脑发育的食材，爸爸妈妈应该坚决抵制。那么，具体有哪些食材呢？

火腿肠

忌吃关键词：
添加剂

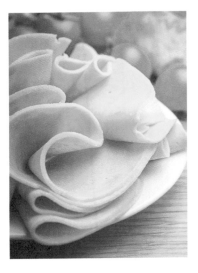

不宜食用火腿肠的原因

火腿肠以畜禽肉为主要原料，辅以填充剂，然后再加入调味品、香辛料、品质改良剂、护色剂、保水剂、防腐剂等物质，采用腌渍、斩拌（或乳化）、高温蒸煮等加工工艺制成。其所加的辅助调料较多，口味比较重，不适合此阶段的宝宝食用。另外，火腿肠中含有添加剂，添加剂对婴幼儿的健康有很大的影响。因此，3岁以下的宝宝应禁食火腿肠，3岁以上的宝宝也应少食或不食火腿肠。

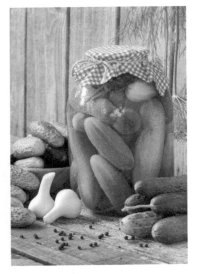

咸菜

忌吃关键词：
盐、脑细胞缺氧

不宜食用咸菜的原因

盐是百味之首，父母让宝宝吃些榨菜、腌菜等咸菜，其实，这对宝宝的健康是有害无益的。吃过咸的食物不仅容易引起多种疾病，还会损伤动脉血管，影响脑组织的血液供应量，导致记忆力下降，反应迟钝，智力降低。此外，过量的盐对宝宝尚未发育成熟的肾脏来说也是一种沉重的负担。因此，父母在给宝宝准备食物时，一定要少放盐，也不要给宝宝吃咸菜。

巧克力

忌吃关键词: 可可碱、咖啡因

不宜食用巧克力的原因

巧克力是高热量食物,含有大量的糖和脂肪,而蛋白质、维生素、矿物质含量低,营养成分的比例不符合宝宝生长发育的需要。饭前进食巧克力易产生饱腹感,进而影响宝宝的食欲,使正常生活规律和进餐习惯被打乱,影响宝宝的身体健康。巧克力中过量的糖会干扰血液中葡萄糖的浓度,对神经系统有兴奋的作用,会使宝宝不易入睡和哭闹不安,影响宝宝大脑的正常休息,进而影响智力发育,导致营养过剩,甚至出现肥胖症。

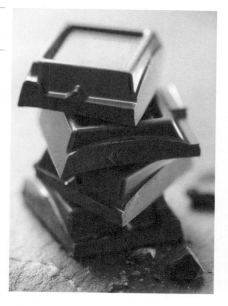

汤圆

忌吃关键词: 糯米、黏

不宜食用汤圆的原因

汤圆是由糯米制作的,而糯米比较黏,宝宝食用汤圆的时候,很容易将汤圆粘在食管上,进而堵塞呼吸道。另外,糯米本身较难消化,而宝宝的胃肠道功能还不够完善,消化功能较弱,再加上宝宝吞咽反射功能未发育完全,贸然食用汤圆很容易出现危险。因此,3岁以内的宝宝应禁食汤圆,3岁以后的宝宝食用汤圆时,父母也应帮助其将一个汤圆分成两次或三次吃完,以防出现意外。患有呼吸道疾病的宝宝最好禁止食用汤圆,以免加重病情。

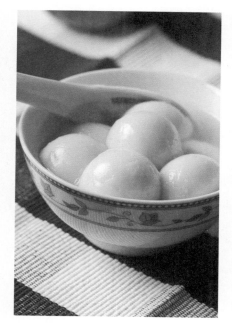

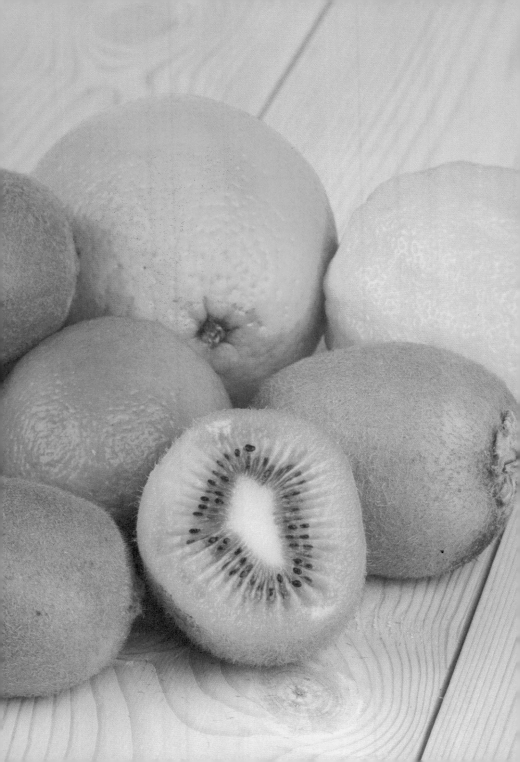

第六章

19～36个月宝宝
的喂养指南

19～36个月的宝宝，

乳牙都出齐了，咀嚼能力有了进一步的提高，

消化系统已经日趋完善，一日三餐的习惯已形成。

这个阶段，

爸爸妈妈为宝宝准备的辅食已经不需要像之前那样精细了，

但是，饮食还是以细软为主，

同时，要注意丰富宝宝的食材，

确保宝宝营养的均衡。

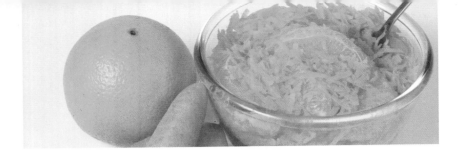

喂养须知

很多宝宝现在已经断奶了,营养摄取主要来自于辅食,那么,在给宝宝准备食物时,爸爸妈妈需要注意什么呢?

1 粗细粮的合理搭配

幼儿是指1~3岁的小儿,这是小儿发育最快的年龄段之一。在这阶段,合理、平衡的膳食对他们是十分重要的。合理的营养是健康的物质基础,而平衡的膳食是合理营养的唯一途径。在平衡膳食中,粗细粮搭配十分重要,可又往往被一些家长所忽视,由于有些家长没有吃粗粮的习惯,孩子也很少吃到粗粮。

在婴幼儿的饮食中合理、适量地加入粗粮,可以弥补细粮中某些营养成分缺乏的不足,从而实现婴幼儿营养均衡全面。细粮的成分主要是淀粉、蛋白质、脂肪,维生素的含量相对较少,这是因为粮食加工得越精细,在加工的过程中维生素、无机盐和微量元素的损失就会越大,就会越容易导致营养缺乏症。比如维生素B_1缺乏时,可以引起脚气病,婴幼儿会出现头痛、失眠等症状,严重时还会出现多发性神经炎,导致全身水肿、表情淡漠等。

幼儿良好的饮食习惯应包括各种营养食品的合理搭配,其中粗粮是不可或缺的,所以,在幼儿饮食中搭配一点粗粮,不仅关系到他们现在的健康,还影响到以后的成长。

2 水果不能代替蔬菜

有些宝宝不爱吃蔬菜,一段时间后,不仅营养不良,而且很容易出现便

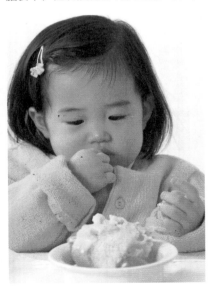

可以为宝宝准备一些粗粮面包作为零食。

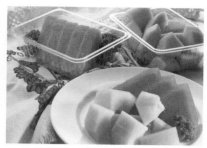

水果中的矿物质较少，不能取代蔬菜。

秘等症状。有些妈妈在遇到这种情况后，就想用水果代替蔬菜，以为这样可以缓解宝宝的不适，然而，效果却并不明显。从营养元素上来说，水果是不能代替蔬菜的。蔬菜中富含的膳食纤维，是保证大便通畅的主要营养之一，同时，蔬菜中所含的维生素、矿物质也是水果所不能替代的。因此，为了保证宝宝身体健康，蔬菜的摄入是必须的。如果宝宝不喜欢吃，妈妈可以用一些小方法，将蔬菜混合到宝宝喜欢的菜食中，如将蔬菜切碎和肉一起煮成汤，或做成菜肉馅的饺子等。

③ 禁止给宝宝喂食汤泡饭

有些父母认为汤水中营养丰富，而且还能使饭更软一点，宝宝容易消化，因此，常常给宝宝喂食汤泡饭。其实，这样的喂食方法有很多弊端。首先，汤里的营养不到10%，而且，大量汤液进入宝宝胃部，会稀释胃酸，影响宝宝消化吸收。其次，长期使用汤泡饭，会养成宝宝囫囵吞枣的饮食习惯，影响宝宝

咀嚼功能的发展，养成不良的饮食习惯和生活习惯，还会大大增加宝宝胃的负担，可能会让宝宝从小就患上胃病。最后，汤泡饭，很容易使汤液和米粒呛入气管，造成危险。

另外，吃饭时边吃边喝水或奶，也是很不好的习惯，所达到的效果和汤泡饭是一样的，都会影响消化液分泌，冲淡胃液的酸度，导致宝宝消化不良。加上宝宝脾胃发育相对太弱，免疫细胞功能较弱，长期下去，不但影响饭量，还会伤及身体。

④ 勿让幼儿进食时含饭

有的小儿吃饭时爱把饭菜含在口中，不嚼也不吞咽，俗称"含饭"。这种现象往往发生在婴幼儿期，最大可达6岁，多见于女孩，以家长喂饭者为多见。发生原因是家长没有从小让小儿养成良好的饮食习惯，不按时添加辅食，小儿没有机会训练咀嚼功能。这样的小儿常因吃饭过慢过少，得不到足够的营养素，营养状况差，甚至出现某种营养素缺乏的症状，导致生长发育迟缓。家长只能耐心地教育，慢慢训练，可让孩子与其他小儿同时进餐，模仿其他小儿的咀嚼动作，随着年龄的增长慢慢进行矫正。

⑤ 宝宝宜食的健脑益智食材

鱼肉：鱼肉不仅味道鲜美而且还含有丰富的蛋白质、脂肪、维生素A、维生素B$_1$、钙、磷、烟酸以及其他人体所

需的矿物质等营养素。这些营养素是构成脑细胞，提高脑功能的重要物质。鱼肉中含有的优质蛋白很容易被宝宝消化和吸收，含有的脂肪以不饱和脂肪酸为主，海鱼中此种成分更为丰富。另外，海鱼中还含有二十二碳六烯酸（DHA），是人脑中不可缺少的物质。多吃鲜鱼，特别是海鱼，对宝宝的智力发育很有帮助。

核桃：核桃是健脑佳品，其中含有丰富的磷脂和不饱和脂肪酸，经常让宝宝食用，可以让宝宝获得足够的亚麻酸和亚油酸。这些脂肪酸不仅可以补充宝宝身体发育所需的营养，还能促进大脑发育，提高大脑活动的功能。核桃含有大量的维生素，对松弛脑神经的紧张状态、消除大脑疲劳也有着重要的作用。核桃中还含有锌、锰等微量元素，宝宝多食用，能补充身体发育所需的营养素。

花生：花生具有很高的营养价值，它的蛋白质含量很高，容易被人体所吸

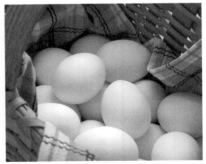

鸡蛋中的卵磷脂能促进宝宝大脑神经系统的发育。

收。花生中的谷氨酸和天门冬氨酸能促进脑细胞的发育，有助于增强记忆力，是益智健脑的好食材。此外，花生的红衣，有补气补血的作用，很适合体虚的宝宝食用。

鸡蛋：鸡蛋中含有丰富的卵磷脂，能够促进宝宝大脑神经系统的发育，提高大脑注意力。鸡蛋还含有丰富的蛋白质和脂肪等其他营养素，是宝宝生长发育必不可少的物质，能促进骨骼和肌肉的发育。蛋黄含铁量丰富，能预防宝宝贫血，保证大脑的供氧量。1岁以内的宝宝不宜吃蛋清，给宝宝食用蛋黄，一般从1/4个蛋黄开始，待宝宝适应后再逐渐增加到1个蛋黄。

黄花菜：黄花菜即金针菜，被称为"健脑菜"，是一种营养价值高、具有多种保健功能的花卉珍品蔬菜。黄花菜含有丰富的蛋白质、钙、铁和维生素C、胡萝卜素、脂肪等人体必需的营养素，这些营养素都是大脑新陈代谢必需的物质。这些营养素可以促进脑细胞的发育和维持大脑活动功能。经常给宝宝食用黄花菜可健脑益智，增强记忆力。

鸡肉：鸡肉细嫩，滋味鲜美，富有营养，有滋补养身的作用。鸡肉蛋白质含量较高，且含有丰富的维生素A、维生素B_1、维生素B_2、维生素C等营养素，对大脑神经系统的发育有促进作用，有助于宝宝的身体生长和智力发育，同时鸡肉还具有温补作用，很适合体弱的宝宝食用。

6 本阶段的喂养要点

宝宝18个月后，肠胃消化、吸收功能得到了进一步的发展，免疫力也有所提高，粮食、蔬菜、肉类等食物逐渐成为宝宝的主食。这一阶段是宝宝大脑和身体发育的关键期，如果营养不足或喂养不合理，会严重影响宝宝脑组织和身体的生长发育，从而影响宝宝的智力发育和生理发育。科学合理的辅食喂养是这阶段宝宝喂养的主要特点。

进食安排： 此阶段宝宝的进食分早、中、晚三餐和午前点、午后点。早餐时间7：00左右，可食用配方奶、豆浆、馒头、面包等；午餐时间12：00左右，可食用软饭、碎肉、鱼肉、碎菜、汤等；晚餐时间18：00左右，可食用蔬菜、瘦肉、面条等。9：00～10：00时，可以让宝宝吃些水果；14：00～15：00时，可以让宝宝吃些饼干、糕点等食物，以补充身体消耗的能量。

饮食量： 这个阶段的宝宝大部分的营养由辅食提供，而宝宝活动量越来越大，因此，妈妈在喂食宝宝辅食时，需要增加宝宝的饮食量，在保证宝宝每天进食3次辅食的基础上，每次的辅食量至少达到120克。在进食辅食后，如果能再给宝宝喂食120～160毫升的母乳或牛奶，这种辅食加乳汁的结合可以让宝宝维持到下一次的进餐时间，如果只是单纯进食辅食的话，在下一个进餐点之前，妈妈必须给宝宝准备一些零食，以保证宝宝在下一次吃辅食前不会感到

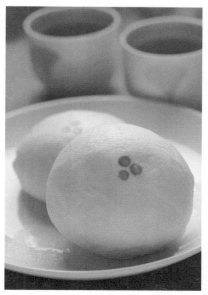

馒头、包子比较容易消化，可以作为这个阶段宝宝的主食之一。

饥饿。

食物多样化： 这一阶段的宝宝，之前很多要小心吃的食品，现在基本上都可以吃了，如鸡蛋白、鲜鱼、牛奶、西红柿等。在选择这些材料时，妈妈最好每次选择一种或两种，一次不要增加太多，确认宝宝没有不良反应后再考虑是否加量。

谷类、肉类、蛋类、奶类、蔬菜和水果等不同类别的食物所补充的营养各有侧重，没有任何一种食物可以完全满足宝宝生长发育的营养需要，因此，妈妈在制定食谱、制作食物的时候，需要将各种类别的食材进行合理搭配，以补充宝宝身体必需的营养素。

宝宝 宜 吃的食物

很多宝宝现在已经断奶了，营养摄取主要来自于辅食。那么，在给宝宝准备食物时，爸爸妈妈需要注意什么呢？

牛奶
Niu Nai

别名：牛乳。

性味归经：性平，味甘。归心、肺、肾、胃经。

适用量： 每天食用250毫升为宜　　**热量：** 216千焦/100克

主要营养素

钙、磷、钾、氨基酸、乳酸、维生素

牛奶中钙、磷、钾等矿物质含量丰富，可减少胃肠道刺激，并能有效地维持人体酸碱的平衡。牛奶还含有多种氨基酸、乳酸、维生素等营养元素，可以促进钙的消化和吸收。

食疗功效

牛奶具有补肺养胃、生津润肠、促进睡眠的功效；牛奶中的碘、锌和卵磷脂能大大提高大脑的工作效率；牛奶中的镁元素会促使心脏和神经系统的耐疲劳性；牛奶能润泽肌肤，经常饮用可使宝宝皮肤白皙光滑。

选购保存

新鲜优质牛奶呈乳白色或稍呈微黄色，有新鲜牛奶固有的香味，无异味，呈均匀的流体，无沉淀，无凝结，无杂质，无异物，无黏稠现象。牛奶买回后应尽快放入冰箱冷藏，以低于7℃为宜。

♥ 温馨提示

牛奶含有丰富的活性钙，并且牛奶中的乳糖能促进人体肠壁对钙的吸收，调节体内钙的代谢，维持血清钙浓度，可以增进骨骼发育。1岁以下的宝宝不宜饮用牛奶，因为牛奶中蛋白质、矿物质的成分较高，会加重宝宝肾脏的负担。

搭配宜忌

宜	牛奶+木瓜	可降糖降压
	牛奶+火龙果	可清热解毒、润肠通便
忌	牛奶+橘子	易发生腹胀、腹泻
	牛奶+食醋	不利于消化吸收

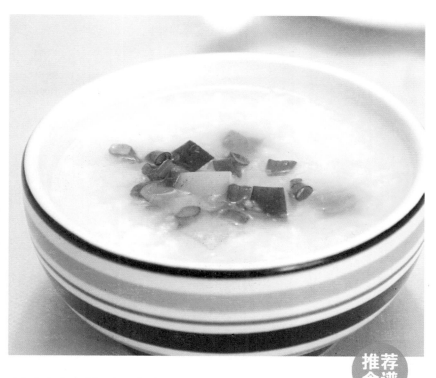

苹果胡萝卜牛奶粥

原料：苹果、胡萝卜各25克，牛奶100毫升，粳米100克

调料：白糖5克

做法：

❶ 胡萝卜、苹果洗净，切小块；粳米淘洗干净。

❷ 锅置火上，注入清水，放入粳米煮至八成熟。

❸ 放入胡萝卜、苹果煮至粥将成，倒入牛奶稍煮，加白糖调匀即可。

专家点评：胡萝卜中的维生素A是骨骼正常生长发育的必需物质，其有助于细胞增殖与生长，是机体生长的要素；苹果含有丰富的蛋白质、碳水化合物、维生素C、钙、磷，另外，其维生素A、维生素B$_1$、维生素B$_2$、铁等的含量也较高，具有助消化、健脾胃的功效；牛奶含有丰富的优质蛋白质、脂肪、维生素A、钙、铁等营养成分，不仅能强身健体，还有助于补钙补铁。将这三种食物与粳米煮成粥，既清香美味，又能补充宝宝身体所需的多种营养。

烹饪常识：牛奶不要煮太久，以免营养流失。

推荐食谱

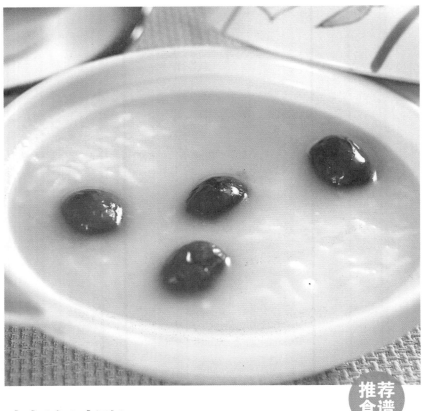

推荐食谱

牛奶红枣粥

原料： 红枣20颗，粳米100克，牛奶150毫升

调料： 红糖5克

做法：

❶ 将粳米、红枣一起洗净，泡发。

❷ 再将泡好的粳米、红枣加入适量水煮开，改小火煮约30分钟，加牛奶煮开。

❸ 待煮成粥后，加入红糖煮溶即可。

专家点评： 牛奶营养丰富，富含蛋白质、维生素A、维生素B₂、钙等，容易消化吸收，是接近"完美"的食品，人称"白色血液"，是理想的天然食品；红枣富含维生素A、维生素C、维生素E、胡萝卜素、磷、钾、铁、叶酸、泛酸、烟酸等，能提高人体免疫力；粳米有帮助调节脂肪和蛋白质代谢的功能。三者合煮成粥，能提供宝宝身体所需的多种营养，让宝宝的身体更强壮。

烹饪常识： 煮粥时将泡过粳米和红枣的水也加入锅里，这样能有效保留营养。

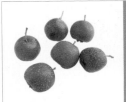

山楂
Shan Zha

别名：赤爪子、羊株、鼠楂、猴楂、茅楂。

性味归经：性微温，味酸、甘。归脾、胃、肝经。

适用量：每天5～10克 热量：396千焦/100克

主要营养素

维生素C、胡萝卜素

山楂中含有丰富的维生素，尤其是维生素C，即使是在加热制作的情况下，也不会被破坏，宝宝食用后能帮助他们吸收铁质，提高机体免疫力。山楂中还含有丰富的胡萝卜素，能维持宝宝视力的正常发育。

食疗功效

山楂能增强胃中蛋白酶的活性，促进消化，其所含的脂肪酶亦能促进脂肪的消化，常用于健脾胃、消积食，对宝宝的厌食症及各类胃胀、腹痛等均有较好的调理功效。山楂还能升高高密度脂蛋白，降低低密度脂蛋白，有利于清除外周组织中过多的胆固醇，具有改善体内脂质代谢的作用。

选购保存

以果大、肉厚、核小、皮红的山楂为佳。在选购时，可以仔细观察山楂的外表，外形扁圆的偏酸，近似正圆的则偏甜。山楂果实被广泛用于制造糖葫芦、果丹皮、山楂饼、山楂糕等酸甜食物。保存时可放在陶制容器中或用保鲜袋包好放进冰箱。

♥ 温馨提示

产自山东和东北的山楂发酸，产自河北、河南的酸甜适中；果肉呈白色、黄色或红色的甜，绿色的酸；软而面的甜，硬而质密的偏酸。

搭配宜忌

宜	山楂+猪肉	可滋阴润燥、化食消积
	山楂+菊花	可消食健胃、瘦身减肥
忌	山楂+海鲜	易引起食物过敏
	山楂+柠檬	促进胃液分泌，加重溃疡

营养成分表

营养素	含量（每100克）
蛋白质	0.5克
脂肪	0.6克
碳水化合物	22克
膳食纤维	未测定
维生素A	0.82微克
维生素B$_1$	未测定
维生素B$_2$	未测定
维生素C	89毫克
维生素E	未测定
钙	85毫克
铁	21毫克
锌	未测定
硒	未测定

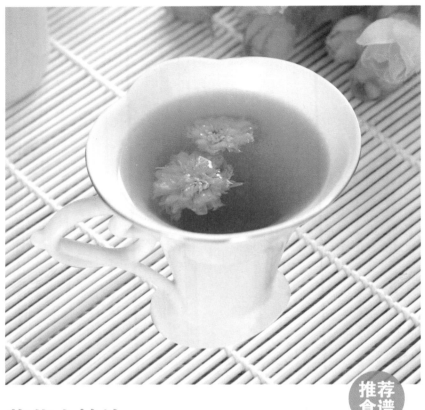

菊花山楂饮

原料： 菊花15克，山楂20克

做法：

❶ 将菊花、山楂洗净。

❷ 将菊花、山楂放入煲锅内，水煎10分钟。

❸ 滤出汁水饮用即可。

专家点评： 这道饮品具有开胃消食的功效，让宝宝适量地饮用，对宝宝肠胃健康很有益处。山楂具有健脾开胃、消食化滞的作用；菊花具有养肝明目的作用，还可清热去火，预防宝宝因体内火热而引起大便干燥、便秘的情况发生，而且菊花对宝宝的眼睛也是很有益处的。在夏季，天气干燥炎热，给宝宝适量地饮用此茶，对宝宝的健康是大有帮助的，是一道祛火开胃的健康饮品。

烹饪常识： 在做这道饮品时，山楂不要过量，否则会冲淡菊花的香味。

302

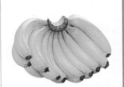

香蕉
Xiang Jiao

别名：蕉子、甘蕉。

性味归经：性寒，味甘。归肺、大肠经。

适用量：每天1～2根为宜　热量：101千焦/100克

主要营养素

维生素A、维生素B₂

香蕉中含有丰富的维生素A，能促进生长，增强机体对疾病的抵抗力，维持宝宝正常的视力所需。香蕉中还含有维生素B₂，这种物质能促进宝宝正常的生长和发育。

食疗功效

香蕉具有润肠通便、润肺止咳、清热解毒、助消化和滋补的作用，常吃香蕉能起到安抚神经的效果，对宝宝的大脑发育有一定的益处。香蕉中的可溶性纤维素具有促进消化、调理肠胃的功效，使大便光滑松软，易于排出，对便秘的宝宝大有益处。

选购保存

果皮颜色黄黑泛红，稍带黑斑，表皮有皱纹的香蕉风味最佳。香蕉手捏后有软熟感的一定是甜的。香蕉买回来后，最好用绳子串起来，挂在通风的地方。

♥ 温馨提示

香蕉营养高、热量低，含有被称为"智慧之盐"的磷，又有丰富的蛋白质、钾、维生素A和维生素C，同时膳食纤维也多，堪称最好的营养食品，再加上香蕉口感绵软，很适合宝宝食用，不过因其性寒，不宜食用过量。

搭配宜忌

宜		
	香蕉+牛奶	可提高对维生素B₁₂的吸收
	香蕉+芝麻	可补益心脾、养心安神
忌	香蕉+红薯	会引起身体不适
	香蕉+西瓜	会引起腹泻

营养成分表

营养素	含量（每100克）
蛋白质	1.4克
脂肪	0.2克
碳水化合物	22克
膳食纤维	1.2克
维生素A	10微克
维生素B₁	0.02毫克
维生素B₂	0.04毫克
维生素C	8毫克
维生素E	0.24毫克
钙	7毫克
铁	0.4毫克
锌	0.18毫克
硒	0.87微克

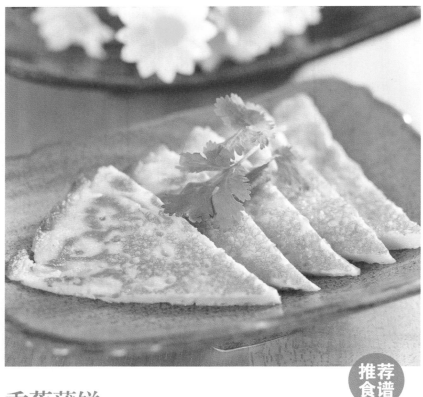

推荐食谱

香蕉薄饼

原料： 香蕉1根，面粉300克，鸡蛋1个

调料： 白糖5克，盐3克，花生油少许，葱花少许

做法：

① 鸡蛋打破，蛋液倒入碗中打匀；香蕉切段，放入碗中捣成泥状；蛋液倒入香蕉泥中，加水、面粉调成糊状。

② 加少许白糖、葱花、盐搅拌均匀。

③ 油锅烧热，放入少许花生油，将面糊倒入锅内（一般放3勺），摊薄，两面煎至金黄色即可。

专家点评： 香蕉几乎含有所有的维生素和矿物质，膳食纤维含量丰富，而热量却很低，而且其中所含的钾能强化肌力和肌耐力，能防止宝宝肌肉痉挛，还能抑制人体对钠的吸收。用香蕉制作的煎饼风味独特、口感绵软，不仅可以为宝宝的生长发育提供丰富的营养，还能刺激宝宝的肠胃蠕动，预防宝宝便秘。

烹饪常识： 煎饼的面糊宁少勿多，分量少的话，煎饼较小，会外酥里嫩；分量过多的话，煎饼容易夹生，不易煎熟。

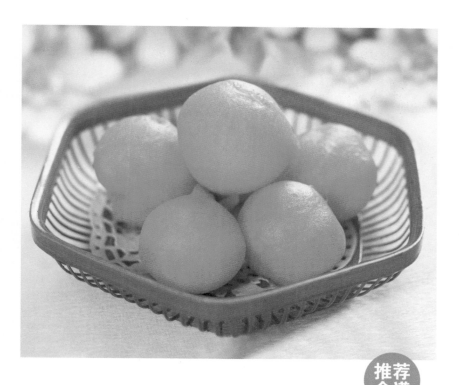

脆皮香蕉

原料： 香蕉1根，吉士粉10克，面粉250克，泡打粉10克，水125毫升

调料： 淀粉30克，花生油少许，白糖5克

做法：

❶ 将白糖、吉士粉、面粉、泡打粉、淀粉放入碗中，加入水和匀制成面糊。

❷ 香蕉去皮切段，放入调好的面糊中，均匀地裹上一层面糊。

❸ 将面糊放入烧热的油锅中，炸至金黄色即可捞出。

专家点评： 这个阶段的宝宝已经长了6～8颗牙齿，适当地制作一些有一定硬度又不会伤害宝宝牙龈的食品，让宝宝磨牙，有助于宝宝牙齿的健康发育。香蕉中含有丰富的微量元素，其中的钾元素能促进宝宝的肠胃蠕动，抑制宝宝对钠的过量吸收，对宝宝有诸多益处。日常生活中，妈妈可以多准备一些类似的食品，作为宝宝的零食，既健康又美味。

烹饪常识： 香蕉不要买太熟的，太软不好炸出形，且要控制好油温，以免炸焦。

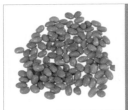

毛豆
Mao Dou

别名：菜用大豆。晒干之后又称大豆。

性味归经：性平，味甘。归脾、大肠经。

适用量：每天80克为宜　热量：452千焦/100克

主要营养素

卵磷脂、钙、铁、锌

毛豆中的卵磷脂是大脑发育不可缺少的营养素之一，能保证宝宝大脑和视网膜的正常发育。毛豆还富含钙、铁、锌，这些营养物质易为人体吸收，是保证宝宝健康发育的必需营养素。

食疗功效

毛豆具有降血脂、抗癌、润肺、强筋健骨等功效。其所含的植物性蛋白质有降低胆固醇的功效；所含的丰富油脂多为不饱和脂肪酸，能清除积存在血管壁上的胆固醇，可预防多种老年性疾病；毛豆中含有丰富的膳食纤维，能促进肠胃蠕动，具有防治便秘的功效。

选购保存

以豆荚为青绿色、上面有细密的绒毛的毛豆为佳。毛豆在剥壳后不宜保存太久，要尽快食用。

♥ 温馨提示

若想毛豆焯烫后依然操持翠绿色，可在焯烫时加一小撮盐，因为盐能使叶绿素趋于安定而不被热水破坏。由于毛豆中的钾能与食盐中的钠保持平衡，因此可消除盐分的不利作用。宝宝夏季吃毛豆能解乏，但对毛豆过敏的宝宝不宜食用。

搭配宜忌

宜	毛豆+香菇	可益气补虚、健脾和胃
	毛豆+花生	可健脑益智
忌	毛豆+鱼	会破坏维生素B₁
	毛豆+牛肝	会破坏人体对维生素C的吸收

营养成分表

营养素	含量（每100克）
蛋白质	13.1克
脂肪	5克
碳水化合物	10.5克
膳食纤维	4克
维生素A	22微克
维生素B₁	0.15毫克
维生素B₂	0.07毫克
维生素C	27毫克
维生素E	2.44毫克
钙	135毫克
铁	3.5毫克
锌	1.73毫克
硒	2.48微克

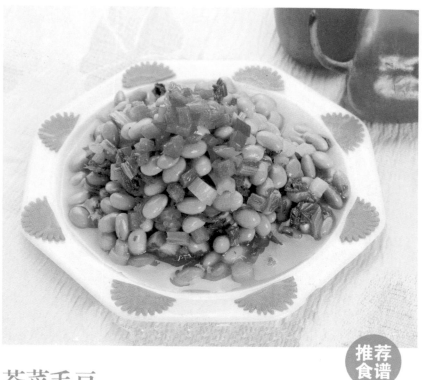

推荐食谱

芥菜毛豆

原料： 芥菜100克，毛豆200克，红甜椒少许

调料： 香油20毫升，盐3克，白醋5毫升

做法：

❶ 芥菜择洗干净，汆水后切成末；红甜椒洗净，去蒂、籽，切粒。

❷ 毛豆择洗干净，放入沸水中煮熟，捞出装入盘中。

❸ 加入芥菜末、红甜椒粒，调入香油、白醋、盐和毛豆炒匀即可食用。

专家点评： 芥菜含有大量的抗坏血酸，是活性很强的还原物质，参与机体重要的氧化还原过程，能增加大脑中的氧含量，促进大脑对氧的利用，有解除疲劳的作用。芥菜还有解毒消肿之功，能抗感染和预防疾病的发生。毛豆中的卵磷脂是宝宝大脑发育不可缺少的营养之一，有助于宝宝大脑的发育。此外，毛豆中还含有丰富的膳食纤维、钙和铁，不仅能改善便秘，还有利于宝宝补钙、补铁。

烹饪常识： 一定要将毛豆煮熟后再吃，否则会影响健康。

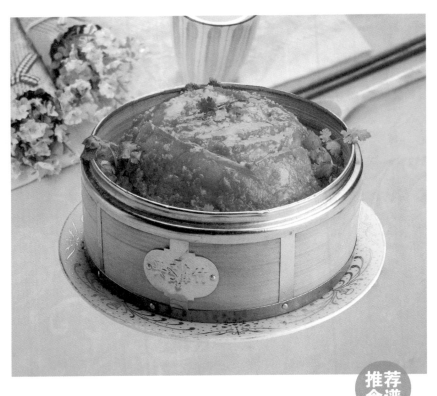

推荐食谱

毛豆粉蒸肉

原料： 毛豆300克，五花肉500克

调料： 蒸肉粉适量，盐3克，老抽5毫升，香菜段10克

做法：

❶ 毛豆洗净，沥干；五花肉洗净，切成薄片，加蒸肉粉、老抽和盐拌匀。

❷ 将毛豆放入蒸笼中，五花肉摆在毛豆上，将蒸笼放入蒸锅蒸25分钟，取出。

❸ 撒上香菜段即可。

专家点评： 这道菜咸香味美，营养丰富。猪肉含有丰富的优质蛋白质和人体必需的脂肪酸，并提供血红素（含有机铁）和促进铁吸收的半胱氨酸，能改善缺铁性贫血。毛豆含有丰富的植物蛋白、多种有益的矿物质、维生素及膳食纤维。其所含的蛋白质不但含量高，且品质优，可以与肉、蛋中的蛋白质相媲美，是植物食物中唯一含有完全蛋白质的食物。

烹饪常识： 毛豆最好先焯一下水，以去除豆腥味。

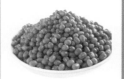

绿豆
Lü Dou

别名：青小豆、交豆、青豆子。

性味归经：性凉，味甘。归心、胃经。

适用量：每天50克左右为宜　**热量**：436千焦/100克

主要营养素

蛋白质、磷脂、碳水化合物、钙

绿豆中所含的蛋白质、磷脂均有兴奋神经、增进食欲的功能，是机体许多重要脏器增加营养必需的营养物质。绿豆还富含碳水化合物和钙，能强壮宝宝筋骨。

食疗功效

绿豆具有清热解毒、消暑止渴、利水消肿等功效。常服绿豆汤不仅能补充宝宝身体所需的水分，还能及时补充无机盐。夏天的时候，用绿豆煮汤让宝宝食用，对宝宝因炎热而导致的食欲不振有食疗作用。

选购保存

优质绿豆外皮有蜡质，籽粒饱满、均匀，很少破碎，无虫，不含杂质。褐色或表面白点多的绿豆，已经变质或已被虫蛀，不宜选购食用。保存时可将绿豆在阳光下暴晒5个小时，然后趁热密封保存。

♥ 温馨提示

绿豆有清热解毒的作用，适合炎热的夏季食用。绿豆偏凉，胃虚寒、肾气不足、体质虚弱的宝宝最好不要食用绿豆。让宝宝食用绿豆汤时，一定要将绿豆煮烂。

搭配宜忌

宜	绿豆+粳米	有利于消化吸收
	绿豆+百合	可解渴润燥、降压、降糖
忌	绿豆+狗肉	会引起中毒
	绿豆+榛子	容易导致腹泻

营养成分表

营养素	含量（每100克）
蛋白质	21.6克
脂肪	0.8克
碳水化合物	62克
膳食纤维	6.4克
维生素A	22微克
维生素B$_1$	0.25毫克
维生素B$_2$	0.11毫克
维生素C	未测定
维生素E	10.95毫克
钙	81毫克
铁	6.50毫克
锌	2.18毫克
硒	4.28微克

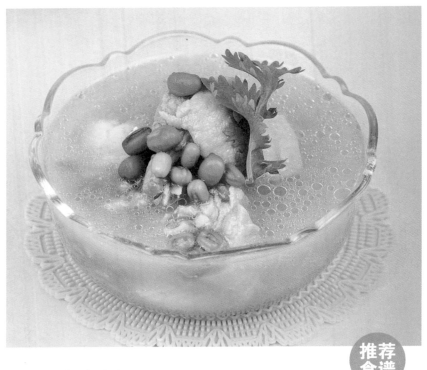

推荐食谱

双豆鸭肉汤

原料： 鸭肉250克，绿豆、红豆各20克

调料： 盐适量

做法：

❶ 将鸭肉洗净，切块；绿豆、红豆淘洗干净备用。

❷ 净锅上火倒入水，调入盐，下入鸭肉、绿豆、红豆煲至熟即可。

专家点评： 绿豆富含淀粉、脂肪、蛋白质、多种维生素及锌、钙等矿物质。中医认为，绿豆有清热解毒、消暑止渴、利水消肿的功效，是宝宝补锌的食疗佳品。对于便秘或夏季食欲不振的宝宝来说，绿豆既可降火消暑，还可补充水分，缓解宝宝因肠道干结而引起的便秘。鸭肉含丰富的蛋白质、脂肪、维生素B_1、维生素B_2、碳水化合物、铁、钙、磷、钠、钾等成分，能补充宝宝身体所需的多种营养。

烹饪常识： 烹调时加入少量盐，肉汤会更鲜美。煲汤前将鸭块入沸水锅中氽烫一下，然后用清水冲洗，将鸭块上的血水冲洗干净，汤会更美味。

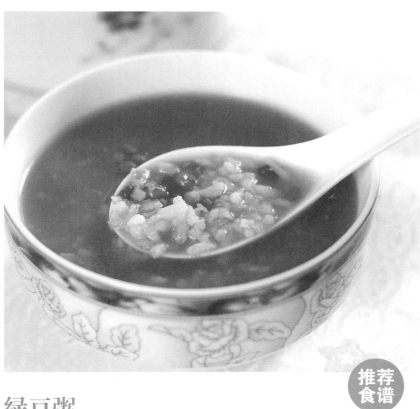

推荐
食谱

绿豆粥

原料： 绿豆80克，粳米50克

调料： 红糖5克

做法：

❶ 将粳米和绿豆洗净，泡水30分钟备用。

❷ 锅中放适量水，加入绿豆、粳米大火煮开。

❸ 转用小火煮至粳米熟烂，粥浓时，再下入红糖，继续煮至糖化开即可。

专家点评： 这道绿豆粥香甜嫩滑，有清肝泄热、开胃解渴的功效，适合夏季食欲不振的宝宝食用。绿豆中含有香豆素、生物碱等多种生物活性物质，能提高宝宝的身体免疫力。粳米中的蛋白质主要是米精蛋白，其氨基酸的组成比较完整，宝宝容易消化吸收。

烹饪常识： 红糖不宜加太多，以免过甜。绿豆煮至膨胀破裂即表明已经熟透。

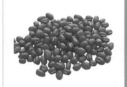

红豆
Hong Dou

别名：赤小豆、红小豆。

性味归经：性平，味甘、酸。归心、小肠经。

适用量：每天30克左右为宜　　**热量：**1293千焦/100克

主要营养素

膳食纤维、碳水化合物、维生素E、铁、锌

红豆含有丰富的膳食纤维，可以促进排便，防治宝宝便秘。红豆中还含有大量的碳水化合物、维生素E、铁、锌等营养素，能够补充宝宝身体所需的营养，提高宝宝的免疫能力。

食疗功效

红豆营养丰富，含有丰富的蛋白质、脂肪、碳水化合物、膳食纤维、核黄素等多种人体所需的营养元素，具有止泻、消肿、通乳、健脾养胃、清热利尿、抗菌消炎、解毒等功效，还能增进食欲，促进宝宝胃肠道的消化和吸收功能，具有良好的润肠通便的功效。

选购保存

以豆粒完整、大小均匀、颜色深红、紧实皮薄的红豆为佳。将拣去杂质的红豆摊开晒干，装入塑料袋，再放入一些剪碎的干辣椒，扎紧袋口，存放于干燥处保存。

♥ 温馨提示

宝宝夏季容易受热毒影响，爸爸妈妈可以煮一些红豆汤给宝宝食用，既能补充宝宝所需的水分，还能缓解宝宝大小便不利的症状。红豆难熟，给宝宝食用时，一定要将红豆煮烂。

搭配宜忌

宜	红豆+南瓜	可润肤、止咳、减肥
	红豆+粳米	可益脾胃
忌	红豆+羊肚	可致水肿、腹痛、腹泻
	红豆+盐	会使药效减半

营养成分表

营养素	含量（每100克）
蛋白质	20.2克
脂肪	0.6克
碳水化合物	63.4克
膳食纤维	7.7克
维生素A	13微克
维生素B$_1$	0.16毫克
维生素B$_2$	0.11毫克
维生素C	未测定
维生素E	14.36毫克
钙	74毫克
铁	7.40毫克
锌	2.20毫克
硒	3.80微克

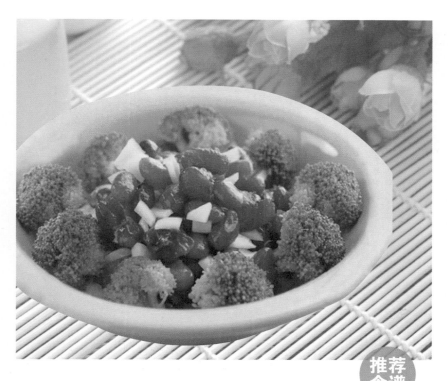

推荐食谱

凉拌西蓝花红豆

原料： 红豆50克，西蓝花250克，洋葱50克

调料： 橄榄油3毫升，柠檬汁少许，盐2克

做法：

❶ 洋葱洗净，切丁，泡水备用；红豆洗净，泡水4小时，入锅中煮熟；西蓝花洗净，切小朵，放入开水中余烫至熟，捞出泡凉水备用。

❷ 将橄榄油、盐、柠檬汁调成酱汁备用。

❸ 将洋葱从水中捞出，沥干，放入锅中，加入西蓝花、红豆、酱汁混合拌匀即可食用。

专家点评： 红豆富含铁质，有补血、促进血液循环、强化体力、增强抵抗力的效果，能让宝宝气色红润。同时，红豆中的皂苷可刺激肠道，有良好的利尿作用，能治疗宝宝的小便不利等症状。西蓝花中还含有一种可以缓解焦虑的物质，对睡眠不安的宝宝能起到很好的调养作用。西蓝花还含有丰富的维生素C，能提高宝宝的免疫力，增强宝宝的体质。

烹饪常识： 不要选用花序全开的西蓝花。

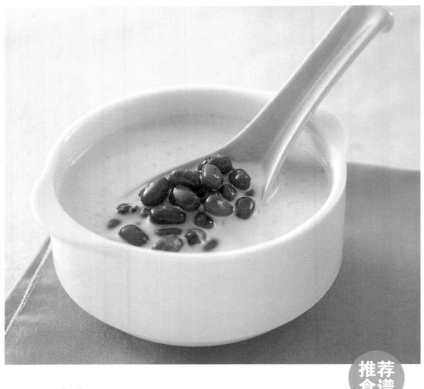

推荐食谱

红豆牛奶

原料： 红豆15克，低脂鲜奶190毫升

做法：

❶ 红豆洗净，浸泡一夜。

❷ 红豆放入锅中，开中火煮约30分钟，熄火后再焖煮约30分钟。

❸ 将红豆、低脂鲜奶放入碗中，搅拌混合均匀即可食用。

专家点评： 红豆是一种营养高、功效多的杂粮，它富含蛋白质、脂肪、糖类、B族维生素和钾、铁、磷等营养物质，

对于秋冬季怕冷、易疲倦、面少血色的宝宝，应经常食用红豆食品，以补血、促进血液循环、增强体力和抗病能力。红豆与醇香的牛奶搭配，既添加了钙质和优质蛋白，又能给宝宝提供更全面的营养，不仅能补充宝宝骨骼和牙齿发育所需要的钙质，还能预防宝宝出现佝偻病。

烹饪常识： 红豆豆质较硬，不容易熟，建议烹煮前用水浸泡数小时。

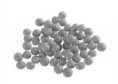

黄豆
Huang Dou

别名：大豆、黄大豆。

性味归经：性平，味甘。归脾、大肠经。

适用量： 每天食用20克左右为宜　**热量：** 1456千焦/100克

主要营养素

铁、锌、钙、蛋白质

黄豆的铁含量丰富，易被人体吸收，可防止缺铁性贫血；黄豆中含有丰富的锌，能促进宝宝大脑发育，让宝宝更聪明。同时，黄豆还富含钙和蛋白质，有强身健体的作用。

食疗功效

黄豆的蛋白质含量丰富，能补充宝宝身体所需的营养，促进骨骼健康发育。黄豆含有的蛋白质与不饱和脂肪酸是脑细胞生长的基本成分，含有的氨基酸和钙是健脑的营养成分。适量吃一些黄豆及其制品可以改善记忆力，对宝宝的大脑发育有促进作用。

选购保存

优质黄豆为黄色，颜色鲜艳有光泽，颗粒饱满且整齐均匀，无破瓣、无缺损、无虫害、无霉变，有正常的香气和口味。将晒干的黄豆与干辣椒混合，放在密封罐里，将密封罐放在通风干燥处保存即可。

♥ 温馨提示

黄豆营养丰富，能补充宝宝身体所需的多种营养物质，是宝宝天然的免疫食品，但是，黄豆较难消化，因此，肠胃消化功能不佳的宝宝应尽量少吃，如果要补充营养，建议妈妈制成豆浆让其饮用。

搭配宜忌

宜	黄豆+胡萝卜	有助于骨骼发育
	黄豆+红枣	有补血降血脂的功效
忌	黄豆+虾皮	会影响钙的消化吸收
	黄豆+核桃	可导致腹胀、消化不良

营养成分表

营养素	含量（每100克）
蛋白质	35克
脂肪	16克
碳水化合物	34克
膳食纤维	7.7克
维生素A	37微克
维生素B_1	0.41毫克
维生素B_2	0.2毫克
维生素E	18.9毫克
钙	191毫克
铁	8.2毫克
锌	3.34毫克
硒	6.16微克
铜	1.35毫克

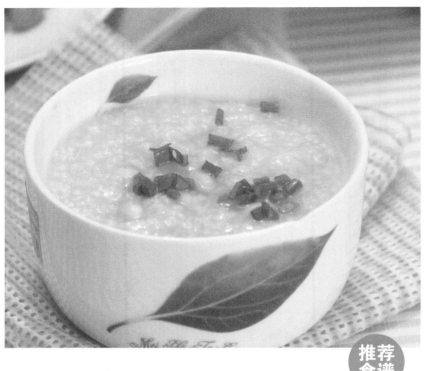

推荐
食谱

小米黄豆粥

原料：黄豆10克，小米30克

调料：白糖2克，葱花少许

做法：

❶ 将小米洗净，加水浸泡；黄豆洗净，捞出煮熟。

❷ 锅置火上，加适量水，放入小米，大火煮至水开后，加入黄豆，改小火熬煮。

❸ 煮至粥烂汤稠后，加白糖即可。可根据宝宝的口味添加少许葱花。

专家点评：黄豆素有"豆中之王"的美称，它含有丰富的蛋白质、维生素A、B族维生素、钙、铁等营养元素，营养价值非常高。黄豆中所含的亚油酸，能促进宝宝的神经发育，还可以降低血中的胆固醇；黄豆中含有丰富的铁元素，能预防宝宝缺铁性贫血。小米富含淀粉、钙、磷、铁、维生素B_1、维生素B_2、维生素E、胡萝卜素等，和黄豆一起熬煮成粥，尤其适合脾胃虚寒、呕吐、腹泻的宝宝食用。

烹饪常识：黄豆最好先用水浸泡8小时，让其吸收水分，这样煮出来的黄豆，宝宝更易咀嚼和消化。

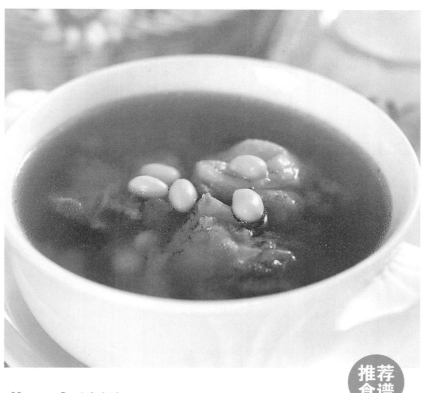

黄豆大骨汤

原料： 猪大骨200克，黄豆50克

调料： 盐3克

做法：

❶ 黄豆洗净，用水浸泡4小时；将猪大骨洗净，斩成小块，用开水氽烫，洗去浮沫。

❷ 在煲中加适量清水，将猪大骨同黄豆放入煲中，大火煮开后转小火继续煲。

❸ 待黄豆和肉熟烂时，加少许盐调味即可。

专家点评： 黄豆含有丰富的钙，并且可促进人体对铁的吸收，有补血的作用；此外，黄豆还含有丰富的锌，锌是宝宝大脑发育不可或缺的微量元素，因此，食用黄豆，还能促进宝宝的大脑发育。

烹饪常识： 盐不宜过多，在加盐的时候，妈妈不要用自己的口味去断定粥的咸淡。应按照宝宝的标准来添加。

317

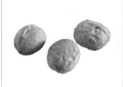

核桃
He Tao

别名：胡桃仁、核仁、胡桃肉。

性味归经：性温，味甘。归肾、肺、大肠经。

适用量： 每天3颗为宜　　**热量：** 3214千焦/100克（干核桃）

主要营养素

蛋白质、不饱和脂肪酸、碳水化合物、维生素E

核桃中富含蛋白质和不饱和脂肪酸，能滋养脑细胞，增强脑功能；核桃含有的碳水化合物能为宝宝提供机体所需的热量；其含有的维生素E能增强宝宝的体质，提高宝宝的免疫力。

食疗功效

核桃具有滋补肝肾、强健筋骨的功效。核桃油中油酸、亚油酸等不饱和脂肪酸高于橄榄油，饱和脂肪酸含量极微，是优质健康的食用油。核桃中的磷脂，对宝宝的脑神经发育具有很好的保健作用，经常食用核桃，既能强身健体，又能补益大脑。

选购保存

应选个大、外形圆整、干燥、壳薄、色泽白净、表面光洁、壳纹浅而少的核桃。带壳核桃风干后较易保存，去壳核桃仁要用有盖的容器密封，放在阴凉、干燥处存放，避免潮湿。

♥ 温馨提示

核桃性温，热量高，含油脂多，吃多了会令人上火和恶心，正在上火、腹泻的宝宝不宜吃；宝宝患麻疹后也不宜吃核桃，且半年内必须禁吃，以免造成滑肠或痢不止的情况。核桃不宜多吃，宝宝每天2～3颗即可。

搭配宜忌

宜	核桃+红枣	可美容养颜
	核桃+黑芝麻	可补肝益肾
忌	核桃+黄豆	会引起腹痛、腹胀、消化不良
	核桃+野鸡肉	会导致血热

营养成分表

营养素	含量（每100克）
蛋白质	12.8克
脂肪	29.9克
碳水化合物	1.8克
膳食纤维	4.3克
维生素A	5微克
维生素B$_1$	0.07毫克
维生素B$_2$	0.14毫克
维生素C	10毫克
维生素E	41.17毫克
钙	56毫克
铁	2.70毫克
锌	2.17毫克
硒	4.67微克

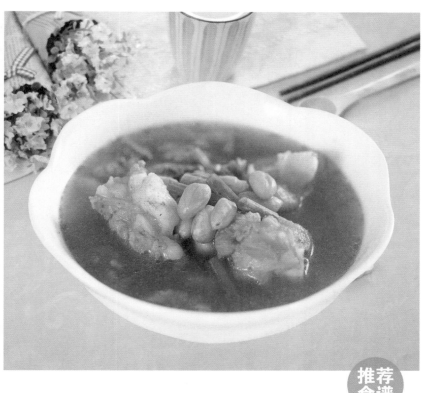

推荐食谱

花生核桃猪骨汤

原料： 花生50克，核桃仁20克，猪骨500克

调料： 盐3克

做法：

❶ 猪骨洗净，斩件；核桃仁、花生洗净，泡发。

❷ 锅中水烧沸，入猪骨汆透后捞出，冲洗干净。

❸ 煲中加水烧开，下入猪骨、核桃仁、花生，煲1小时，调入盐即可。

专家点评： 这道汤对宝宝身体和大脑的发育都很有好处。核桃仁中含有人体不可缺少的微量元素锌、锰、铬等，对人体极为有益。另外，核桃中的营养成分还具有增强细胞活力，促进造血，增强免疫力等功效。花生所含的谷氨酸和天门冬氨酸可促进脑细胞发育，同时，花生的红衣，可补气补血。猪骨含有大量骨钙、磷酸钙、骨胶原、骨粘蛋白等，是补钙的好食材。

烹饪常识： 猪骨洗干净后再用热水煮一下，能去掉血腥味。

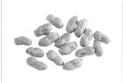

花生
Hua Sheng

别名： 长生果、长寿果、落花生。

性味归经： 性平，味甘。归脾、肺经。

适用量： 每天40克为宜　**热量：** 1200千焦/100克（生花生）

主要营养素

卵磷脂、脑磷脂、蛋白质

花生中含有的蛋白质，能够维持宝宝的正常生长发育，提升宝宝的免疫功能。

食疗功效

花生含有丰富的钙元素，钙元素是宝宝骨骼和牙齿发育不可或缺的营养元素，因此，常吃花生，对宝宝身体发育大有裨益。花生对营养不良、食欲不振有食疗功效，身体瘦弱、胃口不佳的宝宝可以多食。常食花生，能提高记忆力，促进大脑发育。花生红衣能抑制纤维蛋白的溶解，可预防血小板减少和防治出血性疾病，花生壳有降血压、调节胆固醇的作用。

选购保存

优质花生的果荚，即俗称的花生壳，呈土黄色或白色，果仁色泽分布均匀一致，果实颗粒饱满、大小均匀。保存时，无论是购买散装或有包装容器中的花生，一定要确保没有水分。带壳花生可以保存在冰箱约3个月。

♥ 温馨提示

花生容易受潮发霉，产生致癌性很强的黄曲霉菌毒素。黄曲霉菌毒素可引起中毒性肝炎、肝硬化、肝癌。这种毒素耐高温，煎、炒、煮、炸等烹调方法都分解不了它。所以一定要注意不可吃发霉的花生。

营养成分表

营养素	含量（每100克）
蛋白质	12克
脂肪	25.4克
碳水化合物	13克
膳食纤维	7.7克
维生素A	2微克
维生素B_2	0.04毫克
维生素C	14毫克
维生素E	2.93毫克
钙	8毫克
铁	3.4毫克
锌	1.79毫克
硒	4.5微克
铜	0.65毫克

搭配宜忌

宜	花生+猪蹄	可补血
	花生+红枣	可健脾、止血
忌	花生+螃蟹	会导致肠胃不适、引起腹泻
	花生+黄瓜	会导致腹泻

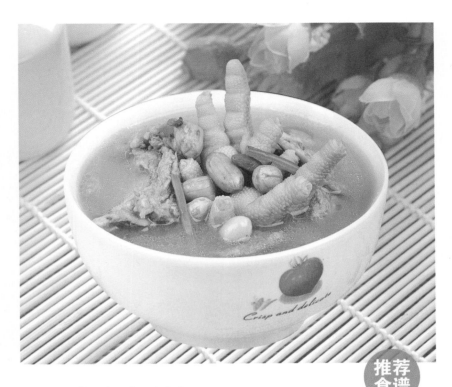

花生碎骨鸡爪汤

原料： 鸡爪350克，花生米100克，猪碎骨80克

调料： 盐少许，香油3毫升，姜末3克，高汤、花生油各适量

做法：

❶ 将鸡爪去甲，洗净，氽水；花生米洗净、浸泡；猪碎骨洗净备用。

❷ 炒锅上火倒入花生油，将姜末炝香，下入高汤，倒入鸡爪、花生米、猪碎骨，煲至熟，调入盐，淋入香油即可。

专家点评： 花生具有很高的营养价值，其含有的核黄素、钙、磷、铁等的含量也都比牛奶、肉、蛋高，还含丰富的脂肪和蛋白质，特别是花生中的矿物质含量也很丰富，还含有人体必需的氨基酸，有促进脑细胞发育的作用。猪碎骨中含有大量的钙质，能够促进宝宝的骨骼和牙齿的发育，还可在一定程度上预防宝宝因缺钙而出现的生长迟滞现象，并且可以稳定宝宝的情绪，让宝宝拥有良好的睡眠。

烹饪常识： 做这道汤前，要把鸡爪的指甲剁去，因为指甲不容易洗净，会有很多有害的物质藏在里面。

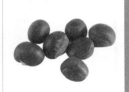

板栗

Ban Li

别名：毛栗、瑰栗、凤栗、栗子。

性味归经：性温，味甘、平。归脾、胃、肾经。

适用量：每天5个为宜　**热量：**760千焦/100克（鲜板栗）

主要营养素

维生素C、锌、钾、铁

板栗营养丰富，其维生素C的含量尤其高，是苹果的十几倍。板栗中还含有锌、钾、铁等多种矿物质，能满足宝宝身体发育的多种需求。让宝宝适当地食用一些板栗，还可以提高其免疫力。

食疗功效

板栗含有大量的淀粉、蛋白质、脂肪、维生素等多种营养元素，具有养胃健脾、补肾强筋的功效。让宝宝吃些板栗，能补充钙、钾、磷等矿物质，能滋补宝宝身体，维持宝宝正常发育所需的多种营养，还可以有效防治日久难愈的小儿口舌生疮。

选购保存

选购板栗要先看颜色，外壳鲜红，带褐、紫、赭等色，颗粒光泽的，品质一般较好。板栗风干或晒干后连壳保存比较方便，放干燥处防霉变即可。

♥ 温馨提示

板栗素有"干果之王"的美称，是一种价廉物美、富有营养的滋补品及补养的良药。板栗虽然好吃又养人，但是容易引起腹胀，因为板栗生吃过多，会难以消化，而熟食过多，会阻滞肠胃。因此宝宝不可过多进食板栗。

搭配宜忌

宜	板栗+粳米	可健脾补肾
	板栗+鸡肉	可补肾虚、益脾胃
忌	板栗+杏仁	易引起腹胀
	板栗+羊肉	不易消化，易引起呕吐

营养成分表

营养素	含量（每100克）
蛋白质	4.2克
脂肪	0.7克
碳水化合物	42.2克
膳食纤维	1.7克
维生素A	32微克
维生素B_1	0.14毫克
维生素B_2	0.17毫克
维生素C	24毫克
维生素E	4.56毫克
钙	17毫克
铁	1.1毫克
锌	0.57毫克
硒	1.13微克

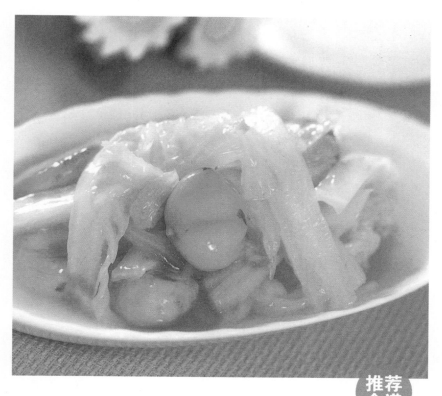

板栗煨白菜

推荐食谱

原料： 白菜200克，板栗50克

调料： 葱、姜、盐、鸡汤、水淀粉、花生油各适量

做法：

❶ 白菜洗净，切段；葱洗净，切段；姜洗净，切片；板栗煮熟，剥去壳。

❷ 锅上火，放花生油烧热，将姜片爆香，下白菜、板栗炒匀，加入鸡汤，煨入味后勾芡，加入盐与葱段，炒匀即可出锅。

专家点评： 宝宝吃板栗可以补充身体所需蛋白质、叶酸等营养物质，叶酸是参与血细胞生成的重要物质，能促进宝宝神经系统的发育。但板栗吃多了容易引发便秘，所以这道菜加了富含膳食纤维的白菜，这样既可以避免宝宝便秘，又可为宝宝补充发育所需的多种营养物质。

烹饪常识： 用刀将板栗切成两瓣，去掉外壳后放入盆里，倒入开水浸泡一会儿，再用筷子搅拌，板栗皮就会脱去，但应注意浸泡时间不宜过长，以免营养丢失。

323

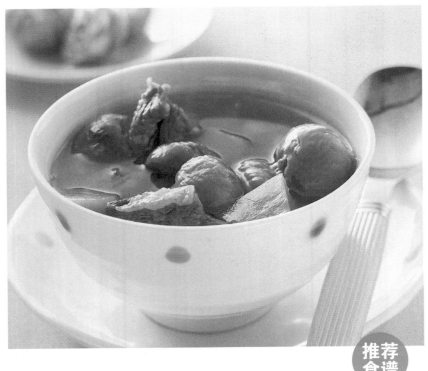

板栗排骨汤

原料：板栗250克，排骨500克，胡萝卜1根

调料：盐3克

做法：

❶ 板栗入沸水中用小火煮约5分钟，捞起剥皮；排骨放入沸水中余烫，捞起，洗净；胡萝卜削皮，洗净切块。

❷ 将以上原料放入锅中，加水盖过材料，以大火煮开，转小火续煮30分钟，加盐调味即可。

专家点评：这道菜含有丰富的蛋白质、脂肪、碳水化合物、钙、磷、铁、锌及维生素B$_1$、维生素B$_2$、维生素C、叶酸等多种人体所需的营养素。板栗营养丰富，具有养胃健脾、补肾强筋等作用，与具有补血益气、强筋健骨的排骨，以及有补肝明目、润肠通便的胡萝卜搭配，补而不腻。

烹饪常识：煮板栗时，一定要将包住果仁的那层薄皮去掉，这层皮煮不烂，会影响汤的口感。去壳时可先将板栗用塑料袋装好，放入冰箱冷冻室冻3天，取出解冻后，用刀切开，薄皮可轻松剥落。

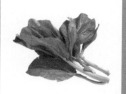

菜心
Cai Xin

别名：菜薹。

性味归经：性平，味甘。归脾、胃经。

适用量：每天约100克为宜　　**热量：**103千焦/100克

主要营养素

钙、铁、维生素

菜心富含钙、铁、维生素A、维生素C等多种维生素，可增强免疫力，预防宝宝缺钙及缺铁性贫血，其中富含的维生素C还有降低胆固醇、降血压的作用。

食疗功效

菜心具有化痰下气、解毒消肿的功效。菜心富含粗纤维、维生素C和胡萝卜素，能够刺激肠胃蠕动，预防宝宝便秘。菜心营养丰富，含有吲哚-3-甲醛等对人体有保健作用的物质，能通利肠胃。

选购保存

选购菜心应以外观整齐、切口处较嫩者为佳。用保鲜膜封好，置于冰箱中可保存1周左右。

♥ 温馨提示

菜心是我国广东省的特产蔬菜，口感柔嫩、美味可口，其营养丰富，是我们日常食用的一种蔬菜，适合任何人群食用。

搭配宜忌

宜	菜心+豆皮	可促进代谢
	菜心+鸡肉	益气健脾
忌	菜心+醋	会破坏营养价值
	菜心+碱	会破坏维生素C

营养成分表

营养素	含量（每100克）
蛋白质	2.8克
脂肪	0.5克
碳水化合物	4克
膳食纤维	1.7克
维生素A	160微克
维生素B_1	0.05毫克
维生素B_2	0.08毫克
维生素C	44毫克
维生素E	0.52毫克
钙	96毫克
铁	2.8毫克
锌	0.87毫克
硒	6.68微克

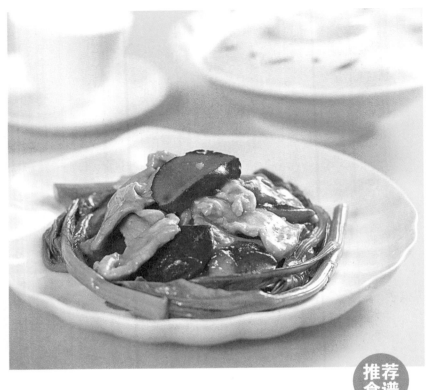

推荐食谱

牛肝菌菜心炒肉片

原料： 牛肝菌100克，猪瘦肉250克，菜心适量

调料： 姜丝6克，盐4克，水淀粉、香油、花生油各适量

做法：

❶ 将牛肝菌洗净，切成片；猪瘦肉洗净，切成片；菜心洗净，取菜梗剖开。

❷ 猪瘦肉放入碗内，加入水淀粉，用手抓匀稍腌。

❸ 加花生油起油锅，下入姜丝煸出香味，放入猪肉片炒至断生，加入盐、牛肝菌、菜心，再调入香油炒匀即可。

专家点评： 猪瘦肉含有优质蛋白质和人体必需的脂肪酸，能够补充宝宝日常的能量需求。猪肉可提供血红素（有机铁）和促进铁吸收的半胱氨酸，能改善缺铁性贫血。牛肝菌是具有高蛋白、低脂肪、多糖、多种氨基酸和多种维生素的菌类食物。菜心含有大量胡萝卜素和维生素C，有助于增强机体免疫力。

烹饪常识： 菜心烹炒的时间不宜太长，以免口感不佳，营养流失。

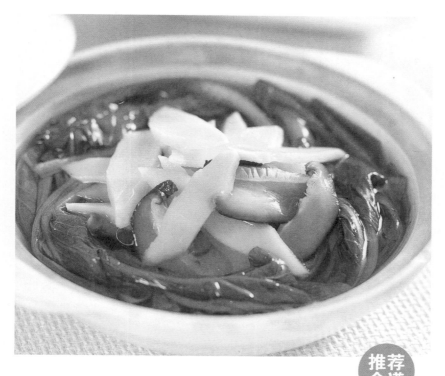

推荐
食谱

笋菇菜心汤

原料： 冬笋200克，水发香菇50克，菜心150克

调料： 盐3克，水淀粉、素鲜汤、花生油各适量

做法：

❶ 冬笋洗净，斜切成片；香菇洗净去蒂，切片；菜心洗净，稍焯，捞出。

❷ 炒锅加花生油烧热，分别将冬笋片和菜心下锅过油，随即捞出沥油。

❸ 净锅加素鲜汤烧沸，放入冬笋片、香菇片、花生油，数分钟后再放入菜心，加盐调味，用水淀粉勾芡即可。

专家点评： 菜心品质柔嫩，风味可口，营养丰富，含维生素A、B族维生素、维生素C、矿物质、叶绿素及蛋白质，口味清新、滑嫩，口感较好，且菜心一般不长虫，无需打农药，因此，是很健康的食品。香菇含有丰富的维生素D，能促进钙、磷的消化吸收，有助于宝宝骨骼和牙齿的发育。冬笋所含粗纤维有促进肠胃蠕动的功用，对治疗宝宝便秘有一定的效用。

烹饪常识： 冬笋切片时切薄一点，更易熟透入味。

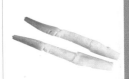

茭白
Jiao Bai

别名：出隧、绿节、菰菜、茭笋、高笋。

性味归经：性寒，味甘。归肝、脾、肺经。

适用量： 每天100克左右为宜　　**热量：** 95千焦/100克

主要营养素

钾、碳水化合物、蛋白质

茭白含有丰富的钾，对保护心脑血管有益。此外，茭白含有的碳水化合物、蛋白质等，能补充宝宝身体所需的营养物质，具有健壮身体的作用。

食疗功效

茭白热量低、水分高，既能利水消肿、退黄疸，又可辅助治疗四肢水肿、小便不利以及黄疸型肝炎等症。茭白还有清热解暑、解烦止渴、补虚健体等功效。宝宝食用，能健壮身体。

选购保存

宜选购新鲜脆嫩、水分足、无黑点的茭白。茭白水分极高，若放置过久，会丧失鲜味，最好即买即食，若需保存，可以用纸包住，再用保鲜膜包裹，放入冰箱保存。

♥ 温馨提示

茭白可生食、凉拌、酱制、腌制，也可用来热炒、煲汤。茭白所含粗纤维能促进肠道蠕动，有便秘的宝宝可以多食用一些茭白。

搭配宜忌

宜	茭白+猪蹄	补虚益气
	茭白+西红柿	清热解毒、利尿降压
忌	茭白+豆腐	容易得结石
	茭白+蜂蜜	易引发痼疾

营养成分表

营养素	含量（每100克）
蛋白质	1.2克
脂肪	0.2克
碳水化合物	5.9克
膳食纤维	1.9克
维生素A	5微克
维生素B$_1$	0.02毫克
维生素B$_2$	0.03毫克
维生素C	5毫克
维生素E	0.99毫克
钙	4毫克
铁	0.4毫克
锌	0.33毫克
硒	0.45微克

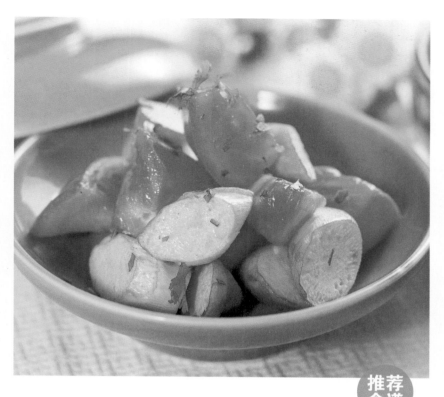

西红柿炒茭白

原料： 茭白500克，西红柿100克

调料： 盐、白糖、水淀粉各适量

做法：

❶ 将茭白洗净后，用刀面拍松，切段；西红柿洗净，切块。

❷ 锅加油烧热，下茭白炸至外层稍收缩、色呈浅黄色时捞出。

❸ 锅内留油，倒入西红柿、茭白、清水、盐、白糖焖烧至汤汁较少时，用水淀粉勾芡即可。

专家点评： 茭白含有较多的碳水化合物、蛋白质等，具有利尿、止渴、解毒等功效。西红柿被称为"神奇的菜中之果"，其所含的番茄红素有抑制细菌的作用，所含的苹果酸、柠檬酸和糖类，有助消化的功能；西红柿味酸甜，对食欲不振的宝宝也有调理的功效。茭白与西红柿二者搭配，具有利肠道、清热解毒的作用，适合于辅助治疗热病烦躁、黄疸等症。

烹饪常识： 茭白所含的草酸较多，烹饪此菜时应先将茭白入沸水锅中焯烫。

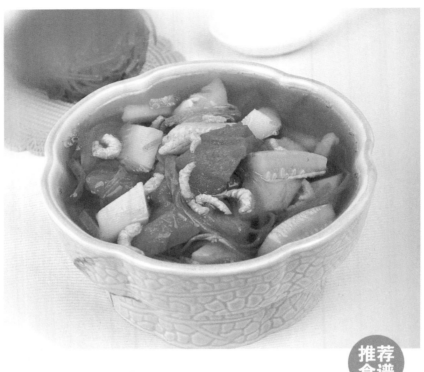

**推荐
食谱**

虾米茭白粉条汤

原料： 茭白150克，水发虾米30克，水发粉条20克，西红柿1个

调料： 色拉油20毫升，盐2克

做法：

❶ 将茭白洗净，切小块；水发虾米洗净；水发粉条洗净，切段；西红柿洗净，切块备用。

❷ 汤锅上火倒入色拉油，下入虾米、茭白、西红柿煸炒，倒入水，调入盐，下入粉条煲至熟即可。

专家点评： 茭白含较多的碳水化合物、蛋白质、脂肪等，能补充人体的营养物质，具有健壮身体的作用；虾米富含钙、铁、碘；西红柿富含维生素C、番茄红素。三者搭配，具有补虚、利尿、补血、辅助治疗四肢水肿等作用。这道菜含有多种宝宝生长发育必需的营养素，可以提高宝宝的免疫力，促进宝宝的健康成长。

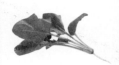

菠菜
Bo Cai

别名： 赤根菜、鹦鹉菜、波斯菜。

性味归经： 性凉，味甘、辛。归大肠、胃经。

适用量： 每天80克为宜　　**热量：** 97千焦/100克

主要营养素

膳食纤维、铁

菠菜富含膳食纤维，能清除胃肠道有害毒素，加速胃肠蠕动，帮助消化、预防便秘；菠菜中所含的铁，有预防缺铁性贫血的作用。

食疗功效

菠菜具有促进肠道蠕动的作用，利于排便，对于痔疮、慢性胰腺炎、便秘、肛裂等病症有食疗作用，能促进生长发育，增强抗病能力，促进人体新陈代谢，延缓衰老。菠菜能帮助宝宝预防缺铁性贫血，也适合便秘者、皮肤粗糙者、过敏者食用。

选购保存

选购菠菜时，以粗壮、叶大、色翠绿、无烂叶和萎叶、无虫害和农药痕迹的为佳。用沾湿的纸来包装菠菜，再装入塑料袋后，放入冰箱冷藏，可保鲜两三天。

♥ 温馨提示

菠菜含有草酸，草酸与钙结合易形成草酸钙，它会影响宝宝对钙的吸收，因此，菠菜不能与含钙丰富的豆类、豆制品以及黑木耳、虾米、海带、紫菜等食物同食，要尽可能与蔬菜、水果等碱性食品同食，可使草酸钙溶解排除。

搭配宜忌

宜	菠菜+胡萝卜	可保持心血管的畅通
	菠菜+鸡蛋	可预防贫血、营养不良
忌	菠菜+大豆	会损害牙齿
	菠菜+鳝鱼	会导致腹泻

营养成分表

营养素	含量（每100克）
蛋白质	2.6克
脂肪	0.3克
碳水化合物	4.5克
膳食纤维	1.7克
维生素A	487微克
维生素B_1	0.04毫克
维生素B_2	0.11毫克
维生素C	32毫克
维生素E	1.74毫克
叶酸	110微克
钙	66毫克
铁	2.9毫克
硒	0.97微克

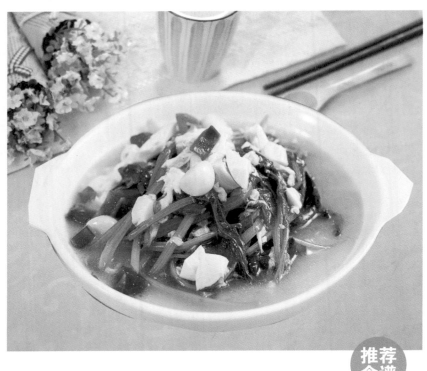

推荐
食谱

上汤菠菜

原料：菠菜500克，咸蛋1个，皮蛋
1个，鸡蛋清适量，三花淡奶50毫升

调料：盐3克，蒜6瓣

做法：

❶ 菠菜洗净，入盐水中焯水，装盘；咸
　蛋、皮蛋各切成丁状。

❷ 锅中放100毫升水，倒入咸蛋、皮
　蛋、蒜下锅煮开，再加三花淡奶煮
　沸，下鸡蛋清煮匀即成美味的上汤。

❸ 将上汤倒于菠菜上即可。

专家点评：这道菜清新爽口，是宝宝夏
季食物的较佳选择。菠菜茎叶柔软滑

嫩、味美色鲜，能提高宝宝的食欲。菠
菜中含有大量的抗氧化剂、维生素E以
及硒元素，能促进人体细胞增殖，还能
激活大脑的功能。另外，菠菜中还含有
丰富的维生素C、胡萝卜素、蛋白质，
以及铁、钙、磷等矿物质，可帮助宝宝
预防缺铁性贫血，增强宝宝的身体素质。

烹饪常识：菠菜焯至七成熟为宜，即水
开后倒下即可起锅。皮蛋蒸一下之后会
更容易切，如果不蒸的话，也可以用线
来切。

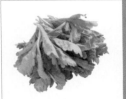

茼蒿
Tong Hao

别名： 蓬蒿、菊花菜、蒿菜、艾菜。

性味归经： 性温，味甘、涩。归肝、肾经。

适用量： 每天40～60克为宜　　**热量：** 85千焦/100克

主要营养素

铁、胡萝卜素

茼蒿中含有丰富的营养成分，其中所含的铁元素，有助于宝宝的生长发育和预防缺铁性贫血。此外，茼蒿还含有丰富的胡萝卜素，能对抗人体内的自由基，有降血糖的作用。

食疗功效

茼蒿具有平肝补肾、缩尿止遗、宽中理气的作用，对心悸、怔忡、失眠多梦、心烦不安、痰多咳嗽、腹泻、胃脘胀痛、夜尿频多、腹痛寒疝等症有食疗作用。另外茼蒿中富含铁、钙等营养元素，可以帮助身体制造新血液，增强骨骼的坚硬性。

选购保存

茼蒿以水嫩、深绿色的为佳；不宜选择叶子发黄、叶尖开始枯萎乃至发黑收缩的茼蒿，茎或切口变成褐色也表明放的时间太久了。保存时宜放入冰箱冷藏。

♥ 温馨提示

由于茼蒿的花很像野菊花，所以又名菊花菜。茼蒿的茎和叶可以食用，有蒿之清气、菊之甘香，一般营养成分无所不备。其中茼蒿中含有的多种氨基酸、脂肪、蛋白质以及钠、钾等矿物盐，能调节体内水液代谢，通利小便。

营养成分表

营养素	含量（每100克）
蛋白质	1.9克
脂肪	0.3克
碳水化合物	3.9克
膳食纤维	1.2克
维生素A	252微克
维生素B$_1$	0.04毫克
维生素B$_2$	0.09毫克
维生素C	18毫克
维生素E	0.92毫克
钙	73毫克
铁	2.5毫克
锌	0.35毫克
硒	0.6微克

搭配宜忌

宜	茼蒿+鸡蛋	可帮助充分吸收维生素A
	茼蒿+粳米	可健脾养胃
忌	茼蒿+醋	会降低营养价值
	茼蒿+胡萝卜	会破坏维生素C

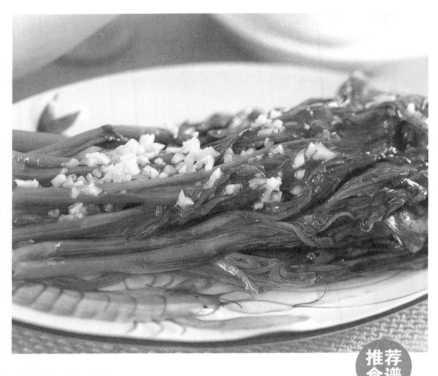

推荐食谱

蒜蓉茼蒿

原料： 茼蒿400克

调料： 盐3克，大蒜20克

做法：

❶ 大蒜去皮，洗净剁成细末；茼蒿去掉黄叶后，洗净。

❷ 锅中加水，烧沸，将茼蒿稍微焯水，捞出。

❸ 锅中加油，炒香蒜蓉，下入茼蒿、盐，翻炒均匀即可。

专家点评： 这道菜清淡爽口，有开胃消食之功。茼蒿中含有特殊香味的挥发油，有助于宽中理气，消食开胃，增加食欲；丰富的粗纤维有助肠道蠕动，促进排便，达到通腑利肠的目的。茼蒿含有丰富的维生素、胡萝卜素及多种氨基酸，可以养心安神、稳定情绪、降压补脑、防止记忆力减退。茼蒿含有多种氨基酸、脂肪、蛋白质及较高量的钾，能调节体内水液代谢，通利小便，消除水肿。

烹饪常识： 茼蒿入沸水中氽烫时，火不宜大。此外，茼蒿中的芳香油遇热易挥发，所以烹饪时应用大火快炒。

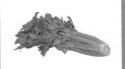

芹菜
Qin Cai

别名：蒲芹、香芹。
性味归经：性凉，味甘、辛。归肺、胃、经。

适用量：每天50克为宜　**热量：**80千焦/100克

主要营养素

膳食纤维、铁

芹菜含有丰富的膳食纤维，能促进胃肠蠕动，预防便秘。芹菜还含丰富的铁，能补充宝宝对铁元素的需求，预防宝宝缺铁性贫血，有养血安神的作用。

食疗功效

芹菜是高纤维食物，常吃芹菜，尤其是芹菜叶，对预防高血压、头痛、头晕、黄疸、水肿、小便热涩不利、动脉硬化等都十分有益。芹菜还含有一种挥发性芳香油，会散发出特殊的香味，可以促进食欲，对食欲不振的宝宝很有益处。

选购保存

要选色泽鲜绿、叶柄厚、茎部稍呈圆形、内侧微向内凹的芹菜。用保鲜膜将芹菜茎叶包严，根部朝下，竖直放入水中，水没过芹菜根部5厘米，可保持芹菜1周内不老不蔫。

♥ 温馨提示

芹菜新鲜不新鲜，主要看叶身是否平直，新鲜的芹菜叶子是平直的，存放时间较长的芹菜，叶子尖端就会翘起，叶子软，甚至发黄起锈斑。芹菜中含有利尿的成分，可消除体内水钠潴留，利尿消肿，对局部有水肿的宝宝尤其有益。

搭配宜忌

宜	芹菜+西红柿	可降低血压
	芹菜+牛肉	可增强免疫力
忌	芹菜+鸡肉	会伤元气
	芹菜+南瓜	会引起腹胀、腹泻

营养成分表

营养素	含量（每100克）
蛋白质	1.2克
脂肪	0.2克
碳水化合物	4.5克
膳食纤维	1.2克
维生素A	57微克
维生素B_1	0.02毫克
维生素B_2	0.06毫克
维生素C	8毫克
维生素E	1.32毫克
钙	80毫克
铁	1.2毫克
锌	0.24毫克
硒	0.57微克

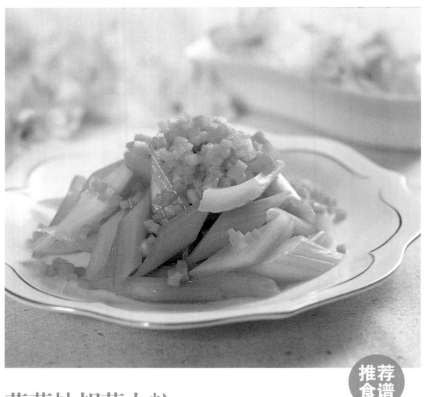

推荐
食谱

芹菜炒胡萝卜粒

原料： 芹菜250克，胡萝卜150克

调料： 香油5毫升，盐3克

做法：

❶ 将芹菜洗净，切菱形块，入沸水锅中焯水；胡萝卜洗净，切成粒。

❷ 锅注油烧热，放入芹菜爆炒，再加入胡萝卜粒一起炒至熟。

❸ 加入香油、盐调味即可出锅。

专家点评： 芹菜营养丰富，含有挥发性芳香油，因而具有特殊的香味，能增进食欲。宝宝对的铁需求很大，若供给不足，极易导致缺铁性贫血，对宝宝的身体发育极为不利，经常食用芹菜，可有效预防缺铁性贫血。芹菜还富含膳食纤维，能促进肠道蠕动，防治宝宝便秘。同时，芹菜还含有丰富的矿物质，宝宝经常食用，能避免皮肤苍白、干燥、面色无华，而且可使目光有神，头发黑亮。

烹饪常识： 烹饪胡萝卜时不宜加太多醋，以免胡萝卜素流失。胡萝卜虽然富有营养，吃得过多容易使皮肤变黄。

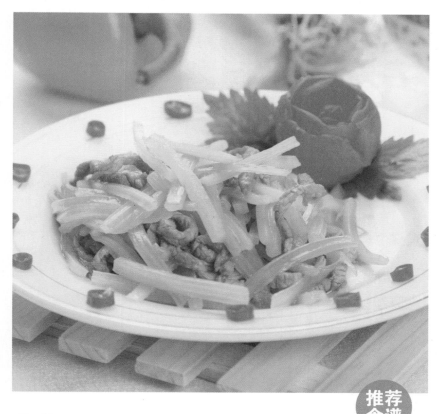

芹菜肉丝

原料： 猪瘦肉、芹菜各200克

调料： 盐3克，红甜椒15克，花生油适量

做法：

❶ 猪瘦肉洗净，切丝；芹菜洗净，切段；红甜椒去蒂洗净，切圈。

❷ 锅下花生油烧热，放入肉丝略炒片刻，再放入芹菜，加盐调味，炒熟装盘，用红甜椒装饰即可。

专家点评： 芹菜是常用蔬菜之一，含有丰富的铁、锌等微量元素，有平肝降压、安神镇静、抗癌防癌、利尿消肿、增进食欲的作用。多吃芹菜还可以增强人体的抗病能力。猪肉含有丰富的优质蛋白质和人体必需的脂肪酸，并提供血红素（有机铁）和促进铁吸收的半胱氨酸，能改善缺铁性贫血，具有补肾养血、滋阴润燥的功效。

烹饪常识： 芹菜叶中所含的胡萝卜素和维生素C比茎中的含量多，因此吃时不要把能吃的嫩叶扔掉。

337

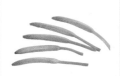

黄花菜
Huang Hua Cai

别名： 金针菜、川草、鹿葱花、安神菜。

性味归经： 性微寒，味甘。归心、肝经。

适用量： 每天20克左右（干品）为宜　　**热量：** 805千焦/100克

主要营养素

卵磷脂、维生素、矿物质

黄花菜富含的卵磷脂对增强大脑功能有重要作用。黄花菜还含多种维生素，其中胡萝卜素的含量最为丰富，对婴儿发育很有好处。此外，其还含有钙、铁、锌等矿物质，有补血、强身等作用。

食疗功效

黄花菜具有清热解毒、止血、止渴生津的功效，对口干舌燥、大便带血、小便不利、吐血、鼻出血、便秘等有食疗作用。情志不畅、神经衰弱、健忘失眠、气血亏损、体质虚弱者等可经常食用黄花菜。

选购保存

选购黄花菜时，以洁净、鲜嫩、尚未开放、干燥、无杂物的黄花菜为优；新鲜的黄花菜有毒，不能食用。黄花菜宜放入干燥的保鲜袋中，扎紧，放置阴凉干燥处，防潮、防虫蛀。

♥ 温馨提示

黄花菜被称为"健脑菜"，是一种营养价值高，具有多种保健功能的花卉珍品蔬菜。黄花菜含有多种促进大脑新陈代谢的物质，可以促进脑细胞的发育。同时，多吃黄花菜可消除宝宝小便不利、睡眠不安等症状。

搭配宜忌

宜	黄花菜+马齿苋	清热祛毒、降低血压
	黄花菜+鳝鱼	通血脉、利筋骨
忌	黄花菜+鹌鹑	易引发痔疮
	黄花菜+驴肉	易引起中毒

营养成分表

营养素	含量（每100克）
蛋白质	19.4克
脂肪	1.4克
碳水化合物	34.9克
膳食纤维	7.7克
维生素A	307微克
维生素B$_1$	0.05毫克
维生素B$_2$	0.21毫克
维生素C	10毫克
维生素E	4.92毫克
钙	301毫克
铁	8.1毫克
锌	3.99毫克
硒	4.22微克

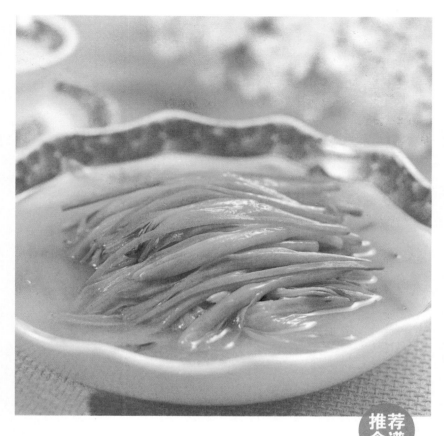

上汤黄花菜

原料： 黄花菜300克

调料： 盐3克，上汤200毫升

做法：

❶ 将黄花菜洗净，沥水。

❷ 锅置火上，烧沸上汤，下入黄花菜，调入盐，装盘即可。

专家点评： 这道菜有较好的健脑功效，是因黄花菜含有丰富的卵磷脂，这种物质是机体中许多细胞特别是大脑细胞的组成成分，对增强和改善大脑功能有重要作用，同时能清除动脉内的沉积物，对注意力不集中、脑动脉阻塞等有特殊功效，故人们称之为"健脑菜"，这对宝宝大脑发育十分重要。

烹饪常识： 黄花菜中含有秋水仙碱，须加工晒干，吃之前先用开水焯一下，再用凉水浸泡2个小时以上，食用时要彻底加热。

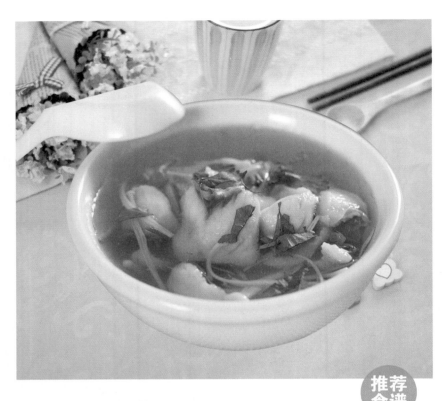

推荐食谱

黄花菜香菜鱼片汤

原料： 黄花菜30克，鱼肉100克

调料： 盐适量，香菜段20克

做法：

❶ 香菜洗净，切段；黄花菜用水浸泡，洗净；鱼肉洗净，切成片备用。

❷ 黄花菜加水煮沸后，再入鱼片煮5分钟，最后加香菜、盐调味即成。

专家点评： 黄花菜有很高的营养价值，富含蛋白质、钙、铁和维生素C、胡萝卜素、脂肪等人体必需的营养素，这些都是大脑新陈代谢必需的物质。这些营养素可以促进脑细胞的发育和维持大脑活动功能。经常给宝宝食用黄花菜可健脑益智、增强记忆力。黄花菜还含有丰富的膳食纤维，能促进大便的排泄，可预防便秘。此外，黄花菜还有养血、利水的功效，与鱼肉搭配，营养更丰富，补益效果也更好。

烹饪常识： 鱼片煮的时间不宜过长，以免鱼肉煮碎。

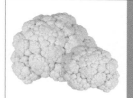

花菜
Hua Cai

别名：菜花、花椰菜、球花甘蓝。

性味归经：性凉，味甘。归肝、肺经。

适用量： 每天70克为宜　　**热量：** 96千焦/100克

主要营养素

类黄酮、维生素C

　　花菜是含有类黄酮最好的食物之一，能增强宝宝的抵抗力；花菜中含有的维生素C，具有抗氧化功能，能保护细胞，维护骨骼、肌肉、牙齿等的正常功能。

搭配宜忌

宜	花菜+蚝油	可健脾开胃
	花菜+蜂蜜	可止咳润肺
忌	花菜+猪肝	会阻碍营养物质的吸收
	花菜+牛奶	会降低营养

营养成分表

营养素	含量（每100克）
蛋白质	2.1克
脂肪	0.2克
碳水化合物	4.6克
膳食纤维	1.2克
维生素A	5微克
维生素B_1	0.03毫克
维生素B_2	0.08毫克
维生素C	61毫克
维生素E	0.43毫克
钙	23毫克
铁	1.1毫克
锌	0.38毫克
硒	0.73微克

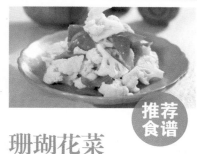

推荐食谱

珊瑚花菜

原料：花菜300克，青甜椒1个

调料：香油5毫升，白糖25克，白醋、盐少许

做法：

❶ 将花菜洗净，切成小块；青甜椒去蒂和籽，洗净后切小块。

❷ 将青甜椒和花菜放入沸水锅内烫熟，捞出，用凉水过凉，沥干水分，放入盘内。

❸ 花菜、青甜椒内加入盐、白糖、白醋、香油，一起拌匀即成。

专家点评：这道菜营养很丰富，花菜与柿子椒都是维生素C含量丰富的食物，是宝宝补充维生素C的优质来源。此外，花菜对婴幼儿咳嗽有食疗功效，所以此道菜特别适合咳嗽的宝宝。

芦笋
Lu Sun

别名：露笋、石刁柏、芦尖。

性味归经：性凉，味苦、甘。归肺经。

适用量：每天50克左右　**热量：**75千焦/100克

主要营养素

叶酸、碳水化合物、硒

　　芦笋中所含的叶酸，是宝宝补充叶酸的重要来源。芦笋中碳水化合物的含量也很高，可为人体提供能量。而芦笋中所含的硒，可降低宝宝血压、消除水肿。

搭配宜忌

宜	芦笋+黄花菜	可养血、止血、除烦
	芦笋+冬瓜	可降压降脂
忌	芦笋+羊肉	会导致腹痛
	芦笋+羊肝	会降低营养价值

营养成分表

营养素	含量（每100克）
蛋白质	1.4克
脂肪	0.1克
碳水化合物	4.9克
膳食纤维	1.9克
维生素A	17微克
维生素B_1	0.04毫克
维生素B_2	0.05毫克
维生素C	45毫克
叶酸	1.09毫克
钙	10毫克
铁	1.4毫克
锌	0.41毫克
硒	0.21微克

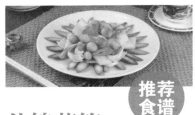

推荐食谱

什锦芦笋

原料：无花果、百合各100克，芦笋、冬瓜各200克

调料：香油、盐、花生油各适量

做法：

❶ 将芦笋洗净切斜段，下入开水锅内焯熟，捞出控水备用。

❷ 鲜百合洗净掰片，冬瓜洗净切片，无花果洗净。

❸ 油锅烧热，放芦笋、冬瓜煸炒，下入百合、无花果炒片刻，下盐，淋香油装盘即可。

专家点评：芦笋所含蛋白质、碳水化合物、多种维生素和微量元素的质量优于普通蔬菜，经常食用，能为宝宝补充必需的叶酸。将其搭配无花果、百合、冬瓜一起烹饪，不仅口味鲜美、口感丰富，而且营养搭配合理，是宝宝补充营养的不错选择。

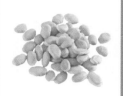

扁豆
Bian Dou

别名：菜豆、季豆。

性味归经：性平，味甘。归脾、胃经。

适用量： 每天40克左右为宜　　**热量：** 154千焦/100克

主要营养素

膳食纤维、维生素C、叶酸

扁豆中含有丰富的膳食纤维，可促进排便，预防便秘。扁豆中富含的维生素C有增强免疫力、清除胆固醇的功效。此外，扁豆还富含宝宝需要的叶酸，有助于健康发育。

搭配宜忌

宜	扁豆+鸡肉	可添精补髓、活血调经
	扁豆+猪肉	可补中益气、健脾胃
忌	扁豆+蛤蜊	可导致腹痛
	扁豆+橘子	可导致高钾血症

营养成分表

营养素	含量（每100克）
蛋白质	2.7克
脂肪	0.2克
碳水化合物	8.2克
膳食纤维	2.1克
维生素A	25毫克
维生素B1	0.04毫克
维生素B2	0.07毫克
维生素C	13毫克
维生素E	0.24毫克
镁	34毫克
铁	1.9毫克
锌	0.72毫克
硒	0.94微克

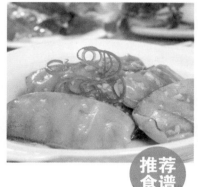

推荐食谱

蒜香扁豆

原料： 扁豆350克

调料： 蒜泥10克，盐适量

做法：

❶ 扁豆清洗干净，去掉筋，整条截一刀，入沸水中稍焯。

❷ 接着在锅内加入少许油烧热，下入蒜泥煸香，加入扁豆同炒。

❸ 待扁豆煸炒至软时，放入适量盐炒至熟透装盘即可。

专家点评： 这道菜味道鲜美，色泽诱人，有开胃消食的功效。扁豆中含有叶酸及维生素A、维生素C等营养成分，有健脾、益气的作用，适合食欲不佳的宝宝食用。

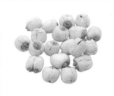

莲子
Lian Zi

别名：莲肉、白莲子、湘莲子。

性味归经：鲜品性平，味甘、涩；干品性温，味甘、涩。归心、脾、肾经。

适用量：每天20克（干品）为宜　**热量：**1439千焦/100克（干品）

主要营养素

棉子糖、钙、磷、钾

　　莲子中所含的棉子糖，对于宝宝有很好的滋补作用。莲子还富含钙、磷、钾，有安神、养血的作用，宝宝食用，可为骨骼和牙齿发育提供丰富的钙，预防佝偻病。

搭配宜忌

宜	莲子+鸭肉	可补肾健脾、滋补养阴
	莲子+红枣	可促进血液循环、增进食欲
忌	莲子+螃蟹	会引起不良反应
	莲子+龟肉	会引起不良反应

营养成分表

营养素	含量（每100克）
蛋白质	17.2克
脂肪	2克
碳水化合物	67.2克
膳食纤维	3克
维生素A	未测定
维生素B$_1$	0.16毫克
维生素B$_2$	0.08毫克
维生素C	5毫克
维生素E	2.71毫克
钙	97毫克
铁	3.6毫克
锌	2.78毫克
硒	3.36微克

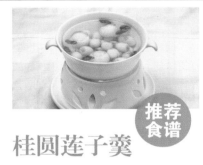

推荐食谱

桂圆莲子羹

原料：莲子50克，桂圆肉20克，枸杞10克

调料：白糖5克

做法：

❶ 将莲子洗净，泡发；枸杞、桂圆肉均洗净备用。

❷ 锅置火上，注入清水后，放入莲子煮沸后，下入枸杞、桂圆肉。煮熟后放入白糖调味，即可食用。

专家点评：这道羹甜香软糯，有健脾、安神、养血的功效。莲子中的钙、磷和钾含量非常丰富，可以促进宝宝骨骼和牙齿的成长。桂圆营养价值甚高，富含高碳水化合物、蛋白质、多种氨基酸和维生素，是健脾、益智的传统食物，对贫血的宝宝尤其有益。

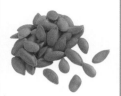

南瓜子
Nan Gua Zi

别名： 南瓜仁、白瓜子、金瓜米。

性味归经： 性平、味甘。归大肠经。

适用量： 每天60克为宜　**热量：** 2402千焦/100克

主要营养素

蛋白质、脂肪、维生素E、矿物质

　　南瓜子含有丰富的蛋白质、脂肪，以及钙、铁、锌等矿物质，有滋养作用，为宝宝提供生长发育所需的营养。此外，南瓜子含有的维生素E，可防止色素沉着。

搭配宜忌

宜	南瓜子+花生	可改善小儿营养不良
	南瓜子+蜂蜜	治蛔虫病
忌	南瓜子+咖啡	影响铁的吸收
	南瓜子+羊肉	会引起腹胀、胸闷

营养成分表

营养素	含量（每100克）
蛋白质	36克
脂肪	46.1克
碳水化合物	7.9克
膳食纤维	4.1克
维生素A	未测定
维生素B$_1$	0.08毫克
维生素B$_2$	0.16毫克
维生素C	未测定
维生素E	27.28毫克
钙	37毫克
铁	6.5毫克
锌	7.12毫克
硒	27.03微克

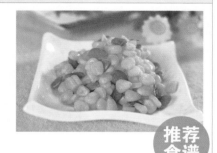

推荐食谱

凉拌玉米瓜仁

原料： 玉米粒100克，南瓜子仁50克，枸杞10克

调料： 香油、盐各适量

做法：

❶ 先将玉米粒洗干净，沥干水；再将南瓜子仁、枸杞洗干净。

❷ 先将玉米粒、南瓜子仁、枸杞与玉米粒一起入沸水中焯熟，捞出，沥干水后，加入香油、盐，拌均匀即可。

专家点评： 这道菜具有良好的滋养作用。南瓜子富含脂肪、蛋白质、B族维生素、维生素C以及脲酶、南瓜子氨酸等，与玉米、枸杞一起同食，能为宝宝提供充足营养，还能促进宝宝消化吸收。

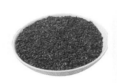

芝麻
Zhi Ma

别名：胡麻、黑芝麻。

性味归经：性平，味甘。归肝、肾、肺、脾经。

适用量：每天10~20克为宜　**热量**：2222千焦/100克（黑芝麻）

主要营养素

矿物质、维生素A、维生素D

　　芝麻富含矿物质，如钙、镁、铁等，有助于骨头生长，补血益气。此外，还含有脂溶性维生素A、维生素D等，对宝宝有补中健身、和血脉及破积血等良好作用。

搭配宜忌

宜	芝麻+海带	美容、抗衰老
	芝麻+核桃	改善睡眠
	芝麻+桑葚	降血脂
	芝麻+冰糖	润肺、生津

营养成分表

营养素	含量（每100克）
蛋白质	19.1克
脂肪	46.1克
碳水化合物	24.1克
膳食纤维	14克
维生素A	未测定
维生素B_1	0.66毫克
维生素B_2	0.25毫克
维生素C	未测定
维生素E	50.4毫克
钙	780毫克
铁	22.7毫克
锌	6.13毫克
硒	4.7微克

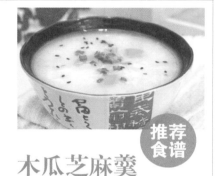

推荐食谱

木瓜芝麻羹

原料：木瓜20克，熟芝麻少许，粳米80克

调料：盐2克，葱花少许

做法：

❶ 粳米泡发洗净；木瓜去皮洗净，切小块；葱洗净，切花。

❷ 锅置火上，注入水，加入粳米，煮至熟后，加入木瓜同煮。

❸ 用小火煮至呈浓稠状时，调入盐，撒上葱花、熟芝麻即可。

专家点评：芝麻含有大量的脂肪和蛋白质，还有糖类、维生素A、维生素E、卵磷脂、钙、铁、镁等营养成分，此外，芝麻因富含矿物质，如钙与镁等，有助于促进宝宝骨骼生长，而其他营养成分则能滋润宝宝肌肤。

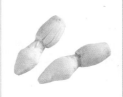

鸡腿菇
Ji Tui Gu

别名： 刺蘑菇、毛头鬼伞。

性味归经： 性平，味甘。归脾、胃、肝经。

适用量： 每天60克左右为宜　　**热量：** 1075千焦/100克

主要营养素

蛋白质、生物活性酶

鸡腿菇中富含蛋白质，蛋白质是维持免疫功能最重要的营养素之一，为构成白细胞和抗体的主要成分，能提高机体免疫力。鸡腿菇中还含有多种生物活性酶，有帮助消化的作用。

搭配宜忌

宜		
	鸡腿菇+牛肉	可健脾养胃
	鸡腿菇+猪肉	可增强营养
	鸡腿菇+鱿鱼	可降低胆固醇
	鸡腿菇+莴笋	可降脂降糖

营养成分表

营养素	含量（每100克）
蛋白质	25.90克
脂肪	2.9克
碳水化合物	未测定
膳食纤维	7.1克
维生素A	未测定
维生素B$_1$	未测定
维生素B$_2$	未测定
维生素E	未测定
钙	106.7毫克
镁	191.47毫克
铁	1376微克
锌	92.2毫克
铜	45.37毫克

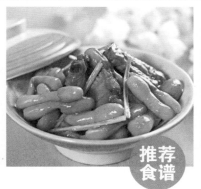

推荐食谱

鸡腿菇烧排骨

原料： 排骨250克，鸡腿菇100克

调料： 酱油5毫升，葱花、姜丝各5克，盐适量

做法：

❶ 先将排骨斩断，用酱油稍腌；鸡腿菇清洗干净，对切。

❷ 然后将排骨入砂锅，加入水及葱、姜，以及适量盐煲熟，捞出装盘，并保留砂锅中的汁水，下入鸡腿菇略煮，盛出铺入装有排骨的碗中即可。

专家点评： 这道菜味道鲜美，经常食用有助于增进宝宝食欲、促进宝宝消化吸收、提高宝宝免疫力。

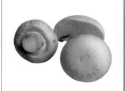

口蘑

Kou Mo

别名： 白蘑、云盘蘑、银盘。

性味归经： 性平，味甘。归肺、心二经。

适用量： 每天30克为宜　**热量：** 1012千焦/100克

主要营养素

膳食纤维、烟酸

　　口蘑中含有大量的膳食纤维，有润肠通便、排毒的功效，还可促进胆固醇的排泄，降低胆固醇含量。口蘑还含有大量的硒，有助于提高免疫力。

搭配宜忌

宜		
	口蘑+鸡肉	可补中益气
	口蘑+鹌鹑蛋	可防治肝炎
	口蘑+冬瓜	可利小便、降血压
	口蘑+白菜	可益气降压

营养成分表

营养素	含量（每100克）
蛋白质	38.7克
脂肪	3.3克
碳水化合物	31.6克
膳食纤维	17.2克
烟酸	44.3毫克
维生素B$_1$	0.07毫克
维生素B$_2$	0.08毫克
维生素E	8.57毫克
钙	169毫克
镁	167毫克
铁	19.4毫克
锌	9.04毫克
硒	未测定

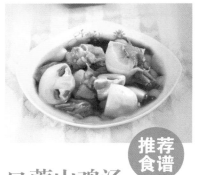

推荐食谱

口蘑山鸡汤

原料： 口蘑200克，山鸡400克，红枣30克，莲子50克，枸杞30克

调料： 盐适量

做法：

❶ 将口蘑清洗干净，切块；山鸡清洗干净，剁块；红枣、莲子、枸杞洗净后泡发。

❷ 然后将山鸡入沸水中余透捞出，入冷水中清洗干净。

❸ 最后待煲中水烧开，下入姜片、山鸡块、口蘑、红枣、莲子、枸杞一同煲炖90分钟，调入盐即可。

专家点评： 这道汤口味鲜美，有滋补强身、增进食欲、防治便秘的效果，很适合宝宝食用。

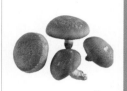

香菇
Xiang Gu

别名：菊花菇、合蕈。

性味归经：性平，味甘。归脾、胃经。

适用量：每天4～8朵　　热量：77千焦/100克

主要营养素

香菇多糖、维生素、矿物质

香菇中含有香菇多糖，这种物质能提高辅助性T细胞的活力。香菇还含有多种维生素、矿物质，能补充宝宝身体发育所需的多种营养元素，还能促进人体新陈代谢。

食疗功效

香菇具有化痰理气、益胃和中、透疹解毒之功效，对食欲不振、身体虚弱、小便失禁、大便秘结、形体肥胖等病症有食疗功效。

选购保存

选购香菇以香浓，菇肉厚实，菇面平滑，大小均匀，色泽黄褐或黑褐，菇面稍带白霜，菇褶紧实细白，菇柄短而粗壮，干燥，不霉，不碎的为佳。干香菇应放在干燥、低温、避光、密封的环境中储存，新鲜的香菇要放在冰箱里冷藏。

♥ 温馨提示

因为香菇里所含成分基本是碳水化合物和含氮化合物，以及少量的无机盐和维生素等，而且香菇是最有益于肠胃的食物之一，所以很适合宝宝食用。但是，患有顽固性皮肤瘙痒症的宝宝应忌食香菇。

搭配宜忌

宜	香菇+牛肉	可补气养血
	香菇+猪肉	可促进消化
忌	香菇+野鸡	会引发痔疮
	香菇+鹌鹑	面生黑斑

营养成分表

营养素	含量（每100克）
蛋白质	2.2克
脂肪	0.3克
碳水化合物	5.2克
膳食纤维	3.3克
维生素A	未测定
维生素B$_1$	微量
维生素B$_2$	0.08毫克
维生素C	1毫克
维生素E	未测定
钙	2毫克
铁	0.3毫克
锌	0.66毫克
硒	2.58微克

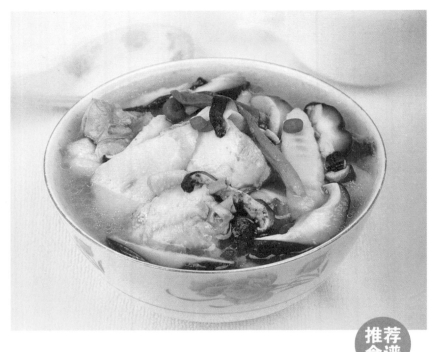

推荐食谱

香菇冬笋煲小鸡

原料： 小公鸡250克，鲜香菇100克，冬笋65克，上海青50克

调料： 盐、花生油少许，香油2毫升，葱花、姜末各3克

做法：

❶ 将小公鸡处理干净，剁块，氽水；香菇去根，洗净；冬笋洗净，切片；上海青洗净备用。

❷ 炒锅上火倒入花生油，将葱、姜爆香，倒入水，下入鸡肉、香菇、冬笋，调入盐烧沸，放入上海青，淋入香油即可。

专家点评： 这道汤营养丰富，可滋补养身、清热化痰、利水消肿、润肠通便。其中香菇是一种高蛋白、低脂肪的健康食品，它的蛋白质中含有多种氨基酸，对宝宝大脑发育十分有益；香菇中含有丰富的维生素D，能促进钙、磷的消化吸收，有助于宝宝骨骼和牙齿的发育。冬笋质嫩味鲜，清脆爽口，含有蛋白质、维生素、钙、磷等营养成分，有消肿、通便的功效。

烹饪常识： 把香菇泡在水里，用筷子轻轻敲打，泥沙就会掉入水中；如果香菇比较干净，则只要用清水冲净即可。

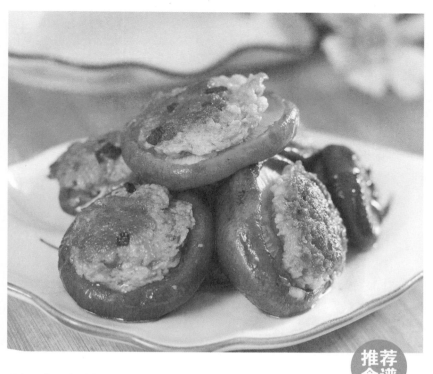

煎酿香菇

原料：香菇200克，肉末300克

调料：盐、葱、花生油、蚝油、老抽、高汤各适量

做法：

❶ 香菇洗净，去蒂托；葱洗净，切末；肉末放入碗中，调入盐、葱末拌匀。

❷ 将拌匀的肉末酿入香菇中。

❸ 平底锅中注花生油烧热，放入香菇煎至八成熟，调入蚝油、老抽和高汤，煮至入味即可盛出。

专家点评：这道菜可开胃消食，提高宝宝的免疫力。香菇营养丰富，含有丰富的钙、磷、锌等营养素，不仅能为宝宝补锌，还可以补钙、补血。多吃香菇能强身健体、增加对疾病的抵抗能力、促进宝宝的身体发育。香菇含有的腺嘌呤，可降低胆固醇，预防心血管疾病和肝硬化。同时，香菇含有丰富的维生素D，能促进钙、磷的消化吸收，有助于骨骼和牙齿的发育。

烹饪常识：发好的香菇要放在冰箱里冷藏才不会损失营养。长得特别大的鲜香菇不要吃，因为它们多是用激素催肥的。

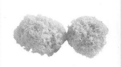

银耳
Yin Er

别名：白木耳、雪耳。

性味归经：性平，味甘。归肺、胃、肾经。

适用量：每天20克为宜　热量：800千焦/100克（干银耳）

主要营养素

碳水化合物、矿物质、多糖类

银耳含有碳水化合物及钙、钾、铁等多种矿物质，对宝宝的补益效果尤其显著；银耳还含有多糖类物质，能增强人体免疫力，加强白细胞的吞噬能力，兴奋骨髓的造血功能。

食疗功效

银耳滋润而不腻滞，具有补脾开胃、益气清肠、安眠健胃、补脑、养阴清热、润燥的功效，能提高肝脏解毒能力，保护肝脏。

选购保存

优质银耳无味道，色泽鲜白仅带微黄，有光泽，朵大，体轻，疏松，肉质肥厚，坚韧而有弹性，蒂头无耳脚、黑点，无杂质。干品要注意防潮，保存时用塑料袋装好，封严，常温或冷藏保存均可。

♥ 温馨提示

银耳能清肺热，故外感风寒者忌用。此外，应忌食霉变银耳，因银耳霉变后，产生很强的毒素，对身体危害重大，严重者将导致死亡。由于银耳含糖量高，睡前不宜食用，以免血液黏稠度增高。

搭配宜忌

宜	银耳+莲子	可滋阴润肺
	银耳+鹌鹑蛋	可健脑强身
忌	银耳+菠菜	会破坏维生素C
	银耳+鸡蛋黄	不利于消化

营养成分表

营养素	含量（每100克）
蛋白质	10克
脂肪	1.4克
碳水化合物	36.9克
膳食纤维	30.4克
维生素A	8微克
维生素B_1	0.05毫克
维生素B_2	0.25毫克
维生素C	未测定
维生素E	1.26毫克
钙	36毫克
铁	4.10毫克
锌	3.03毫克
硒	2.95微克

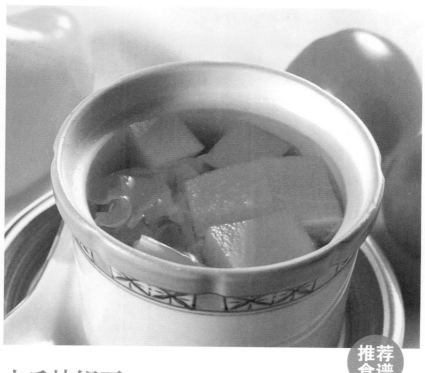

木瓜炖银耳

推荐食谱

原料： 木瓜1个，银耳100克

调料： 白糖2克

做法：

❶ 将木瓜洗净，去皮切块；银耳泡发，洗净。

❷ 炖盅中放水，将木瓜、银耳一起放入炖盅，炖制半个小时。

❸ 炖盅中加入白糖拌匀，即可出锅食用。

专家点评： 食用本品能养阴润肺、滋润皮肤。木瓜含有丰富的维生素A、维生素C和膳食纤维，其中的水溶性纤维更加有助平衡血脂水平，还能消食健胃，对消化不良具有食疗作用。银耳有滋阴、润肺、养胃、生津、益气、补脑、强心之功效，适宜于体虚的宝宝食用，对食欲不振、肠胃不佳的宝宝还有很好的调理作用。

烹饪常识： 银耳宜用开水泡发，泡发后应去掉未泡发开的部分，特别是那些呈淡黄色的部分。

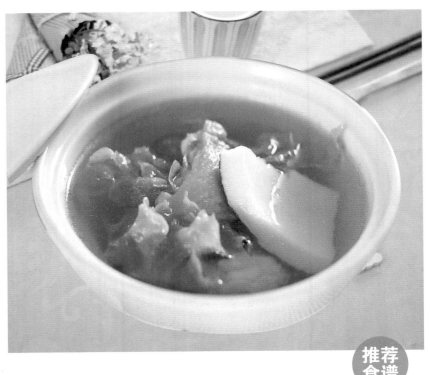

推荐食谱

椰子银耳鸡汤

原料：椰子1个，净鸡1只，银耳40克，蜜枣4颗，杏仁10克

调料：姜1片，盐5克

做法：

❶ 鸡洗净，剁成小块；椰子去壳取肉，洗净；银耳放清水中浸透，择去硬梗，洗净；蜜枣、杏仁分别洗净。

❷ 锅中放入适量水，加入上述所有材料，待滚开后转小火煲约2个小时，放盐调味即成。

专家点评：这道汤可以滋补血气、润肺养颜。银耳富含维生素D，能防止人体钙的流失，对宝宝的生长发育十分有益。银耳含有的膳食纤维可助胃肠蠕动，减少脂肪吸收，对营养过剩、患有肥胖症的宝宝尤其适宜。将银耳与有补益脾胃作用的椰子，以及有补精添髓、益五脏、补虚损的鸡肉共同煲汤，滋补效果更佳。

烹饪常识：自己在家取椰汁及椰肉较为困难，购买时可请卖主切开，帮忙取出椰子水与新鲜椰肉，这样既方便又省力。

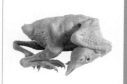

鸽肉
Ge Rou

别名： 家鸽肉、白凤。

性味归经： 性平，味咸。归肝、肾经。

适用量： 每天食用60克左右为宜　　**热量：** 804千焦/100克

主要营养素

高蛋白、铁

鸽肉内含丰富的蛋白质，脂肪含量很低，营养作用优于鸡肉，且比鸡肉易消化吸收，能为宝宝补充优质蛋白。鸽肉含有丰富的铁元素，能补充宝宝身体所需的铁，预防缺铁性贫血。

食疗功效

鸽肉营养丰富，有补肝壮肾、益气补血、清热解毒、生津止渴等保健功效，能防治多种疾病；鸽肉含有赖氨酸、甲硫氨酸等人体必需的氨基酸，适量食用，能增强宝宝体质，提高宝宝免疫力。鸽的骨内含有丰富的软骨素，具有改善皮肤细胞活力，增强皮肤弹性的作用，因此，也适合妈妈食用。

选购保存

选购时以无鸽痘，皮肤无红色充血痕迹，肌肉有弹性，经指压后凹陷部位立即恢复原位，无异味者为佳。鸽肉比较容易变质，购买后要马上放进冰箱里冷藏。

♥ 温馨提示

古话说"一鸽胜九鸡"，鸽肉营养价值较高，且身体易吸收，对宝宝非常适合。另外，民间称鸽子为"甜血动物"，贫血的人食用后有助于恢复健康。因此，鸽肉对有贫血症状的宝宝具有大补功能。

搭配宜忌

宜	鸽肉+螃蟹	补肾益气、降血压
忌	鸽肉+黄花菜	引起痔疮
	鸽肉+香菇	引起痔疮
	鸽肉+猪肝	会使皮肤出现色素沉淀

营养成分表

营养素	含量（每100克）
蛋白质	16.5克
脂肪	14.2克
碳水化合物	1.7克
膳食纤维	未测定
维生素A	53微克
维生素B$_1$	0.06毫克
维生素B$_2$	0.2毫克
维生素C	未测定
维生素E	0.99毫克
钙	30毫克
铁	3.8毫克
锌	0.82毫克
硒	11.08微克

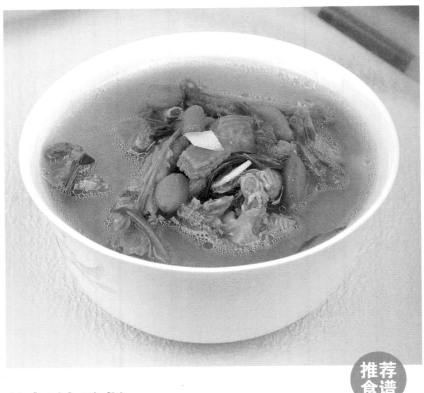

推荐食谱

枸杞鸽子煲

原料：鸽子1只，枸杞20克

调料：姜少许，盐适量

做法：

❶ 鸽子处理干净，斩块，氽水；姜洗净，切片；枸杞洗净，泡开备用。

❷ 炒锅上火倒入水，下入鸽子、姜片、枸杞，调入盐，小火煲至熟即可。

专家点评：这是一道很滋补的汤，有滋阴润燥、补气养血的功效。鸽肉不仅味道鲜美，而且营养丰富，其含有丰富的蛋白质，而脂肪含量极低，消化吸收率高达95%以上。与鸡、鱼、牛、羊肉相比，鸽肉所含的维生素A、维生素B_1、维生素B_2、维生素E及造血用的微量元素也很丰富。此外，鸽子骨内含有丰富的软骨素，有改善皮肤细胞活力的功效。鸽肉和枸杞都有补血的功效，因此，对于有贫血症状的宝宝，这是一道很合适的滋补汤。

烹饪常识：鸽子汤的味道非常鲜美，烹调时不必放很多调料，加一点盐即可。

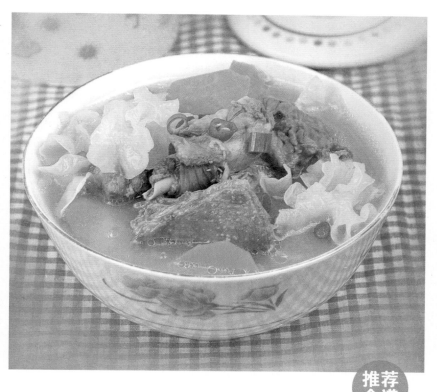

推荐食谱

鸽子银耳胡萝卜汤

原料： 鸽子1只，水发银耳20克，胡萝卜20克

调料： 盐3克，葱花、红椒圈各少许

做法：

❶ 将鸽子处理干净，剁块，汆水；水发银耳洗净，撕成小朵；胡萝卜去皮，洗净，切块备用。

❷ 汤锅上火倒入水，下入鸽子、胡萝卜、水发银耳，调入盐煲至熟，最后撒上葱花、红椒圈即可。

专家点评： 鸽子富含蛋白质、脂肪、钙、铁、铜以及多种维生素，有非常好的滋补效果。银耳含有丰富的蛋白质、脂肪和多种氨基酸、矿物质，银耳中富含的维生素D，能防止人体钙的流失；银耳中含有的多种微量元素，具有增强人体免疫功能的作用。鸽肉和银耳煲汤，对处于生长发育阶段的宝宝，有很好的强身健体的作用。

烹饪常识： 鸽子煺毛的方法有干煺和湿煺两种。干煺即杀后直接拔毛；湿煺是用60℃的水烫鸽子后，煺毛。

357

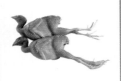

鹌鹑
An Chun

别名：鹑鸟肉、赤喉
鹑肉。

性味归经：性平，味
甘。归大肠、脾、
肺、肾经。

适用量：每天食用60克为宜　**热量：**445千焦/100克

主要营养素

高蛋白、氨基酸

鹌鹑肉是典型的高蛋白、低脂肪、低胆固醇食物，非常适合宝宝食用。鹌鹑肉含有多种无机盐、卵磷脂、激素和多种人体必需的氨基酸，能有效缓解神经衰弱、小儿疳积等症。

食疗功效

鹌鹑肉营养价值很高，适宜于营养不良、体虚乏力、贫血头晕、体虚瘦弱的宝宝食用。鹌鹑肉中含有丰富的卵磷脂，可生成溶血磷脂，抑制血小板凝结，具有保护血管壁的功效。另外，磷脂还是高级神经活动不可缺少的营养物质，具有健脑的作用。

选购保存

优质新鲜的鹌鹑肉，肌肉有光泽，脂肪洁白。鹌鹑肉放冰箱保鲜层可保鲜数天。

♥ 温馨提示

鹌鹑肉质细嫩、肌纤维短，故味鲜可口、香而不腻，一向被列为野禽上品，素有"动物人参"之美名。鹌鹑是典型的高蛋白、低脂肪、低胆固醇食物，不仅适合宝宝食用，还是孕产妇的理想滋补食品。

搭配宜忌

宜	鹌鹑+天麻	可改善贫血
	鹌鹑+桂圆	可补肝益肾、养心和胃
忌	鹌鹑+黑木耳	会引发痔疮
	鹌鹑+猪肝	会使皮肤出现色素沉淀

营养成分表

营养素	含量（每100克）
蛋白质	20.2克
脂肪	3.1克
碳水化合物	0.2克
维生素A	40微克
维生素B_1	0.04毫克
维生素B_2	0.32毫克
维生素E	0.44毫克
钙	48毫克
磷	179毫克
铁	2.30毫克
锌	1.19毫克
硒	11.67微克
铜	0.1毫克

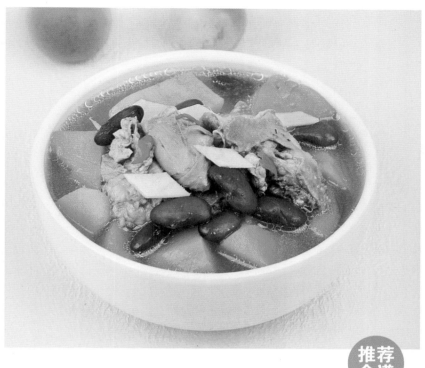

红腰豆鹌鹑煲

原料： 南瓜200克，鹌鹑1只，红腰豆50克

调料： 盐3克，姜片5克，高汤、花生油、红椒末各适量，香油3毫升

做法：

❶ 将南瓜去皮、籽，洗净，切块；鹌鹑洗净，剁块，余水备用；红腰豆洗净。

❷ 炒锅上火倒入花生油，将姜炝香，下入高汤，调入盐，加入鹌鹑、南瓜、红腰豆煲至熟，撒上红椒末，淋入香油即可。

专家点评： 这道汤咸鲜味美，可补虚养身，补充气血。鹌鹑肉中蛋白质含量高，脂肪、胆固醇含量极低，而且富含芦丁、磷脂、多种氨基酸等，可补脾益气、健筋骨；红腰豆是豆类中营养较为丰富的一种，含丰富的维生素A、B族维生素、维生素C及维生素E，还含丰富的抗氧物、蛋白质、膳食纤维及铁、镁、磷等多种营养素，有补血、增强免疫力、帮助细胞修补等功效。

烹饪常识： 红腰豆含有一种叫作植物血细胞凝集素的天然物质，食用前需将其浸透，并以沸水高温彻底烹煮。

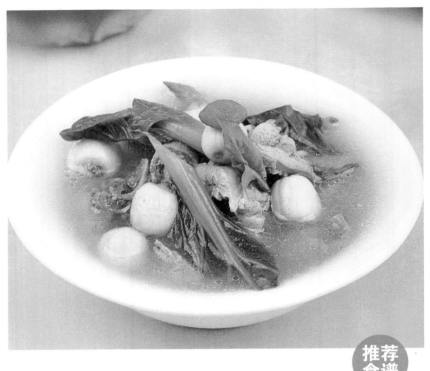

推荐食谱

莲子鹌鹑煲

原料： 鹌鹑400克，莲子100克，上海青30克，枸杞少许

调料： 盐少许，高汤、香油各适量

做法：

❶ 将鹌鹑处理干净，斩块，汆水；莲子洗净；上海青洗净，撕成小片备用。

❷ 炒锅上火倒入高汤，下入鹌鹑、莲子、枸杞，调入盐，小火煲至熟时，下入上海青，淋入香油即可。

专家点评： 现代营养学认为鹌鹑富含蛋白质、脂肪、无机盐、卵磷脂、多种维生素和多种人体必需的氨基酸，且容易被人体吸收。它富含的卵磷脂是构成神经组织和脑代谢的重要物质。丰富的矿物质和维生素是脑功能活动和促进智力活动的必需品，鹌鹑及莲子均有这些营养物质，两者一起煲汤，醇香可口，有健脑益智、益心养血、健脾壮骨的功效，可强健宝宝的身体，促进宝宝的大脑发育。

烹饪常识： 优质莲子表皮有一点自然的皱皮或残留的红皮，孔较小，煮后有清香味，膨化较大。

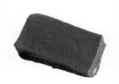

猪血
Zhu Xie

别名：液体肉、血豆腐、血花。

性味归经：性平，味咸。无毒。归肝、脾经。

适用量：每天食用50克为宜　　热量：220千焦/100克

主要营养素

铁、蛋白质

猪血中含有丰富的铁，而且是以血红素铁的形式存在，容易被人体吸收利用，是处于生长发育阶段宝宝的最好的铁源；猪血中还含有丰富的蛋白质，对宝宝的生长发育也有着重要的作用。

食疗功效

猪血营养丰富，不仅具有延缓机体衰老，提高人体免疫力等功能，还能清洁人体新陈代谢所产生的垃圾，被人们冠以"人体清道夫"的美称。猪血还有补血和清热解毒的作用，含有丰富的铁、钾、钙、锌、铜等元素，能补充蛋白质，提高机体免疫力，增强体质。宝宝吃猪血，既可以补血又可以清热祛毒。

选购保存

猪血在收集的过程中非常容易被污染，因此最好购买经过灭菌加工的盒装猪血。闻起来有淡淡腥味，颜色呈深红色，易破碎的猪血为好的猪血。猪血宜放入冰箱冷冻保存。

♥ 温馨提示

猪血素有"液态肉"之称，是一种食疗价值很高的食品。酌量食用猪血，有防病、治病和保健的功效。现在能买到干净的猪血已经不容易了，在品质不能保证的情况下，宝宝还是少食猪血为好。

搭配宜忌

宜	猪血+菠菜	可润肠通便
	猪血+葱	可生血、止血
忌	猪血+大豆	会引起消化不良
	猪血+海带	会导致便秘

营养成分表

营养素	含量（每100克）
蛋白质	12.2克
脂肪	0.3克
碳水化合物	0.9克
维生素A	12微克
维生素B_1	0.03毫克
维生素B_2	0.04毫克
维生素E	0.02毫克
维生素K	90微克
钙	4毫克
铁	8.7毫克
锌	0.28毫克
硒	7.94微克
铜	0.1毫克

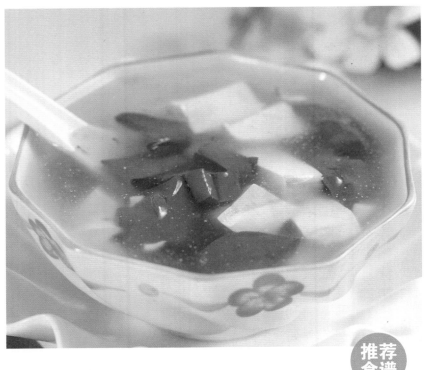

推荐食谱

红白豆腐

原料： 豆腐150克，猪血150克

调料： 葱20克，姜5克，红甜椒1个，盐3克，食用油少许

做法：

❶ 豆腐、猪血洗净，切成小块；红甜椒、姜洗净，切片；葱洗净，切花。

❷ 锅中加水烧开，下入猪血、豆腐，汆水焯烫后捞出。

❸ 将葱花、姜片、红甜椒片下入油锅中爆香后，再下入猪血、豆腐稍炒，加入适量清水焖熟后，加盐调味即可。

专家点评： 猪血有生血、解毒之功效，且含有丰富的铁、钾、磷、锌等十余种营养元素，能满足宝宝身体所需的多种营养；豆腐富含大豆蛋白和卵磷脂，能保护血管、降低血脂，同时还有益于宝宝大脑的发育。用猪血和豆腐搭配制作的菜肴，所含营养丰富，不仅可以帮助宝宝排毒，预防缺铁性贫血，还能有效补充宝宝所缺失的铁，并能保护心血管。

烹饪常识： 清洗豆腐和猪血时，先用水冲去表面污物，再用清水浸泡半个小时即可。豆腐焯水可去除酸味。

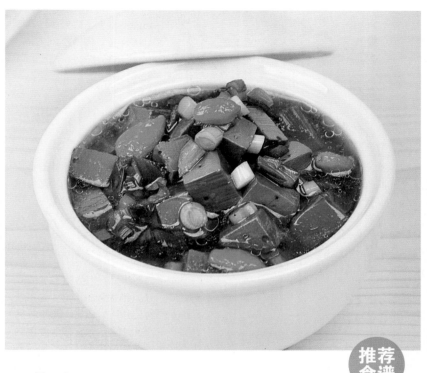

推荐食谱

韭菜猪血汤

原料： 猪血200克，韭菜100克，枸杞10克

调料： 花生油10毫升，盐适量，葱花3克

做法：

❶ 将猪血洗净，切小丁汆水；韭菜洗净，切末；枸杞洗净备用。

❷ 炒锅上火倒入花生油，将葱花炝香，倒入水，调入盐，下入猪血、枸杞煲至入味，撒入韭菜末即可。

专家点评： 猪血中所含的铁是以血红素铁的形式存在的，易于人体吸收利用，经常食用，可起到补血养颜的作用。猪血中含有的蛋白质，有消毒和润肠的作用，可以清除肠腔的沉渣浊垢，对尘埃及金属微粒等有害物质具有净化作用，并且能帮助这些有害物质随排泄物排出体外，所以这道菜不仅可以补血，同时还可以除去宝宝体内多种毒素，有利于宝宝的身体健康。

烹饪常识： 猪血有腥味，买回后要用水浸泡，并用热水汆烫才不会有腥味，而且可以避免出水。

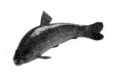

青鱼
Qing Yu

别名：螺狮鱼、乌青鱼、青根鱼。

性味归经：性平，味甘。归脾、胃经。

适用量：每天食用80克为宜　热量：473千焦/100克

主要营养素

蛋白质、脂肪、核酸

青鱼中含有丰富的蛋白质和脂肪，这些元素能维持宝宝的基本生理需求，为宝宝的日常活动提供能量。青鱼中还含有核酸，这是生命的最基本物质之一，能够提高机体的免疫功能。

食疗功效

青鱼具有补气、健脾、养胃、祛风、利水等功效，对脾胃失调、烦闷、疟疾等症有较好的食疗作用。由于青鱼还含有丰富的硒、碘等微量元素，故有提高宝宝免疫力，促进宝宝智力发育的作用，尤其适合水肿、脾胃虚弱、气血不足、营养不良的宝宝食用。

选购保存

选购青鱼时要看青鱼的鳃盖是否紧闭，不易打开，鳃片鲜红，鳃丝清晰，表明鱼很新鲜。保存青鱼时，可将青鱼洗净切成小块，放入冰箱冷藏，也可做成鱼干保存。

♥ 温馨提示

青鱼肉嫩味美，含蛋白质、脂肪、钙、磷、铁、维生素B$_1$、维生素B$_2$、烟酸及微量元素锌、硒等，具有补益肝肾、益气化湿之功效。由于青鱼的鱼刺较多，在给宝宝食用时，一定要先将鱼肉中的刺剔除掉，以免鱼刺刺伤宝宝。

营养成分表

营养素	含量（每100克）
蛋白质	20.1克
脂肪	4.2克
维生素A	42微克
维生素B$_1$	0.03毫克
维生素B$_2$	0.07毫克
维生素E	0.81毫克
烟酸	2.9毫克
钙	31毫克
镁	32毫克
铁	0.09毫克
锌	0.96毫克
硒	37.69微克
铜	0.06毫克

搭配宜忌

宜	青鱼+银耳	可滋补身体
	青鱼+苹果	可治疗腹泻
忌	青鱼+李子	会引起身体不适
	青鱼+西红柿	不利营养成分的吸收

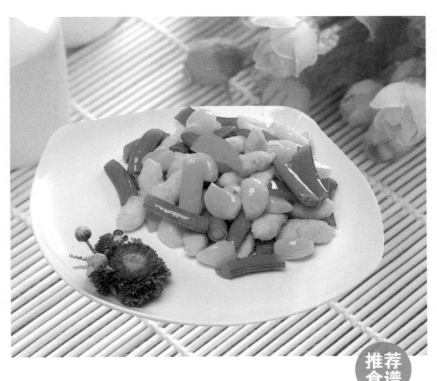

风味鱼丸

原料： 青鱼1条，荷兰豆100克，鸡蛋（取蛋清）2个

调料： 盐3克，面粉、香油、花生油各适量，红、黄甜椒各适量，蒜10克

做法：

❶ 将青鱼宰杀，去除内脏，去骨和刺后，将鱼肉剁成末。

❷ 荷兰豆洗净切断；红、黄甜椒洗净切块；蒜去皮。

❸ 将鸡蛋清倒入面粉中，加适量清水调成糊状；鱼肉末放盐拌匀，挤成丸子后均匀裹上面糊。

❹ 油锅烧热，将鱼丸炸至金黄色，倒入荷兰豆、蒜、红甜椒、黄甜椒，加盐、香油炒至断生即可出锅。

专家点评： 用青鱼肉、蛋清、红甜椒、黄甜椒以及荷兰豆混合制作的菜肴，颜色鲜艳，鱼香味浓郁，很容易引起宝宝的食欲。需要注意的是，有营养过剩症状的宝宝，不宜多食。

烹饪常识： 鱼胆有毒不能吃；青鱼要新鲜，煮时火候不能太大，以免把鱼肉煮散；烹调时不用放味精就很鲜美。

365

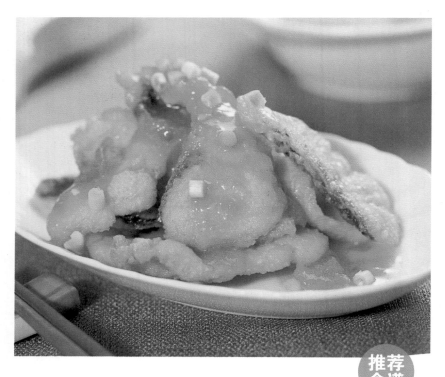

推荐食谱

番茄酱鱼片

原料： 青鱼1条，蛋黄2个

调料： 盐3克，白糖3克，葱5克，淀粉50克，食用油少许，番茄酱258克

做法：

❶ 将青鱼宰杀后去鳞、内脏、鳃，再清洗干净。

❷ 将整鱼去头和骨，剔去鱼刺，鱼肉切成片；蛋黄打散，加淀粉调成糊状；葱洗净切花备用。

❸ 炒锅置火上，加油烧热，取鱼片蘸蛋糊，逐片炸透捞出，锅内余油倒出。

❹ 锅置火上，放水和番茄酱、白糖、盐，再将炸好的鱼片放入，翻炒均匀，撒上葱花即成。

专家点评： 这道菜味道鲜美，多吃不腻。青鱼肉营养丰富，具有滋补健胃、利水消肿的功效。蛋黄中含有丰富的卵磷脂，对宝宝的大脑发育很有益处。用鸡蛋黄和番茄酱一起烧制的青鱼片，既营养又美味，是宝宝的营养菜谱中一份很好的选择。

烹饪常识： 烹饪时一定要注意洗净腹腔中的黑膜。青鱼除鲜食外，尤适宜制作鱼干，浙江绍兴的菜油青鱼干素负盛名。

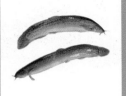

泥鳅
Ni Qiu

别名：蝤、鳅鱼。

性味归经：性温，味甘。归脾、肝经。

适用量： 每天食用100克为宜　　**热量：** 385千焦/100克

主要营养素

钙、铁

泥鳅中含有丰富的铁元素，铁是人体必需的微量元素之一，具有造血的功能，同时还参与血红蛋白、细胞色素及各种酶的合成；泥鳅中还含有丰富的钙质，能补充宝宝骨骼和牙齿生长所需要的钙元素。

食疗功效

泥鳅肉质鲜美，营养丰富，富含蛋白质，还有多种维生素，具有暖脾胃、祛湿、止虚汗、补中益气的功效，是治疗湿热黄疸、小便不利、病后盗汗等症的辅助佳品。此外，泥鳅皮肤中分泌的黏液即所谓"泥鳅滑液"，有较好的抗菌、消炎的作用，对痈肿等有很好的食疗作用。

选购保存

要选购新鲜、无异味的泥鳅。泥鳅用清水漂一下，放在装有少量水的塑料袋中，扎紧口，放在冰箱中冷冻，泥鳅很长时间都不会死掉，只是呈冬眠状态。

♥ 温馨提示

泥鳅含有丰富的营养，其所含的脂肪成分较低，胆固醇更少，属高蛋白、低脂肪食品，是人们所喜爱的水产佳品。宝宝也是可以吃的，但一定要吃熟的，炖的时候记得放几片姜，生吃易感染寄生虫。

搭配宜忌

宜	泥鳅+豆腐	可增强免疫力
	泥鳅+黑木耳	可补气养血、健体强身
忌	泥鳅+茼蒿	会降低营养
	泥鳅+蟹	引起中毒

营养成分表

营养素	含量（每100克）
蛋白质	17.9克
脂肪	2克
碳水化合物	1.7克
维生素A	14微克
维生素B$_1$	0.1毫克
维生素B$_2$	0.33毫克
维生素E	0.79毫克
钙	299毫克
镁	28毫克
铁	2.9毫克
锌	2.76毫克
硒	35.3微克
铜	0.09毫克

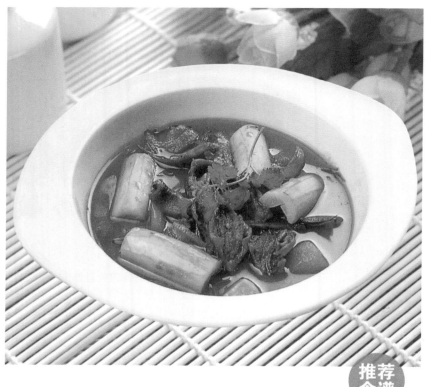

推荐
食谱

老黄瓜煮泥鳅

原料： 泥鳅400克，老黄瓜100克

调料： 盐3克，醋5毫升，酱油10毫升，香菜、食用油少许

做法：

❶ 泥鳅处理干净，切段；老黄瓜洗净，去皮，切块；香菜洗净切段。

❷ 锅内注油烧热，放入泥鳅翻炒至变色，注入适量水，并放入黄瓜焖煮。

❸ 煮至熟后，加入盐、醋、酱油调味，撒上香菜段即可。

专家点评： 这道汤中泥鳅肉质细嫩，爽利滑口，清鲜味美，营养丰富，含胆固醇少，富含维生素A、维生素B_1以及铁、磷、钙等营养素，有补中益气的功效，有"天上斑鸠，地下泥鳅""水中人参"的说法；老黄瓜含有丰富的维生素E，可起到排毒的作用，其含有的黄瓜酶，有很强的生物活性，能有效地促进机体的新陈代谢。

烹饪常识： 先将泥鳅放入清水中养三天，待其吐净泥沙后再食用。老黄瓜洗净后，应去掉瓤，否则会影响口感。

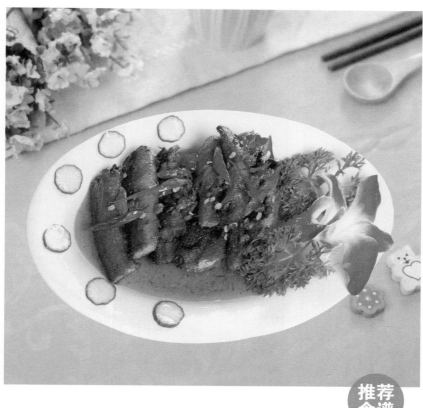

酥香泥鳅

原料： 泥鳅350克，生菜100克

调料： 盐3克，葱、花生油各少许

做法：

❶ 泥鳅处理干净，切段；生菜洗净，铺在盘底；葱洗净，切段。

❷ 油锅烧热，放入葱炒香，捞出葱，留葱油，下泥鳅煎至变色后捞出。

❸ 原锅放入泥鳅回锅，加盐烧至收汁即可装盘。

专家点评： 这道菜营养丰富，有暖中益气之功效，能利小便，对腹水、气虚等症均有良好的食疗功效。泥鳅富含多种维生素及钙、磷、铁、锌等营养素，宝宝食用可强身补血。泥鳅体内还含有丰富的核苷，核苷是各种疫苗的主要成分，能提高身体抗病毒能力。

烹饪常识： 刚买回的泥鳅要放入水中，同时倒入少量的香油，这样有利于泥鳅将泥沙吐净。

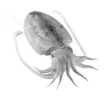

墨鱼
Mo Yu

别名：乌贼、花枝、墨斗鱼。

性味归经：性温，味微咸。归肝、肾经。

适用量： 每天食用40克左右为宜   **热量：** 332千焦/100克

主要营养素

蛋白质、锌

墨鱼的蛋白质含量丰富，有修补机体组织、维持机体正常代谢、提供热能的作用。墨鱼还富含锌，锌能促进细胞的分裂和生长，对宝宝的生长发育、免疫功能、视觉及性发育有重要的作用。

食疗功效

墨鱼具有补益精气、健脾利水、养血滋阴、温经通络、收敛止血、美肤乌发的功效；墨鱼肉质中含有一种可降低胆固醇的氨基酸，可防止动脉硬化；墨鱼营养丰富，有多种人体所需的营养元素，适量食用墨鱼，可提高宝宝的免疫力，促进宝宝骨骼发育；墨鱼味道鲜美，还能调理宝宝食欲不振等症状。

选购保存

优质鲜墨鱼的腹部颜色是均匀的；劣质鲜墨鱼有"吊白块"，腹部的颜色不均匀，会起泡。用塑料袋装好墨鱼，放于冰箱冷冻保存。

♥ 温馨提示

墨鱼不要吃太多，不然很容易造成消化不良。另外，由于墨鱼是肉食性鱼类，属于鱼类食物链的顶层，因此，体内的污染物含量较高，所以，宝宝不宜多食。由于墨鱼中含有丰富的蛋白质，有营养过剩情况的宝宝，也不宜多食。

搭配宜忌

宜	墨鱼+黄瓜	可清热利尿、健脾益气
	墨鱼+木瓜	可补肝肾
忌	墨鱼+碱	不利营养吸收
	墨鱼+果汁	破坏蛋白质的吸收

营养成分表

营养素	含量（每100克）
蛋白质	17.4克
脂肪	1.6克
维生素A	35微克
维生素B_1	0.02毫克
维生素B_2	0.06毫克
维生素E	1.68毫克
钙	44毫克
磷	19毫克
镁	42毫克
铁	0.9毫克
锌	2.38毫克
硒	38.18微克
铜	0.45毫克

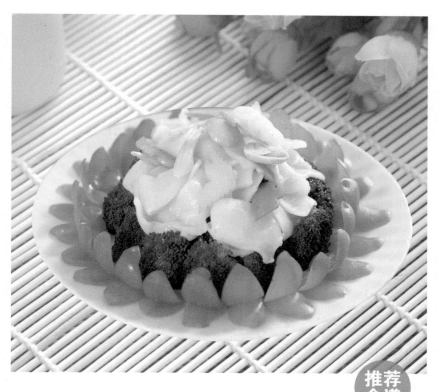

西蓝花墨鱼片

原料： 墨鱼片150克，西蓝花250克

调料： 干葱花3克，盐、香油各少许

做法：

❶ 将墨鱼片洗净，改刀后，待用。

❷ 净锅放水烧开，下入西蓝花氽熟，排在碟上。

❸ 把墨鱼片加调料炒好，放在西蓝花上即可。

专家点评： 墨鱼鲜脆爽口，含有丰富的蛋白质、脂肪、维生素、碳水化合物以及钙、铁、磷等人体必需的物质，是高蛋白、低脂肪的滋补食物。西蓝花的营养十分全面，且含量较高，主要有蛋白质、碳水化合物、矿物质、维生素、胡萝卜素以及宝宝身体发育十分需要的叶酸，宝宝常食用西蓝花，能补充身体所需的多种营养，还能提高身体的免疫功能。用西蓝花和墨鱼一起制作菜肴，具有滋补气血的功效。

烹饪常识： 墨鱼体内含有很多墨汁，不易清洗，可先撕去表皮，拉掉灰骨，放入有水的盆中进行清洗。

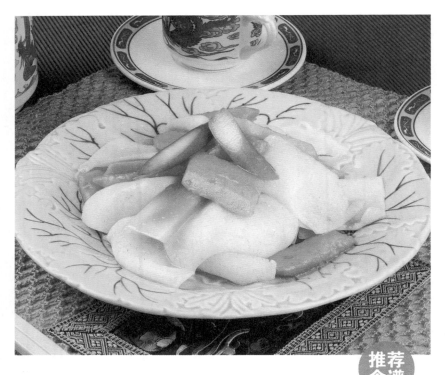

推荐食谱

木瓜炒墨鱼片

原料： 墨鱼300克，木瓜150克，芦笋、莴笋各适量

调料： 盐3克，花生油适量

做法：

❶ 墨鱼处理干净，切片，余水后捞出，沥干；木瓜去皮洗净，切块；芦笋洗净，切段；莴笋洗净，去皮，切块备用。

❷ 油锅烧热，放墨鱼炒匀，再加木瓜、芦笋、莴笋，翻炒，再加入盐，炒匀即可。

专家点评： 木瓜能帮助人体消化和吸收，其中所含的蛋白酶能将蛋白质分解转化为氨基酸，而所含的脂肪酶能分解脂肪，因此，形体过胖，有营养过剩趋向的宝宝可以多食。本品用木瓜、墨鱼、芦笋等合炒，色香味俱全，能激发宝宝的食欲。另外，本品还富含蛋白质、脂肪、维生素A、B族维生素及钙、磷、铁、核黄素等多种营养元素，有补气强身、滋补肝肾的作用。

烹饪常识： 清洗墨鱼时，应将其头浸入水中，以免墨鱼中的墨汁四处飞溅。食用新鲜墨鱼时一定要去除内脏。

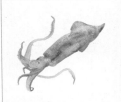

鱿鱼
YOU YU

别名：柔鱼、枪乌贼。

性味归经：性温，味甘。归肝、肾经。

适用量：每天40克为宜　**热量：**337千焦/100克

主要营养素

二十二碳六烯酸

鱿鱼中含有丰富的二十二碳六烯酸（DHA），DHA是维持神经系统细胞生长的一种主要元素，是大脑和视网膜的重要构成成分，对宝宝的智力和视力发育有着重要的作用。

食疗功效

鱿鱼富含钙、锌、铁等营养元素，利于骨骼发育和造血，能防治缺铁性贫血。鱿鱼具有补虚养气的功效，可降低血液中胆固醇的浓度，保护神经纤维，活化细胞，对预防血管硬化、胆结石，补充脑力等有一定的食疗功效。

选购保存

优质鱿鱼体形完整，呈粉红色，有光泽，体表略现白霜，肉肥厚，半透明，背部不红。鱿鱼应放在干燥通风处，一旦受潮应立即晒干，否则易生虫、霉变。

♥ 温馨提示

尽量少吃鱿鱼丝，商家往往在鱿鱼丝里放保鲜剂和防腐剂保鲜。鱿鱼富含的高蛋白能补脑，如果宝宝对海鲜不过敏，又很想吃鱿鱼的话，建议吃新鲜的鱿鱼，而且注意不要过量。

营养成分表

营养素	含量（每100克）
蛋白质	17.4克
脂肪	1.6克
维生素A	35微克
维生素B$_1$	0.02毫克
维生素B$_2$	0.06毫克
维生素E	1.68毫克
钙	44毫克
磷	19毫克
镁	42毫克
铁	0.9毫克
锌	2.38毫克
硒	38.18微克
铜	0.45毫克

搭配宜忌

宜	鱿鱼+黄瓜	营养全面丰富
	鱿鱼+猪蹄	有补气养血的功效
忌	鱿鱼+茶叶	会影响蛋白质的吸收
	鱿鱼+茄子	对人体有害

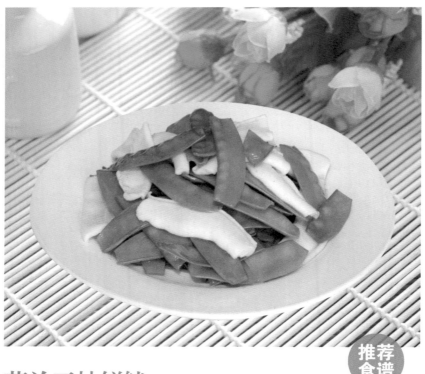

推荐
食谱

荷兰豆炒鲜鱿

原料： 鲜鱿鱼80克，荷兰豆150克

调料： 盐2克，生抽3毫升

做法：

❶ 鱿鱼处理干净，切成薄片，汆水；荷兰豆撕去豆荚，切去头、尾，洗净。

❷ 炒锅上火，注油烧至六成热，放入鱿鱼炒至八成熟。

❸ 下入荷兰豆煸炒均匀，加盐，生抽调味，盛盘即可。

专家点评： 鱿鱼中含有丰富的钙、磷、铁元素，对骨骼发育和造血十分有益，可预防贫血。鱿鱼除了富含蛋白质及人体所需的氨基酸外，还是含有大量牛磺酸的一种低热量食品，可降低血液中的胆固醇含量，缓解疲劳，恢复视力，改善肝脏功能，帮助人体排毒。鱿鱼含的多肽和硒等微量元素有抗病毒的作用，能增强人体的免疫功能。这道菜有滋阴养胃、补虚润肤的功能。

烹饪常识： 鱿鱼要去除内脏和黑膜后再烹饪；鱿鱼须炒熟透后再食，因为鲜鱿鱼中有多肽，未煮熟就食用会导致肠运动失调。

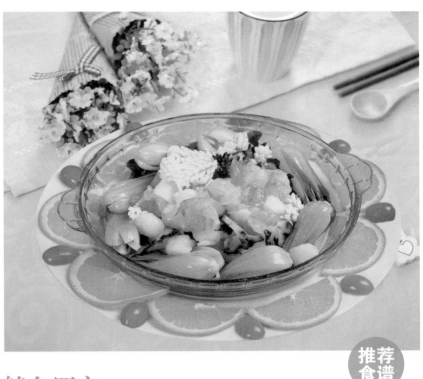

推荐食谱

鱿鱼四宝

原料：鱿鱼、虾仁、香菇、干贝各100克，上海青8棵

调料：盐3克，香油、花生油各适量

做法：

❶ 鱿鱼处理干净后，切花；虾仁洗净；香菇洗净后，切片；干贝洗净，用温水泡发；上海青洗净，焯水后捞出装盘。

❷ 锅内放入花生油烧热，放入鱿鱼花、虾仁、干贝、香菇片，炒至将熟时放入盐、香油，入味后盛入盘中即可。

专家点评：这道菜营养十分丰富，含有蛋白质、氨基酸、钙、铁、锌等营养成分，不仅有利于骨骼发育和造血，预防缺铁性贫血，还有保肝护肾、强身健体的功效。另外，由于鱿鱼中含有丰富的DHA，而DHA是神经传导细胞的主要成分，还是细胞膜形成的主要成分，因此，常食鱿鱼对宝宝的大脑发育和神经发育也有很大的益处。

烹饪常识：洗前应将鱿鱼泡在溶有小苏打粉的热水里，泡透后，去掉鱼骨，剥去表皮。鱿鱼要用大火快炒，口感更脆爽。

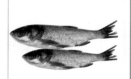

鳙鱼
Yong Yu

别名：胖头鱼、摆佳鱼、花鲢鱼、大头鱼。

性味归经：性温，味甘。归胃经。

适用量：每天食用100克为宜　热量：400千焦/100克

主要营养素

不饱和脂肪酸

鳙鱼中富含多不饱和脂肪酸，它的主要成分就是我们所说的"脑黄金"，这是一种人类必需的营养素，主要存在于大脑的磷脂中，可以起到维持、提高、改善大脑功能的作用。

食疗功效

鳙鱼具有补虚弱、暖脾胃、去晕眩、益脑髓、祛风寒、益筋骨、疏肝解郁、健脾利肺的功效。此外，鳙鱼富含磷脂，可改善记忆力，经常食用，对宝宝的大脑发育很有益处。

选购保存

以鲜活、鱼体光滑、整洁、无病斑、无鱼鳞脱落的鳙鱼为佳。将鱼洗剖干净后抹少许盐腌渍4个小时，春秋季可存放1周，冬天则时间更长。

❤ 温馨提示

吃鳙鱼鱼头时要对所食鱼头的来源有所了解，比如因环境受到严重污染而头大、身瘦、尾小的畸形鱼，变质鱼以及死了太久的鱼都不要吃。可以经常清蒸或煮汤给宝宝食用，在给宝宝食用时，一定要先将鱼刺剔除。

搭配宜忌

宜	鳙鱼+苹果	可治疗腹泻
	鳙鱼+豆腐	有益补钙
忌	鳙鱼+西红柿	不利于营养吸收
	鳙鱼+甘草	易引起身体不适

营养成分表

营养素	含量（每100克）
蛋白质	15.3克
脂肪	2.2克
碳水化合物	4.7克
维生素A	34微克
维生素B$_1$	0.04毫克
维生素B$_2$	0.11毫克
维生素E	2.65毫克
钙	82毫克
镁	26毫克
铁	0.8毫克
锌	0.76毫克
硒	19.47微克
铜	0.07毫克

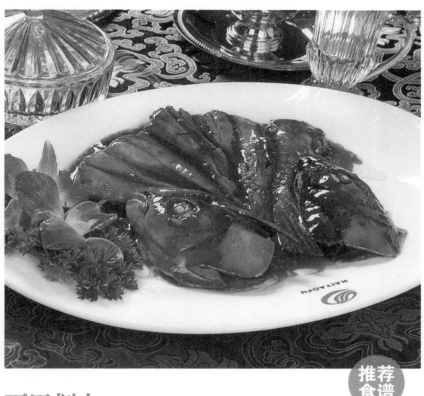

下巴划水

原料： 鳙鱼1条

调料： 盐、花生油、酱油、水淀粉、白糖、姜、蒜各适量

做法：

❶ 将鳙鱼处理干净，鱼头对半切开，鱼肉切条，下油锅煎半熟；姜、蒜洗净，切末。

❷ 另起锅，爆香姜、蒜末，加入适量酱油、白糖、盐和水烧开，再加入鱼头、鱼尾和鱼肉，中火焖烧10分钟。

❸ 捞出鱼装盘，将锅内的汤汁加水淀粉勾芡，淋在鱼身上即可。

专家点评： 这道菜可开胃消食，清淡补益，能满足宝宝身体所需的多种营养。鳙鱼鱼头肉质细嫩、营养丰富，它还含有鱼肉中所缺乏的卵磷脂，可以让宝宝变得聪明。此外，鱼头中还含丰富的不饱和脂肪酸，它对宝宝大脑的发育尤为重要。宝宝常吃鱼头可以健脑益智。

烹饪常识： 勾芡的时候要将火调小，以防止糊锅。

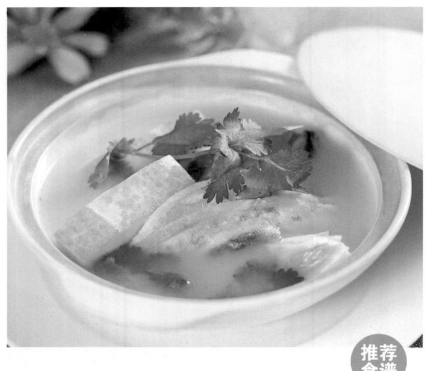

推荐
食谱

香菜豆腐鱼头汤

原料： 鳙鱼头1个，豆腐250克

调料： 盐适量，姜2片，花生油适量，香菜10克

做法：

❶ 鱼头去鳃，剖开，用盐腌渍2个小时，洗净；香菜洗净；豆腐洗净切块。

❷ 将豆腐、鱼头用花生油煎至两面金黄色，盛出。

❷ 锅中下入鱼头、姜，加入沸水，大火煮沸后，加入煎好的豆腐，煲30分钟，放入香菜，稍滚即可，不用加盐。

专家点评： 鳙鱼头具有暖胃、补虚的作用，体质虚弱的宝宝可以多食用鳙鱼头。豆腐营养丰富，含有铁、钙、磷、镁等人体必需的多种营养元素，还含有植物油和丰富的优质蛋白，素有"植物肉"之美称，有增加营养、帮助消化、增进食欲的作用，对牙齿、骨骼的生长发育也颇为有益。豆腐、鳙鱼合煮熬汤，具有很好的补益效果，很适合生长发育中的宝宝食用。

烹饪常识： 为宝宝烹制菜肴时，最好不要放味精、鸡精等调料；另外，鱼虾更不需要味精、鸡精等调味。

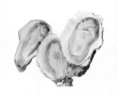

牡蛎
Mu Li

别名： 蛎黄、蚝白、青蚵、生蚝。

性味归经： 性凉，味咸、涩。归肝、心、肾经。

适用量： 每天食用2~3个为宜　**热量：** 293千焦/100克

主要营养素

硒、牛磺酸、不饱和脂肪酸

牡蛎中含有丰富的维生素与矿物质，特别是其所含有的硒元素，具有调节神经、稳定情绪的功效。牡蛎中还含有牛磺酸、不饱和脂肪酸等物质，能起到护脑、健脑的作用。

食疗功效

牡蛎肉具有滋养补虚、养血、补五脏、活血等功效。牡蛎对小儿体虚、肺门淋巴结核、颈淋巴结核、阴虚潮热盗汗、心烦不眠、烦躁不安、惊痫癫狂、自汗盗汗等症有一定的食疗功效。

选购保存

优质牡蛎表面无沙和碎壳，体大肥实，颜色淡黄，个体均匀完整，而且干燥，表面颜色褐红，肉质柔软隆胀、黑白分明。剥出活体牡蛎最好浸泡于盐水中保存。

♥ 温馨提示

一般来说，牡蛎是宝宝的营养好伴侣，不过，由于牡蛎属海产品，很多宝宝食用后都有过敏现象，因此，在喂食宝宝牡蛎时，最好提前喂一点点，以确定宝宝是否有过敏的现象。

搭配宜忌

宜	牡蛎+猪肉	可滋阴补阳、润肠通便
	牡蛎+百合	可润肺调中
忌	牡蛎+柿子	会引起肠胃不适
	牡蛎+糖	会导致胸闷、气短

营养成分表

营养素	含量（每100克）
蛋白质	5.3克
脂肪	2.1克
碳水化合物	8.2克
维生素A	27微克
维生素B_1	0.01毫克
维生素B_2	0.13毫克
维生素E	0.81毫克
钙	131毫克
镁	65毫克
铁	7.1毫克
锌	9.39毫克
硒	86.64微克
铜	8.31毫克

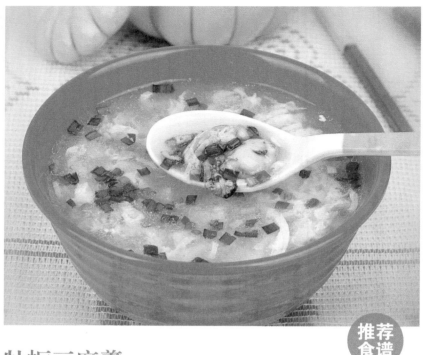

牡蛎豆腐羹

原料： 牡蛎肉150克，豆腐100克，鸡蛋80克，韭菜50克

调料： 花生油、盐、葱段、香油、高汤各适量

做法：

❶ 牡蛎肉洗净；豆腐洗净，切成细丝；韭菜洗净，切末；鸡蛋打入碗中备用。

❷ 净锅上火倒入花生油，炝香葱，倒入高汤，下入牡蛎肉、豆腐丝，调入盐煲至入味，再下入韭菜末、鸡蛋，淋入香油即可。

专家点评： 牡蛎肉质地柔软细嫩，味道鲜美，含有丰富的蛋白质、脂肪、钙、磷、铁等营养成分，其所含有的锌，居众多食物之冠，具有强化免疫功能的作用，素有"海洋牛奶"的美称。豆腐、鸡蛋中也含有丰富的营养，同肉嫩味鲜、营养丰富的牡蛎一起制作成羹，所含的营养更全面，不仅可以增进宝宝的食欲，帮助消化，还能促进宝宝的骨骼生长。

烹饪常识： 做此汤时不需要再放味精了，否则会破坏食材的鲜味。豆腐用水焯一下，可以去掉豆腐的豆腥味。

推荐食谱

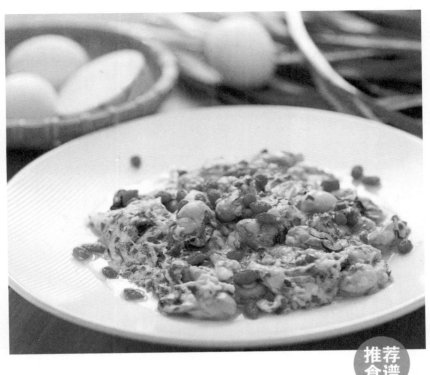

山药韭菜煎鲜蚝

原料：山药100克，韭菜150克，牡蛎300克，枸杞5克

调料：盐3克，红薯粉1大匙，花生油少许

做法：

❶ 将牡蛎洗净杂质，沥干；山药削去皮，洗净磨成泥；韭菜洗净，切细；枸杞泡软，沥干。

❷ 将红薯粉加适量水拌匀，加入牡蛎和山药泥、韭菜末、枸杞，并加盐调味。

❸ 平底锅加热放花生油，倒入拌好的牡蛎等材料煎熟。

专家点评：牡蛎肉含有丰富的蛋白质、糖类、脂类及钙、磷、锌等多种矿物质，尤其锌元素含量最为丰富，而锌元素对宝宝的生长发育极为有益。山药能健脾养胃，促进血液循环、胃肠蠕动，提高机体的免疫功能。牡蛎、山药配合温中开胃的韭菜和滋养补血的枸杞制作的菜肴，对成长期的宝宝有很好的滋补效果。

烹饪常识：韭菜上的残留农药是所有蔬菜里最多的，吃时一定要用水多泡一会儿，用淘米水浸泡去农药残留效果最好。

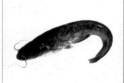

鲇鱼
Nian Yu

别名：鲶鱼、胡子鲢、黏鱼、生仔鱼。

性味归经：性温，味甘。归脾、胃经。

适用量： 每天食用180克为宜　**热量：** 403千焦/100克

主要营养素

二十二碳六烯酸、氨基酸

鲇鱼不仅含有丰富的二十二碳六烯酸（DHA），能够为宝宝大脑神经系统发育提供丰富营养，并含有人体必需的多种氨基酸，具有补中益气、强健身体的作用。

食疗功效

鲇鱼有补中益气、开胃利尿的功效，它还含有蛋白质、多种矿物质，对体质虚弱、营养不良的宝宝有很好的补益功效。而且鲇鱼油脂含量低，其肉蛋白在胃蛋白酶的作用下很容易分解成氨基酸，消化率达98%，对宝宝身体和大脑发育很有益处。

选购保存

鲇鱼的显著特征是周身无鳞，身体表面多黏液，头扁口阔，上下颌有4根胡须。活鲇鱼直接放在水盆里即可，在水里滴上几滴油更好。另外，选购时，宜选购体积较小的鲇鱼，这种鱼存活时间较短，体内毒素较少。

♥ 温馨提示

尽量不要选黑色的鲇鱼，黑色的鲇鱼土腥味最重。鲇鱼的卵有毒，误食会导致呕吐、腹痛、腹泻、呼吸困难，情况严重的会造成瘫痪。鲇鱼体表黏液丰富，宰杀后放入沸水中烫一下，再用清水洗净，即可去掉黏液。

营养成分表

营养素	含量（每100克）
蛋白质	17.3克
脂肪	3.7克
碳水化合物	未检测
维生素A	未测定
维生素B_1	0.03毫克
维生素B_2	0.1毫克
维生素E	0.54毫克
钙	42毫克
镁	22毫克
铁	2.1毫克
锌	0.53毫克
硒	27.49微克
铜	0.09毫克

搭配宜忌

宜	鲇鱼+豆腐	可提高营养吸收率
	鲇鱼+茄子	营养丰富
忌	鲇鱼+西红柿	不利于营养的吸收
	鲇鱼+甘草	会引起中毒

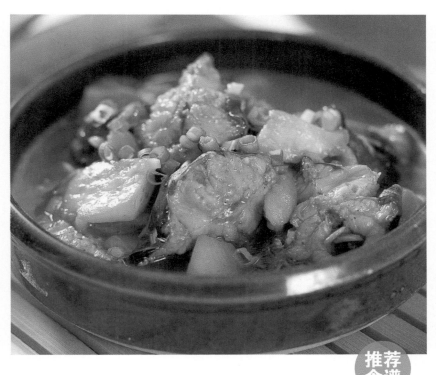

推荐食谱

鲇鱼炖茄子

原料： 鲇鱼400克，茄子350克

调料： 盐3克，生抽3毫升，清鸡汤、葱段、姜片、蒜片、花生油各适量

做法：

① 鲇鱼处理干净，再放进沸水里汆烫一下，取出切成段；茄子洗净，去皮，切成块，用少许花生油炒软茄子，盛出。

② 起油锅，炒香葱段、姜片、蒜片，加入清鸡汤，烧开后加入鲇鱼、茄子，加入生抽、盐，用小火炖半小时即可。

专家点评： 鲇鱼含有丰富的蛋白质和矿物质等营养元素，是体质虚弱宝宝的滋补佳品。此外，鲇鱼还含有多种矿物质，具有强健身体、滋补气血的作用。茄子是为数不多的紫色蔬菜，也是餐桌上十分常见的家常蔬菜，其所含营养丰富。二者同煮食用，能全面补充宝宝身体所需营养，满足宝宝生长发育的多种所需。

烹饪常识： 鲇鱼可用盐稍微腌渍一下再进行烹饪，味道会更好。鲇鱼不宜久煮，以免鲇鱼肉质变老。

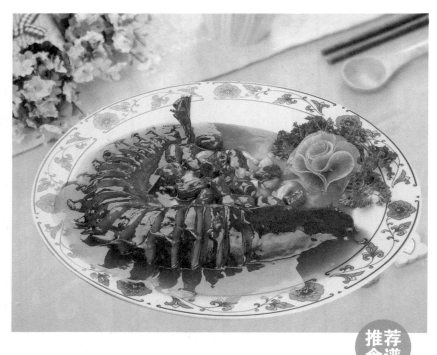

枣蒜烧鲇鱼

原料：鲇鱼500克，红枣100克

调料：盐3克，酱油、醋、白糖、高汤、花生油各适量，蒜100克

做法：

❶ 将红枣洗净；蒜去皮，洗净；鲇鱼处理干净，肉切开但不切断，用盐腌渍5分钟。

❷ 油锅烧热，放入鲇鱼稍煎，注入高汤。

❸ 放蒜、红枣，加盐、酱油、醋、白糖焖熟即可。

专家点评：鲇鱼含有丰富的二十二碳六烯酸（DHA），能够为宝宝大脑神经系统发育提供丰富营养，其钙、磷、维生素A、维生素D含量也很高，并含有人体所必需的各种氨基酸，具有强健筋骨、滋补气血的功效。红枣营养丰富，既含蛋白质、脂肪、有机酸、黏液质和钙、磷、铁等，又含有多种维生素，有补中益气、养血安神的功效。二者同食，有强身健脑、促进生长发育的功效。

烹饪常识：清洗鲇鱼时，一定要将鱼卵清除掉，因为鲇鱼卵有毒，不能食用。选用优质的红枣进行烹饪，味道会更好。

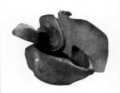

黑木耳
Hei Mu Er

别名： 树耳、木蛾、黑菜。

性味归经： 性平，味甘。归肺、胃、肝经。

适用量： 干品每天约15克　　**热量：** 840千焦/100克（干黑木耳）

主要营养素

铁、钙、碳水化合物

黑木耳中所含的铁有补血、活血的功效，能有效预防缺铁性贫血；含有的钙有助于宝宝的骨骼和牙齿发育；含有的碳水化合物能为宝宝提供日常消耗的热量。

食疗功效

黑木耳营养丰富，除含有大量蛋白质、糖类、钙、铁及钾、钠、少量脂肪、粗纤维、维生素B$_1$、维生素B$_2$、维生素C、胡萝卜素等人体所必需的营养成分外，还含有卵磷脂、脑磷脂、鞘磷脂及麦角固醇等。宝宝适量食用黑木耳，不仅能补充身体所需的多种营养元素，还能促进宝宝大脑发育，提升宝宝的记忆力。

选购保存

干黑木耳越干越好，朵大适度，朵面乌黑但无光泽，朵背略呈灰白色的为上品。保存干黑木耳要注意防潮，最好用塑料袋装好、封严，常温或冷藏保存均可。

♥ 温馨提示

鲜黑木耳中含有一种叫卟啉的光感物质，人食用后经太阳照射可引起皮肤瘙痒、水肿，严重的可致皮肤坏死。干黑木耳是经暴晒处理的成品，在暴晒过程中会分解大部分卟啉，食用前，干黑木耳要经水浸泡，水发的干木耳可安全食用。

营养成分表

营养素	含量（每100克）
蛋白质	12.1克
脂肪	1.5克
碳水化合物	65.6克
膳食纤维	29.9克
维生素A	17微克
维生素B$_1$	0.17毫克
维生素B$_2$	0.44毫克
维生素E	11.34毫克
钙	247毫克
铁	97.4毫克
锌	3.72毫克
硒	9.54微克
铜	0.32毫克

搭配宜忌

宜	黑木耳+银耳	可提高免疫力
	黑木耳+绿豆	可降压消暑
忌	黑木耳+田螺	不利于消化
	黑木耳+茶	不利于铁的吸收

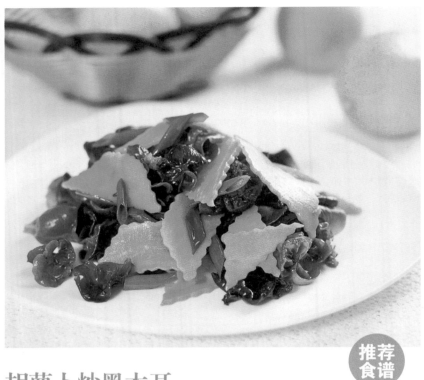

推荐食谱

胡萝卜炒黑木耳

原料： 胡萝卜200克，黑木耳20克

调料： 盐适量，花生油少许

做法：

❶ 黑木耳用冷水泡发清洗干净；胡萝卜清洗干净，切片。

❷ 锅置火上倒花生油，待油烧至七成热时，放入黑木耳稍炒一下，再放胡萝卜片，再放盐炒匀即可。

专家点评： 黑木耳营养丰富，其含铁量是一般动物食品的5倍，是菠菜的30倍，营养学家将其誉为"素中之荤""素菜之王"。黑木耳中还含有大量促进宝宝大脑发育的营养元素，如卵磷脂、脑磷脂、鞘磷脂等，家长可有选择性地喂食宝宝黑木耳。胡萝卜中含有丰富的胡萝卜素，胡萝卜素可以保护呼吸道免受感染，对宝宝的视力发育也很有好处。

烹饪常识： 在温水中放入黑木耳，然后再加入两勺淀粉，搅拌，用这种方法可以去除黑木耳细小的杂质和残留的沙粒。

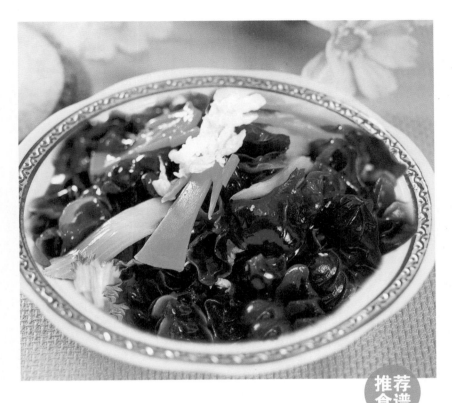

推荐食谱

芙蓉黑木耳

原料： 水发黑木耳150克，鸡蛋2个

调料： 花生油、盐各适量

做法：

❶ 鸡蛋取蛋液打散，用花生油滑散。

❷ 黑木耳清洗干净，焯水备用。

❸ 锅留底油，下入黑木耳、鸡蛋液，加入调料，炒匀即可。

专家点评： 黑木耳营养价值较高，味道鲜美，蛋白质含量甚高，被称为"素中之荤"，是一种营养颇丰的食品，既可作菜肴，还可防病健体，可谓药食兼优。而且黑木耳中的胶质，还可将残留在人体消化系统内的灰尘杂质吸附聚集，排出体外，起清涤肠胃的作用，有助于宝宝排毒并防治便秘。同时，黑木耳含有抗肿瘤活性物质，能增强机体免疫力，经常食用可防癌抗癌。

烹饪常识： 做此菜宜选用小黑木耳。黑木耳泡发后仍然紧缩在一起的部分不宜食用。黑木耳用盐搓一下，可以杀死寄生虫。

387

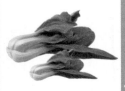

上海青
Shang Hai Qing

别名：油菜、小棠菜、云薹、胡菜。

性味归经：性温，味辛。归肝、肺、脾经。

适用量： 每天150克为宜　　**热量：** 104千焦/100克

主打营养素

钙、维生素C、纤维素

上海青具有强健身体、保持身体骨密度的作用，能促进宝宝骨骼和牙齿的发育。上海青中还含有丰富的维生素C和膳食纤维，可以增强宝宝的免疫能力；丰富的纤维素可促进肠道蠕动，防治便秘。

食疗功效

上海青具有活血化淤、消肿解毒、促进血液循环、润便利肠、美容养颜、强身健体的功效，对游风丹毒、手足疔肿、乳痈、习惯性便秘等病症有食疗作用，可以让宝宝放心食用。另外，患口腔溃疡、口角湿白者，齿龈出血、牙齿松动者，淤血腹痛者也适宜食用上海青。

选购保存

要挑选新鲜、油亮、无虫、无黄萎叶的嫩上海青。用两指轻轻一掐即断者为嫩上海青，还要仔细观察菜叶的背面有无虫迹和药痕。上海青可用保鲜膜封好后置于冰箱中保存1周左右。

♥ 温馨提示

吃剩的熟上海青过夜后就不要再吃了，以免造成亚硝酸盐沉积，引发癌症。食用上海青时要现做现切，并用大火爆炒，这样既可保持鲜脆，又可使其营养成分不被破坏。上海青里含有的草酸很少，可以放心让宝宝适当多吃。

搭配宜忌

宜	上海青+虾仁	可增加钙吸收、补肾壮阳
	上海青+豆腐	可止咳平喘，增强机体免疫力
忌	上海青+黄瓜	会破坏维生素C
	上海青+南瓜	会降低营养

营养成分表

营养素	含量（每100克）
蛋白质	1.8克
脂肪	0.5克
碳水化合物	3.8克
膳食纤维	1.1克
维生素A	103毫克
维生素B$_1$	0.04毫克
维生素B$_2$	0.11毫克
维生素C	36毫克
维生素E	0.88毫克
钙	108毫克
铁	1.2毫克
锌	0.33毫克
硒	0.79微克

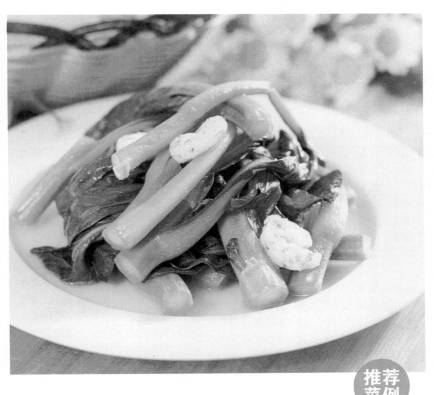

推荐菜例

上海青炒虾仁

原料： 虾仁30克，上海青100克

调料： 葱丝、姜丝、盐、花生油各少许

做法：

❶ 将上海青清洗干净后切成段，用沸水焯一下，备用。

❷ 将虾仁清洗干净，除去虾线，用水浸泡片刻，爆香葱丝、姜丝，下油锅翻炒。

❸ 再下入上海青，加调料炒熟即可。

专家点评： 这道菜色泽碧绿，清新爽口。上海青富含钙、铁、维生素C和胡萝卜素，有明目、促进血液循环等功效；虾仁富含优质蛋白质、矿物质，且肉质松软、易于消化，能够增强身体免疫力，预防缺钙，提高机体免疫功能。两者搭配制作的营养辅食，能给宝宝补充丰富的锌、钙等营养素，有益于宝宝的身体和智力发育。

烹饪常识： 上海青烹饪时间不宜过长，以免影响口感，破坏其所含的营养。烹饪时还可以将上海青梗剖开，以便更入味。

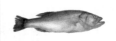

鲈鱼
Lu Yu

别名：鲈板、花鲈、花寨、鲈子。

性味归经：性平、淡，味甘。归肝、脾、肾经。

适用量：每天10~30克　热量：439千焦/100克

主要营养素

铜、维生素A、B族维生素

鲈鱼中含有较多的铜元素，铜能维持神经系统的正常功能，对宝宝身体功能的健康运行很有帮助。鲈鱼是高蛋白肉类，富含维生素A和B族维生素，可以滋补宝宝的肝肾脾胃。

食疗功效

鲈鱼富含脂肪，还有灰分、维生素、烟酸和钙、磷、铁等多种营养成分。它具有补肝肾、益脾胃、化痰止咳、健身补血等功效，对慢性肠炎、慢性肾炎、手术后伤口难愈合等有食疗作用。鲈鱼中丰富的蛋白质对儿童骨骼组织的生长发育也有益。鲈鱼鳃不洗晒干，用水煎服，可以治小儿百日咳。

选购保存

选购鲈鱼以鱼身偏青色、鱼鳞有光泽、透亮的为好，翻开鳃呈鲜红者、表皮及鱼鳞无脱落的鲈鱼才是新鲜的。不要买尾巴呈红色的鲈鱼，因为这表明鱼身体有损伤。保存时可先去除内脏、清洗干净，擦干水分，用保鲜膜包好，放入冰箱即可。

❤ 温馨提示

鲈鱼肉质白嫩、清香，没有腥味，肉为蒜瓣形，最宜清蒸、红烧或炖汤。宝宝吃鲈鱼既补身又不会造成营养过剩，是健身补血、健脾益气的佳品。鲈鱼的鱼肝不能用，否则使人面皮肃脱，如不慎误食，可用芦根汁解毒。

搭配宜忌

宜	鲈鱼+胡萝卜	延缓衰老
	鲈鱼+南瓜	预防感冒
忌	鲈鱼+奶酪	影响钙的吸收
	鲈鱼+哈喇	导致铜、铁的流失

营养成分表

营养素	含量（每100克）
蛋白质	18.6克
脂肪	3.4克
碳水化合物	—
膳食纤维	—
维生素A	19微克
维生素C	—
维生素E	0.75毫克
烟酸	3.1毫克
钙	138毫克
铁	2毫克
锌	2.38毫克
磷	242毫克

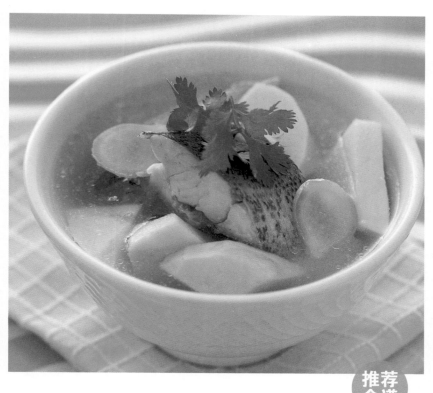

鲈鱼笋块汤

原料：鲈鱼300克，竹笋200克

调料：姜片、香菜各适量

做法：

❶ 鲈鱼处理好，切小块；竹笋剥壳，切块备用。

❷ 将姜片及竹笋、鱼块放入锅中，以中小火煮沸，转至小火续煮10分钟煮滚，依个人口味撒上香菜即可。

专家点评：鲈鱼富含蛋白质、维生素A、B族维生素、钙、镁、锌、硒等营养元素，有补肝肾、益脾胃、化痰止咳的功效。竹笋中富含胡萝卜素及多种维生素，食用后可消除疲劳、恢复活力。若宝宝缺锌或者硒，会造成智力发育障碍，因此宝宝适量喝点鲈鱼和竹笋煲出的汤，能补充锌、硒及多种维生素，能够促进宝宝头脑的健康发育，也有益于宝宝骨骼的健康生长。

烹饪常识：鲈鱼有多种做法，可红烧、清蒸或做羹、汤，其味鲜美。鲈鱼亦可腌制食用，最有名的是"鲈鱼脍"。

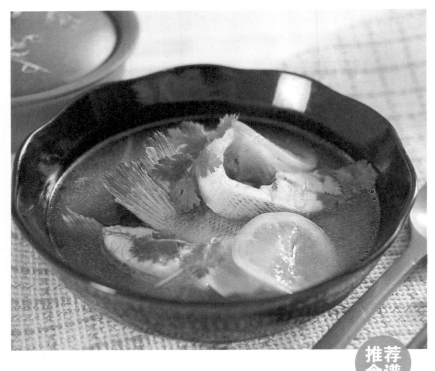

推荐食谱

柠檬红枣鲈鱼汤

原料： 鲈鱼1条，红枣8颗，柠檬1个

做法：

❶ 鲈鱼洗净切块；红枣泡软去核；柠檬洗净切片。

❷ 汤锅内倒入1500毫升水，加入红枣、柠檬片，以大火煲至水开，放入鲈鱼，改中火继续煲半个小时至鲈鱼熟透。

专家点评： 鲈鱼中富含维生素及多种矿物质元素，特别是鲈鱼血中还有较多的铜元素，能维持宝宝神经系统的正常功能，还可促进宝宝的智力发育，使宝宝的思维更加活跃。红枣具有养血安神、健脾和胃等功效，经常食用还能提高人的免疫功能。柠檬中富含维生素C，具有生津止渴、健脾消食的功效，对于预防癌症和一般的感冒很有帮助。此款食品，是宝宝成长期可供选择的佳品。

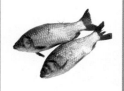

鲫鱼
Ji Yu

别名： 鲋鱼、鲫瓜子、鲫皮子、肚米鱼。

性味归经： 性平，味甘。归脾、胃、大肠经。

适用量： 每天10~80克　**热量：** 451千焦/100克

主要营养素

蛋白质、维生素A

鲫鱼所含的蛋白质质优、易于消化吸收，常食可增强抗病能力，减少疾病入侵。鲫鱼含有的维生素A，可以维持正常视力，预防夜盲症，还能增强宝宝对传染病的抵抗力。

食疗功效

鲫鱼具有清热解毒、利水消肿、益气健脾的功效，鲫鱼肉中富含极高的蛋白质，而且易于被人体吸收，氨基酸也很高，所以对促进智力发育也有明显的作用。其还可以治小儿头疮、口疮、重舌和视物不清等症，对慢性肾炎水肿、营养不良性水肿、脾胃虚弱、食欲不振有很好的食疗效果。

选购保存

鲫鱼要买身体扁平、颜色全身都是金黄的，这样的鲫鱼肉质会很嫩，颜色偏白的次之。好的鲫鱼鱼鳞发亮，不掉鳞。在保存时，可以用浸湿的纸贴在鱼眼上，防止鱼视神经后的死亡腺离水后断掉，这样可延长鱼的寿命。

❤ 温馨提示

在熬鲫鱼汤时，可以先用油将鲫鱼煎一下，再用开水小火慢熬，鱼肉中的嘌呤就会逐渐溶解到汤里，整个汤呈现出乳白色，味道更鲜美。鲫鱼肉嫩味鲜，可做粥、做汤、做菜、做小吃等，有较强的滋补作用，也适合宝宝食用。

搭配宜忌

宜	鲫鱼+黑木耳	润肤抗老
	鲫鱼+西红柿	营养丰富
忌	鲫鱼+蜂蜜	易中毒
	鲫鱼+鸡肉	不利于营养吸收

营养成分表

营养素	含量（每100克）
蛋白质	17.1克
脂肪	2.7克
碳水化合物	3.8克
膳食纤维	—
维生素A	17微克
维生素C	—
维生素E	0.68毫克
烟酸	2.5毫克
钙	79毫克
铁	1.3毫克
锌	1.94毫克
磷	193毫克

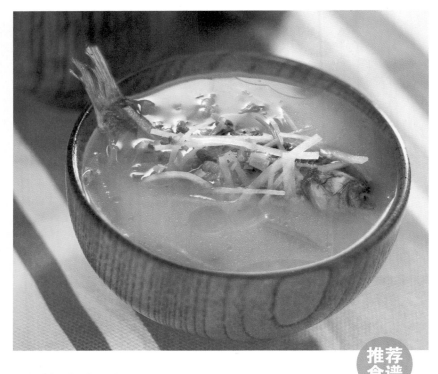

推荐食谱

白萝卜鲫鱼汤

原料： 鲫鱼300克，白萝卜、胡萝卜各50克

调料： 花生油、盐、葱各少许

做法：

❶ 将鲫鱼洗净；白萝卜、胡萝卜去皮切丝；葱洗净切成葱花。

❷ 花生油入锅，将鲫鱼放入锅中煎，双面煎出香味。

❸ 锅中加入适量水，放入白萝卜丝和胡萝卜丝，水开后小火炖煮1个小时，锅中汤汁为乳白色时，放盐调味，撒入葱花即可。

专家点评： 鲫鱼肉质细嫩、肉味甜美，营养价值很高，用它烹煮的汤不仅味香汤鲜，还有助于促进宝宝的身体发育和大脑发育。胡萝卜含有丰富的维生素和微量元素——锌，有助于增强机体的免疫功能，提高抗病能力。白萝卜中的芥子油能促进胃肠蠕动，从而增加食欲，帮助宝宝进行消化。

烹饪常识： 以防万一宝宝喝鱼汤时会被鱼刺卡住，可以将鱼肉取出，经纱布过滤后再给宝宝喂食。

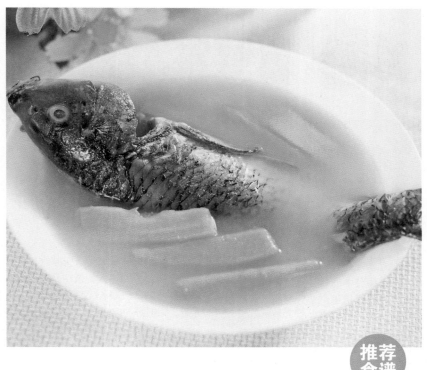

木瓜鲫鱼汤

原料： 木瓜300克，鲫鱼500克

调料： 姜2片，花生油少许

做法：

❶ 木瓜洗净，切块；鲫鱼洗净。

❷ 锅内加花生油烧热，入姜片，将鲫鱼煎至金黄色。

❸ 将适量清水放入瓦煲内，煮沸后加入木瓜和鲫鱼，大火煲滚后，改用小火煲1个小时即可。

专家点评： 鲫鱼具有清心润肺、健胃益脾的作用，鲫鱼是饮食中常见的佳肴，有很高的营养价值。鲫鱼还能补虚、利水消肿，还能治呕吐反胃，外用还有解毒消炎的作用。鲫鱼含动物蛋白和不饱和脂肪酸，常吃鲫鱼能使宝宝身强体壮。木瓜营养丰富、味道清甜、肉质软滑、多汁，木瓜中含有的胡萝卜素和维生素C有很强的抗氧化能力，能帮助机体修复组织，消除有毒物质，还可增强宝宝的免疫力。

烹饪常识： 一般鲫鱼以小鲫鱼为佳，炖熟即可，不宜太烂，否则会影响食物的味道。

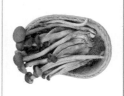

茶树菇
Cha Shu Gu

别名：茶新菇。

性味归经：性平，味甘，无毒。归脾、胃经。

适用量：每天50克为宜　　热量：1056千焦/100克（干茶树菇）

主要营养素

蛋白质、钙、铁

茶树菇富含蛋白质、钙和铁，可为人体提供多种必需氨基酸，有增强免疫力，促进宝宝骨骼和牙齿的发育，防止缺铁性贫血的作用。

食疗功效

茶树菇中的糖类化合物能增强免疫力，促进抗氧化成分形成。茶树菇含有人体必需的多种氨基酸，含量齐全，并且含有丰富的B族维生素和钾、钠、钙、镁、铁、锌等矿物质元素，能补充宝宝身体所需的大部分营养物质。茶树菇还具有滋阴壮阳、美容保健之功效，对小儿低热、尿床有较理想的辅助治疗功能，民间称之为"神菇"。

选购保存

以菇形基本完整、菌盖有弹性、无严重畸形、菌柄脆嫩者为佳。茶树菇需剪去根部及附着的杂质保存，也可速冻保鲜。

♥ 温馨提示

茶树菇有补肾滋阴、健脾胃、提高人体免疫力的功效。茶树菇对肾虚尿频、水肿、气喘，尤其小儿低热、尿床，有很好的疗效。

搭配宜忌

宜	茶树菇+猪骨	可增强免疫力
	茶树菇+鸡肉	可增强免疫力
忌	茶树菇+酒	容易中毒
	茶树菇+鹌鹑	会降低营养价值

营养成分表

营养素	含量（每100克）
蛋白质	14.4克
脂肪	2.6克
碳水化合物	56.1克
膳食纤维	15.4克
维生素C	–
维生素E	–
钙	26.2毫克
铁	42.3毫克
锌	8.38毫克
硒	7.24毫克

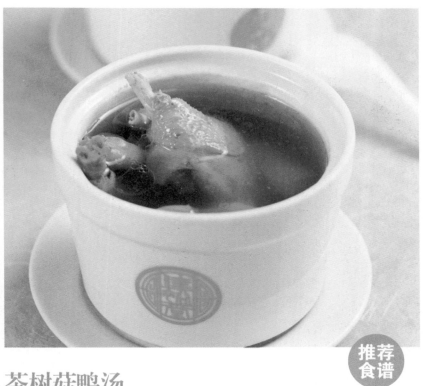

茶树菇鸭汤

原料： 鸭肉250克，茶树菇少许

调料： 盐适量

做法：

❶ 将鸭肉斩成块，清洗干净后焯水；茶树菇清洗干净。

❷ 将所有原料放入盅内蒸2个小时。

❸ 最后放入盐调味即可。

专家点评： 相比猪肉、牛肉等脂肪含量较多的红肉，鸭肉属于热量低一些、口感较清爽的白肉，特别适合宝宝在夏天食用。而汤中的另一道重要食材茶树菇是以富含氨基酸和多种营养成分出名的食用菌类；茶树菇还含有丰富的膳食纤维，能吸收汤中多余的油，使汤汁喝起来清爽不油腻。这道汤成品口感清爽甜美，鸭肉鲜嫩，茶树菇吃起来也爽脆可口，非常适合宝宝用来滋补身体。

烹饪常识： 鸭肉焯水时一定要焯透，而且要将鸭块上的血水全部去掉，否则会影响汤的颜色。如果用干茶树菇，泡发清洗时一定要细心地多漂洗几遍，以免茶树菇中带沙，影响口感。

397

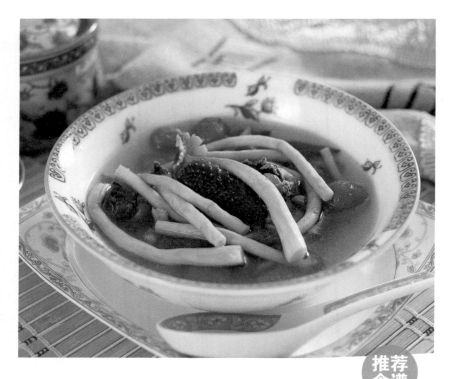

推荐
食谱

茶树菇红枣乌鸡汤

原料： 乌鸡半只，茶树菇150克，红枣10颗

调料： 姜2片，盐适量

做法：

❶ 乌鸡清洗干净，放入开水中汆烫3分钟捞出，切块备用。

❷ 茶树菇浸泡10分钟，清洗干净；红枣清洗干净，去核。

❸ 将以上所有材料放入煲中，倒入2000毫升水煮开，用中火煲2个小时，再加盐调味即可。

专家点评： 茶树菇红枣煲乌鸡汤是一道宝宝健康营养美食。乌鸡补益肝肾，滋阴补血，清热补虚。茶树菇的氨基酸、微量元素含量较多，能够益气和胃，消除水肿。这道汤可以增强宝宝的免疫力，促进宝宝的脑发育，还能起到防治缺铁性贫血的作用。

烹饪常识： 乌鸡事先汆烫一下是为了去除血沫，让汤质更清澈；或者放入砂锅里直接用冷水炖也行，等煮开了用勺子也能撇去血沫。鸡汤一定要事先加好足量的水，中途加水口味会大打折扣。

宝宝 禁 吃的食物

爸爸妈妈在给宝宝准备食物时，应尽量避免对宝宝身体、智力发育产生不良影响的食物。具体有哪些食物，爸爸妈妈快来了解一下吧。

罐头

忌吃关键词：
防腐剂、色素、香精、甜味剂

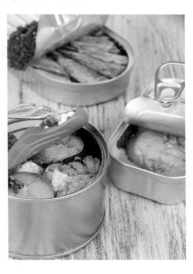

不宜食用罐头的原因

在制作罐头时，为了防止腐烂，会加入很多盐类和防腐剂，这些物质对宝宝的身体健康有很大的危害，不仅会加大宝宝肾脏器官的负担，还会影响宝宝的智力发育。水果罐头为了增加口感，添加了大量的糖。这些糖被人体摄入后，可在短时间内导致血糖大幅度升高，加重胰腺的负担。由于人体无法立即消耗这些能量，会造成宝宝营养过剩，出现肥胖症等。

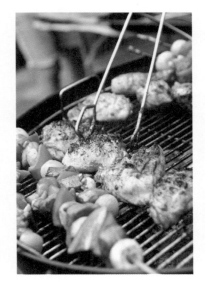

烧烤

忌吃关键词：
致癌物质

不宜食用烧烤的原因

在烧烤过程中，食物中的核糖与大多数氨基酸在加热时会产生一种基因突变物质。烧烤食物时，炭火、木料等燃料也会产生致癌作用较强的一种物质，这种物质进入人体内不仅易引起胃癌，还会诱发肺癌、白血病等。婴幼儿正处于生长发育的旺盛阶段，肝脏的解毒功能比较弱，吃烧烤更容易诱发多种疾病。所以，3岁以前的宝宝最好禁吃烧烤，10岁以下的宝宝也不宜多食。

人参

忌吃关键词：
人参素、人参皂苷、
性早熟

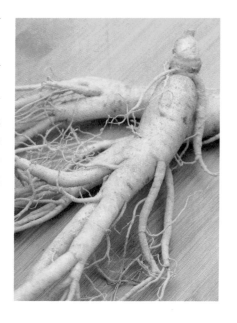

不宜食用人参的原因

人参中含有的人参素、人参皂苷有兴奋神经的作用，宝宝服用后容易出现兴奋、烦躁、睡眠不安等症状，从而影响大脑的发育。宝宝如果服用人参，会引起性发育紊乱，导致性早熟，会严重影响婴幼儿的身心健康。如果服用人参过量，还会引起大脑皮层神经中枢的麻痹，使心脏收缩力减弱，血压和血糖降低，甚至威胁宝宝的生命。因此，如非病情需要，不建议任何年龄段的儿童或青少年食用人参。

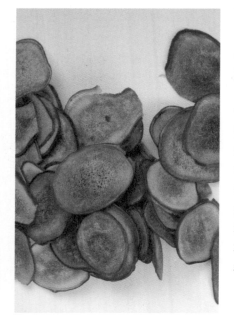

鹿茸

忌吃关键词：
雄性激素、卵泡激
素、性早熟

不宜食用鹿茸的原因

鹿茸中含有雄性激素和卵泡激素等性激素，宝宝如果服用，会促进宝宝的性发育，造成机体内分泌功能紊乱，出现性早熟、免疫力下降、智力下降等症状。其次，鹿茸具有刺激神经系统的作用，孩子如果服用过多，很容易出现极度兴奋、烦躁失眠，甚至精神错乱的症状。最后，鹿茸属温热性壮阳药，本身不适合小儿服用，有些孩子服用后，还容易出现呼吸困难、荨麻疹等过敏反应。

蜜饯

忌吃关键词：
亚硝酸盐、香精

不宜食用蜜饯的原因

　　蜜饯类食品在加工制作过程中会产生亚硝酸盐，此类物质是一种强氧化剂，可使人体血液中的血红蛋白氧化，失去运氧功能，致使组织缺氧。蜜饯类食品在腌制前就会添加防腐剂、着色等，这些物质大都是人工合成的化学物质，对身体有一定的损害，再加上宝宝的排毒系统尚未发育完善，无法将其排出体外，因此，对宝宝的伤害会更大，甚至会留下隐性的诱发病因。宝宝在3岁以前，应禁食蜜饯，10岁以内也应少食或不食蜜饯类食品。

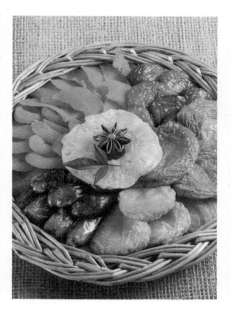

膨化食品

忌吃关键词：
铅、色素

不宜食用薯片、薯条的原因

　　膨化食品是通过金属管道进行加工的，金属管道里面通常会含有铅和锡的合金，在高温的情况下，这些铅容易汽化，汽化后就会污染膨化食品。这些铅被吸收进人体后，很难被排出，它会损害人体的神经系统、造血系统、血管和消化系统。很多膨化食品中都添加了大量的人造原料、人工色素，这些色素会对儿童的生长发育造成危害。

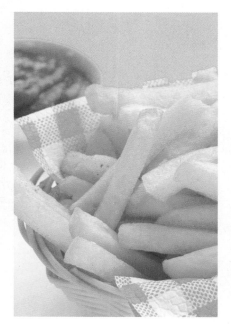

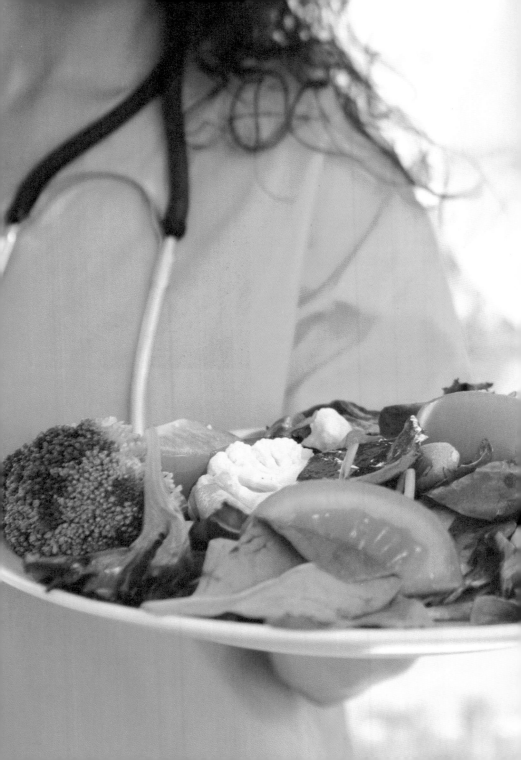

第七章

婴幼儿
常见疾病的饮食调养

宝宝的健康出现问题，是父母都担心的事情。
为了让宝宝健康成长，很多父母会选择药物调理的方式，
让宝宝直接而迅速地恢复健康。
那么，
药物调理是解决宝宝健康问题的主要措施和治本方法吗？
回答当然是否定的，任何药物都会有一定的副作用！
最好且治本的方法应该从宝宝的饮食着手，
在日常饮食中调补营养，
让宝宝在温和的食物调补中拥有健康的身体。

感冒

症状说明

小儿感冒是指小儿喉部以上，上呼吸道鼻咽部的急性感染，多以病毒为主，主要症状有：鼻塞、流鼻涕、咳嗽、咽喉疼痛、发热、疲倦等。此病全年均可发生，幼儿期发病最多，学龄儿童逐渐减少，潜伏期一般为2~3天，可持续7~8天。

保健提示

感冒时最好吃易消化、营养高的食物，如富含蛋白质的豆腐、鱼、肉、鸡蛋、乳制品等。可多吃营养丰富的黄绿色蔬菜。预防小儿感冒最好多吃柑橘类或柿子、苹果等富含维生素C的水果。宝宝感冒后食欲会下降，做温和又容易吞咽的食物，宝宝就会有食欲。

○ **宜** 豆腐、鱼肉、鸡肉、鸡蛋、橘子、柿子、苹果、南瓜、猪瘦肉、乳制品

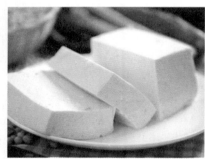
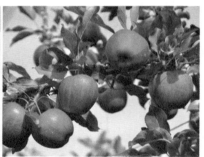

✕ **忌** 冬瓜、梨、西瓜、糖类、樱桃、桑葚、瓜子、人参、巧克力

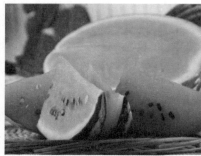
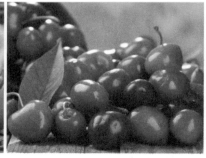

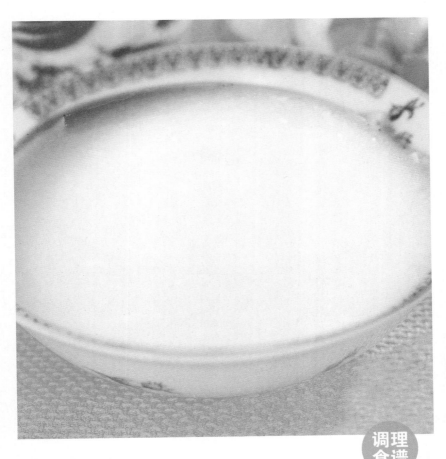

调理食谱

橘子稀粥

原料：粳米10克，新鲜橘子30克

做法：

1 橘子剥皮，取2瓣捣碎榨汁，稍微加热，备用；粳米洗净后，入锅，加80毫升温水熬煮。

2 粥熬煮好后，将橘子汁用纱布过滤后倒入粥中，搅拌均匀后，即可喂宝宝食用。

温馨提示：可将橘子汁和温水以1∶2的比例搅匀后喂食宝宝。

健康指南：橘子富含维生素C，能提高宝宝身体的免疫力，促进新陈代谢，预防体温下降。粳米含有丰富的营养，如淀粉、蛋白质、微量元素、维生素B_1等，能补充宝宝身体所需的多种营养，增强宝宝的体质。

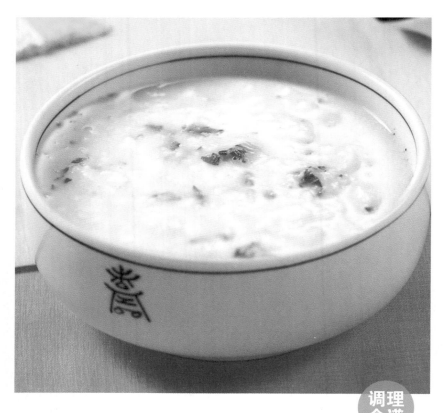

调理食谱

鳕鱼鸡蛋粥

原料：粳米15克，鳕鱼肉30克，土豆20克，上海青10克，鸡蛋黄1个

调料：奶油50克，鲜高汤100毫升

做法：

❶ 粳米洗净，加水浸泡后磨成米浆；土豆洗净，去皮，剁碎；鳕鱼洗净，蒸熟后剁碎；上海青洗净，焯水，剁碎。

❷ 在煎锅里放奶油，化开后先炒鳕鱼肉、土豆、上海青，再倒入米浆和鲜高汤小火熬煮，最后将蛋黄打散放进去煮熟即可。

温馨提示：粳米浸泡的时间一定要长，这样磨出来的米浆的口感才会更细腻；土豆剁碎后，用水浸泡可以除去涩味。

健康指南：添加多种材料制作而成的鳕鱼粥对因感冒引起的消化不良有很好的食疗功效，因为此粥中含有维生素A、维生素D等营养元素。

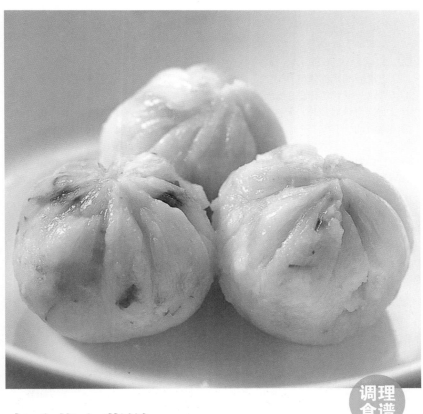

调理食谱

南瓜花生蒸饼

原料： 米粉40克，南瓜30克，葡萄干10克

调料： 花生粉、核桃粉各1/2小匙，配方奶100毫升

做法：

❶ 南瓜去皮、籽，洗净，蒸熟，碾成泥状；葡萄干洗净，泡开后剁碎。

❷ 在米粉里加入南瓜泥、葡萄干、配方奶，再加入花生粉和核桃粉，搅拌成面糊状。

❸ 将搅拌好的面粉糊揉捏成一个个的小圆形，放入蒸笼里蒸熟即可。

温馨提示： 蒸熟的南瓜很软，放入碗中，用汤勺轻轻按压就可碾成泥状。

健康指南： 南瓜中含有丰富的维生素，能增强宝宝的身体免疫力，有利于预防感冒。花生粉、核桃粉等材料中含有丰富的B族维生素、维生素E，能促进宝宝的生长发育。加入葡萄干，能改善蒸饼的口味，增强宝宝的食欲。

发热

症状说明

正常婴幼儿的基础体温为36.9～37.5℃。一般当体温超过基础体温1℃以上时，可认为发热。其中，低热是指体温波动于38℃左右，高热时体温在39℃以上。连续发热2个星期以上称为长期发热。上述基础体温指的是直肠温度，即从肛门测得的体温。

保健提示

发热容易引起体内水分流失，所以补充水分尤为重要。发热容易消耗蛋白质、维生素等物质。发热时人的消化能力也会降低，所以最好是用营养丰富、容易消化、温和的材料来做副食品。如用豆腐、鸡蛋、香蕉、南瓜等做成粥或布丁、蒸糕等，宝宝肯定很喜欢。

○ 宜　西瓜、绿豆、南瓜、哈密瓜、豆腐、青菜、苹果、梨

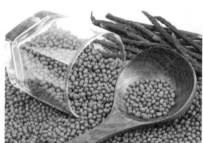
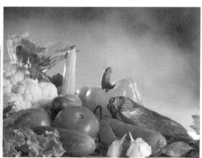

× 忌　面包、肥肉、糖、巧克力、蛋糕、胡椒、辣椒

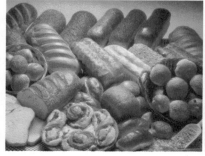
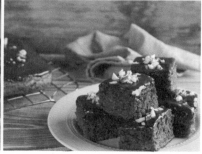

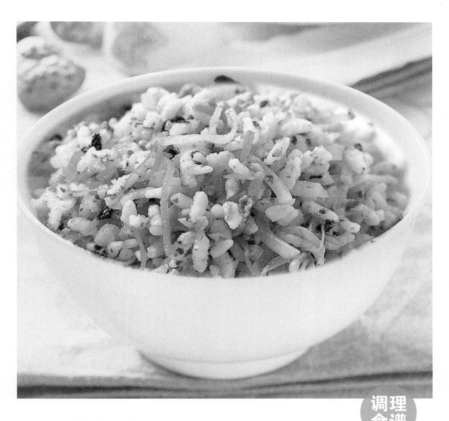

调理食谱

牡蛎萝卜饭

原料： 米饭50克，牡蛎、白萝卜各20克，胡萝卜、豆芽各10克，水3大杯

调料： 海苔粉1/2小匙，柠檬汁1小匙，香油1/2小匙，葱花、芝麻盐各适量

做法：

❶ 将牡蛎放进盐水里洗净，沥干，切片；白萝卜、胡萝卜去皮，洗净，切丝；豆芽洗净氽烫后切段。

❷ 白萝卜、胡萝卜用香油煸炒，加水、牡蛎、豆芽、葱花，加米饭拌匀，撒上柠檬汁、芝麻盐、海苔粉等。

温馨提示： 牡蛎是酸性食品，撒一点碱性的柠檬汁中和一下，对宝宝的身体更好。

健康指南： 用各种材料制作的牡蛎萝卜营养饭，味道鲜美，营养丰富，能改善宝宝因发热引起的食欲不振，还能补充宝宝身体所需的多种营养。

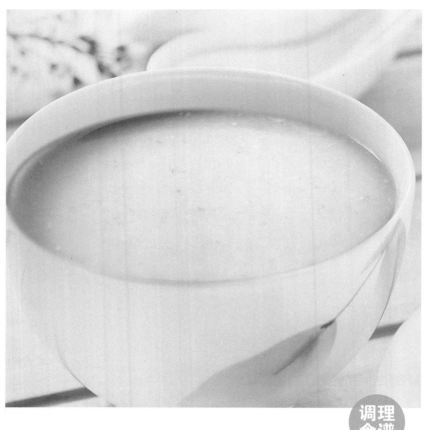

调理食谱

哈密瓜南瓜稀粥

原料：粳米15克，哈密瓜10克，南瓜5克

做法：

❶ 粳米洗净，加水浸泡；南瓜洗净，磨成糊状；哈密瓜去皮、籽，洗净，磨成糊状。

❷ 将粳米磨碎，加水熬煮成粥，将南瓜倒进米粥里煮一会儿，再放进哈密瓜煮沸即可。

温馨提示：太硬的哈密瓜口感不佳，买的时候最好按一按顶部，要挑软的。

健康指南：此粥中富含淀粉、蛋白质、脂肪、多种维生素、钙、铁、磷等多种营养物质，营养丰富，能够滋补身体，增长力气。发热的宝宝身体虚弱，消化、吸收能力较差，口感绵软的粥最符合宝宝的需求。

410

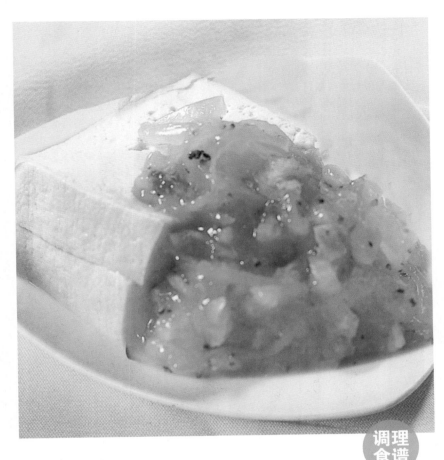

调理
食谱

白菜豆腐

原料： 豆腐60克，胡萝卜、白菜各10克

调料： 水淀粉1大匙，高汤1/4杯，花生油少许

做法：

❶ 豆腐洗净，用热水氽烫一下，切成片；胡萝卜去皮洗净，切成细丝；白菜洗净，氽烫一下，剁碎。

❷ 起油锅，煸炒豆腐、胡萝卜、白菜，

再倒进高汤，最后用水淀粉勾芡即可。

健康指南： 发热会使宝宝没有胃口，消化功能也会下降。这时候给宝宝吃豆腐最合适不过了，豆腐柔软可口，营养丰富，对宝宝的牙齿、骨骼的生长发育极为有益，而且口感柔软，易被人体消化吸收。

腹泻

症状说明

腹泻患儿大多数是2岁以下的宝宝，6～11个月的婴儿尤为高发。小儿腹泻以夏秋季节最为多见。夏季腹泻通常是由细菌感染所致，多为黏液便；秋季腹泻多由轮状病毒引起，以稀水样便多见，无腥臭味。腹泻起病可缓可急，需要对症而治。

保健提示

腹泻一般是宝宝生病时出现的症状，如果除了腹泻外无其他症状，就不用太担心。腹泻时会消耗大量水分，可用大麦茶等来补充，防止脱水。一边给宝宝喂粥观察情况，一边给宝宝吃苹果或香蕉等有助于排便的食物。也可用纤维含量少的蔬菜、豆腐、海鱼等食材做成食物喂宝宝。

○ 宜　胡萝卜、南瓜、豆腐、小米、粳米、糯米、山楂、山药、牛肉

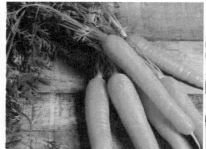
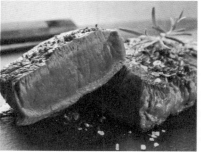

✕ 忌　菠萝、柚子、柠檬、西瓜、橘子、梨、菠菜、竹笋、茭白、辣椒、豆芽、粉丝

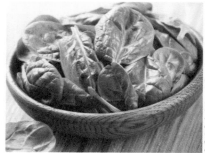
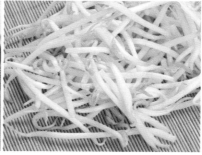

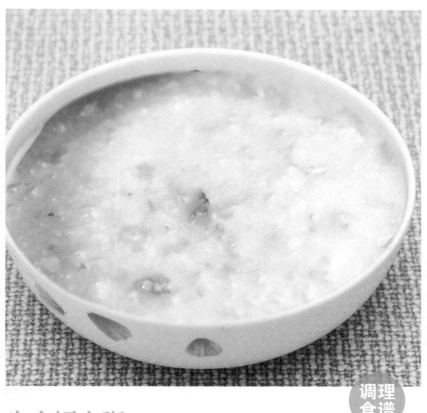

调理
食谱

牛肉糯米粥

原料：粳米15克，糯米、核桃粉各5克，牛肉20克，南瓜10克

调料：香油少许，高汤80毫升

做法：

❶ 粳米、糯米洗净，加水浸泡；牛肉洗净，剁碎；南瓜去皮洗净，剁碎。

❷ 将粳米和糯米磨碎；剁碎的牛肉煮熟后，再剁细一点。

❸ 将高汤倒进磨碎的粳米和糯米里熬成粥，加入牛肉和南瓜，再放核桃粉，最后淋点香油搅匀。

温馨提示：将胡萝卜、黄瓜、南瓜、西红柿等洗净去皮后煮熟给宝宝食用，对宝宝也很有益。

健康指南：糯米粥比起普通粳米粥，更有助于舒缓腹泻症状。牛肉是宝宝成长发育重要的营养来源，有和胃、补血、强筋壮骨的作用。

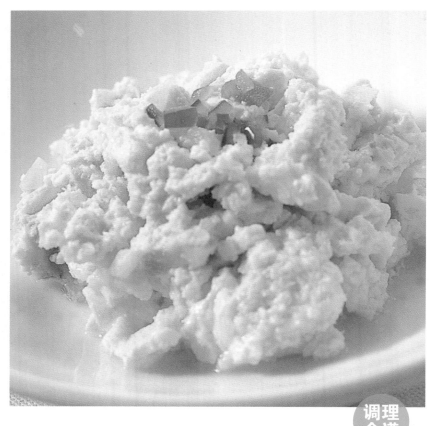

调理食谱

鱼肉蒸豆腐

原料: 鸡蛋黄1个,白肉鲜鱼、豆腐各20克

调料: 海带汤50毫升

做法:

❶ 白肉鲜鱼洗净,蒸好后,去除鱼刺,磨碎;豆腐洗净,氽烫一下,切成小丁。

❷ 蛋黄打散后用筛子筛,放海带汤、鱼肉、豆腐拌匀,最后放入蒸笼里蒸熟即可。

温馨提示: 清洗鲜鱼时,要用高浓度的盐水洗,去除鱼刺、内脏和鱼鳃,最好将血水清干净。用醋水洗一遍,肉质会变硬,腥味也能消除。

健康指南: 豆腐营养丰富,能帮助宝宝强健身体,提高身体免疫力。熬煮的海带汤内富含蛋白质、脂肪等多种营养元素,对宝宝身体十分有益。

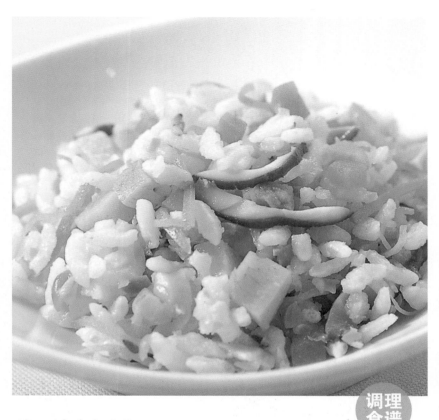

调理食谱

豌豆糯米饭

原料： 粳米、糯米、豌豆各15克，板栗20克，香菇、胡萝卜各10克

调料： 高汤50毫升

做法：

❶ 粳米、糯米洗净，加水浸泡；豌豆洗净，煮好后去皮，磨碎；板栗去皮洗净，切成小丁；香菇取用伞部，洗净剁碎；胡萝卜去皮，洗净切成丝，汆烫一下。

❷ 在粳米和糯米里加水，放进豌豆和板栗煮成饭。

❸ 香菇、胡萝卜用油煸炒后，再和做好的饭一起倒入高汤里煮。

温馨提示： 板栗皮较难剥，可先用刀开小口，再放入沸水中烧煮5～10分钟，即可轻松剥除。

健康指南： 板栗含有B族维生素、维生素C、钙、铁等营养物质。香菇有"植物皇后"的美誉，含有一种特有的香味，有开胃、舒缓的作用。

415

便秘

症状说明

宝宝常见的便秘表现有：大便干硬、排便哭闹、排便周期延长（3～5天）、粪便污染内裤等症状。这类便秘大多发生在1～5岁的婴幼儿。多数患儿曾有过正常排便习惯，常常因为环境改变，饮食习惯改变或父母不和等精神压抑而诱发。

保健提示

便秘主要是由身体内缺少纤维、水分、脂肪等或运动量不足引起的。只要多喝水，多吃纤维素含量丰富的红薯、南瓜、豆类、海藻类等就可缓解。苹果、李子等纤维素也很丰富，一定要连果肉一起吃才有效。有时宝宝的心理压力也会导致便秘，所以最好不要让宝宝感到压力。

○ 宜

红薯、南瓜、菠菜、芥菜、青菜、香蕉、苹果、杏仁、核桃、粳米、小米、蛋黄

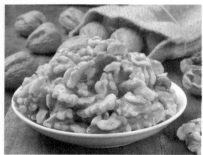 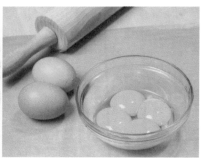

✕ 忌

辣椒、橘子、巧克力、花椒、胡椒、糖类、荔枝、红枣、人参

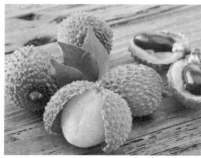 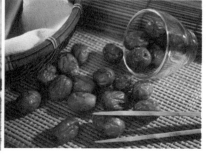

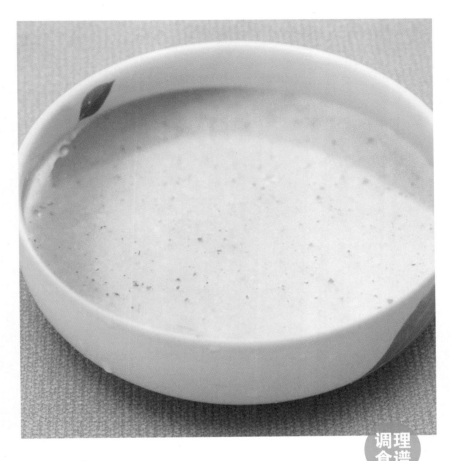

调理
食谱

乌塌菜梨稀粥

原料：粳米、乌塌菜、梨各10克

做法：

❶ 粳米洗净后，加水浸泡2个小时；乌塌菜洗净，焯烫一下，磨碎；梨去皮、籽，洗净，磨成泥。

❷ 粳米入锅，加适量水熬煮成粥。

❸ 粥里放入乌塌菜、梨，煮好后用筛子筛过。

温馨提示：乌塌菜焯水时，可在沸水中加点盐、油，这样焯出的菜油光发亮，外观很好。

健康指南：乌塌菜又称维生素菜，富含膳食纤维。梨含有丰富的水分。将乌塌菜和梨混合煮粥食用，营养更齐全，功效显著。

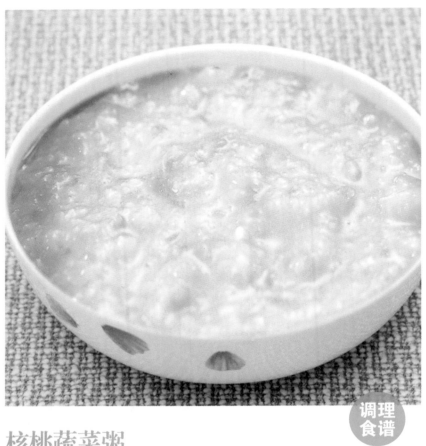

调理食谱

核桃蔬菜粥

原料： 泡好的粳米15克，豌豆、剁碎的胡萝卜各10克，核桃粉1小匙

调料： 香油1/2小匙，芝麻盐少许，高汤100毫升

做法：

❶ 粳米磨细；豌豆洗净，煮熟，去皮磨成粉。

❷ 将豌豆粉和胡萝卜放点香油、芝麻盐煸炒，加入高汤和磨好的粳米，煮熟后再将核桃粉放进去稍煮。

温馨提示： 核桃很容易酸化，因此，最好买整颗的核桃，然后去壳，再磨碎食用。

健康指南： 核桃富含脂肪，有改善便秘的功效。胡萝卜营养价值高，含有丰富的胡萝卜素，有益肝明目、增强免疫力的功效。

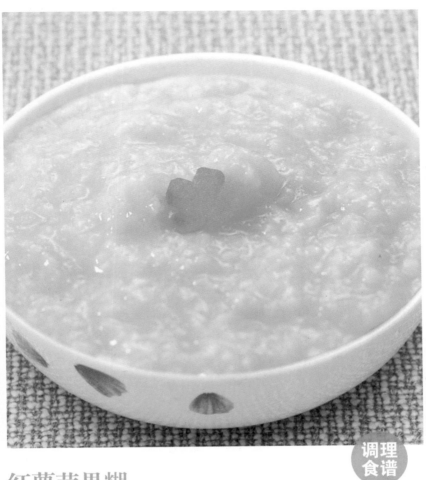

调理食谱

红薯苹果糊

原料：红薯70克，苹果50克

做法：

❶ 红薯去皮洗净，蒸熟，剁碎；苹果洗净，去皮、籽，磨成泥。

❷ 在锅里放红薯和水熬煮，煮熟起锅盛入碗中，再放入苹果泥搅拌均匀即可。

温馨提示：红薯蒸熟后，可以切成一口大小，在上面放苹果泥，让宝宝用叉子吃。

健康指南：红薯中含有丰富的膳食纤维，能加快消化道的蠕动，促进排便，清理消化道，减少因便秘而引起的人体自身中毒现象。

呕吐

症状说明

呕吐是小儿患病时最常见的症状之一。所谓呕吐指的是在各种因素刺激下，食管、胃或肠道出现逆蠕动，也就是与正常状态下自上而下的运动方向相反的蠕动；同时伴有腹部肌肉强烈的收缩，致使食管及胃中的食物经过鼻腔、口腔向外涌出。

保健提示

宝宝呕吐时，容易脱水。症状严重时不喂食较好，但不能一味地让宝宝挨饿，最好先补充流失的水分。蛋白质和脂肪不利于消化，应该避免给宝宝食用，用易消化的碳水化合物做粥最好。最好不要给宝宝喝牛奶、酸奶、起司等乳制品，而要改吃苹果、香蕉等。

○ 宜　土豆、南瓜、青菜、豌豆、包菜、胡萝卜、苹果、香蕉

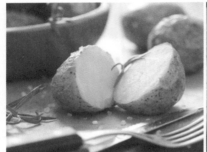
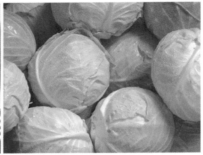

✕ 忌　辣椒、巧克力、胡椒、花椒、蜂蜜、糖类

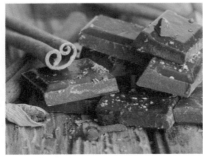
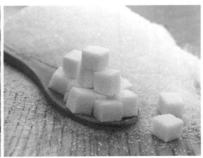

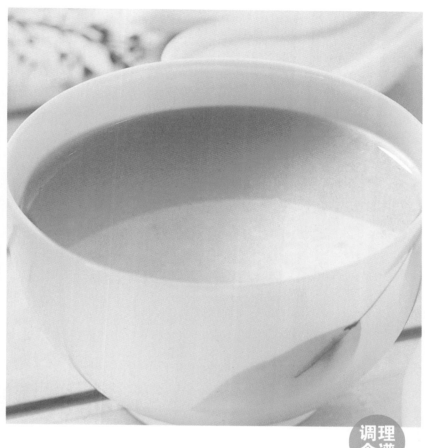

调理食谱

土豆南瓜稀粥

原料： 泡好的粳米、土豆各10克，南瓜5克

做法：

❶ 土豆去皮，洗净，磨碎；南瓜去皮、去籽，洗净，剁碎；粳米磨碎，加水熬成粥。

❷ 在米粥里放入土豆煮一会儿，再放入南瓜煮至熟即可。

温馨提示： 土豆和南瓜都比较温和，消化功能不好的宝宝也可以食用。

健康指南： 土豆含有的维生素C是苹果的10倍，还含有丰富的矿物质。宝宝呕吐时，不仅容易脱水，身体的维生素和矿物质也流失得比较多，很容易造成营养缺乏。给宝宝喂食一些土豆，能快速而全面地补充宝宝身体所需营养。

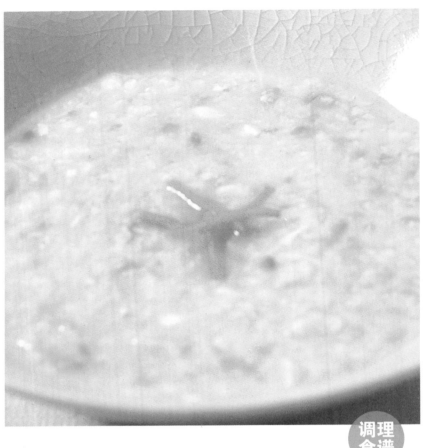

调理食谱

洋菇蔬菜粥

原料： 软米饭50克，包菜20克，洋菇、豌豆各10克

调料： 高汤100毫升

做法：

❶ 将洋菇去皮洗净，氽烫后剁碎；包菜洗净，切细；豌豆洗净煮熟，去皮，剁碎。

❷ 高汤里加入软米饭、豌豆，等到饭粒熟烂了再放洋菇，最后放包菜煮至熟。

温馨提示： 挑选洋菇时，最好选择表面带有一点点泥土，不要太光滑明亮的。

健康指南： 宝宝呕吐后，食用清淡又柔软的洋菇与包菜合煮的粥，能补充宝宝身体丢失的多种营养，还能增强宝宝的食欲，帮助机体内碳水化合物和脂肪的代谢。

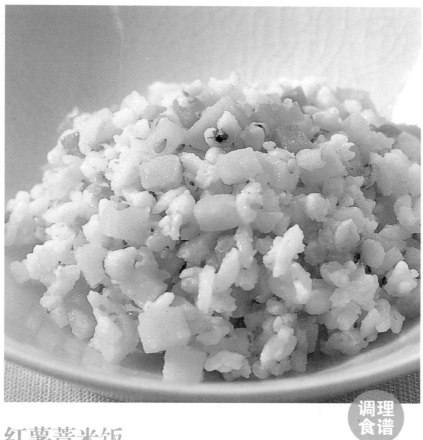

**调理
食谱**

红薯薏米饭

原料：泡好的粳米、红薯各30克，胡萝卜10克，薏米、洋葱各5克

调料：高汤60毫升

做法：

❶ 红薯去皮洗净，切成小丁；薏米洗净，磨碎；胡萝卜洗净，切碎。

❷ 将红薯、粳米、薏米加水煮成饭，胡萝卜、洋葱煸炒至熟。

❸ 将炒好的洋葱、胡萝卜放进饭里，再

倒入高汤用小火熬煮，待汤汁全被米饭吸收即可。

温馨提示：红薯缺乏蛋白质和脂质，和其他食物搭配食用，才能全面满足宝宝的营养需要。

健康指南：薏米营养丰富，可作为病中或病后体弱患儿的补益食品，能增强宝宝体质。

贫血

症状说明

贫血是小儿时期常见的一种症状或综合征，主要表现有：面色苍白，嘴唇、指甲颜色变淡，心率增大，食欲下降，恶心，腹胀，便秘，精神不振，注意力不集中，情绪易激动。年长患儿还会出现头痛、头晕、视物有黑点。

保健提示

宝宝出生6个月后，在母体内贮藏的铁质会被消耗掉。而母乳的消化吸收率虽然很高，但含铁量很低，因此，纯母乳喂养时间越长，儿童缺铁性贫血的可能性就越大。所以，宝宝6个月左右时，一定要添加辅食，因维生素C多的水果和蔬菜能促进铁吸收，与辅食一起吃效果更好。

○ 宜

胡萝卜、芹菜、海苔、海带、黄豆、芝麻、红豆、松子、蘑菇、牛肉、牛肝、牡蛎、蛋黄

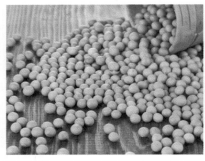
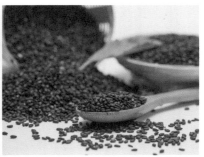

✕ 忌

茶叶、巧克力、冰淇淋、肥肉、蜂蜜、糖类、人参

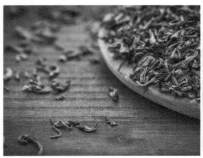
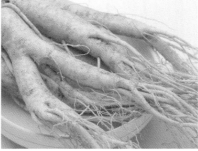

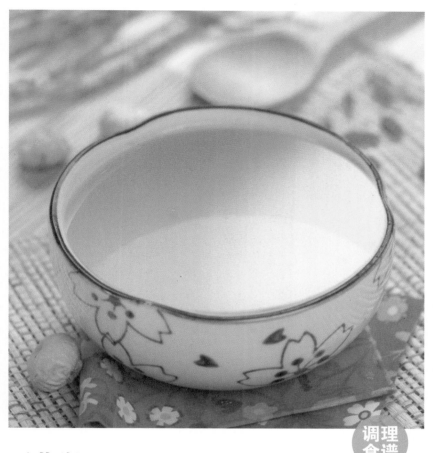

调理食谱

蛋黄粥

原料：粳米15克，鸡蛋1个，土豆30克

做法：

❶ 粳米洗净，加水浸泡后，磨碎；土豆去皮，洗净煮熟，捣碎；鸡蛋加水煮熟后，取蛋黄，将蛋黄捣碎后磨碎。

❷ 锅里放入粳米，加适量水熬煮成粥；待粥成后，再放入蛋黄、土豆泥拌匀即可。

温馨提示：如果宝宝年龄较大，粳米可以不用磨碎，直接熬至软烂即可。

健康指南：蛋黄中富含铁元素，可以补充铁，是宝宝摄取铁质、预防缺铁性贫血的一个重要来源。宝宝食用这道蛋黄粥，不仅可以补充身体所需的铁，还可以补充宝宝大脑发育中所需的其他营养素。

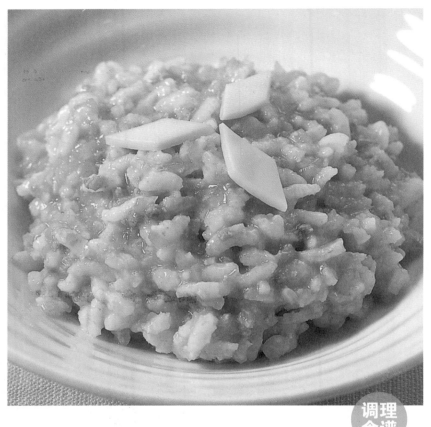

调理食谱

金针菇牛肉饭

原料: 软米饭50克,牛肉30克,金针菇、南瓜各10克,洋葱5克

调料: 香油1/2小匙,芝麻盐少许,牛骨汤1/4杯

做法:

1 牛肉洗净,剁碎后放入香油、芝麻盐搅拌;金针菇去除根部,洗净剁碎;南瓜、洋葱也洗净剁碎。

2 在牛骨汤里加入上述备好的食材煮一会儿,最后放入软米饭煮烂即可。

温馨提示: 牛骨汤营养丰富,还可以用它煮面给宝宝食用。

健康指南: 用牛骨熬制的骨头汤中不仅含有丰富的钙,还有宝宝身体所需的蛋白质、脂肪、铁、磷等多种营养成分。用营养丰富的骨头汤煮饭,味道鲜美,可以为正在快速发育的宝宝补充钙和铁,预防佝偻病和缺铁性贫血。

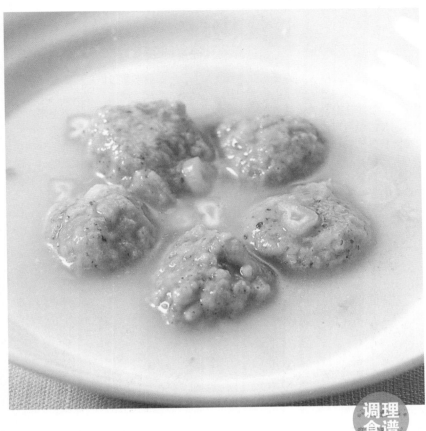

调理
食谱

牛肝丸子汤

原料： 牛肝30克，剁碎的胡萝卜、剁碎的洋葱各10克，吐司1/4片，鸡蛋黄1/3个，面粉少许

调料： 葱花适量，高汤1/4杯

做法：

❶ 将牛肝洗净，捞出煮熟后剁碎；吐司切碎；鸡蛋黄打散。

❷ 将牛肝、胡萝卜、洋葱、吐司一起捏成丸子，裹上面粉和鸡蛋黄。

❸ 高汤煮沸后，放入丸子煮至熟，最后加入葱花即可。

温馨提示： 牛肝在制作前，要先在水龙头下用水冲洗5～10分钟，然后再放入盐水中浸泡15分钟左右。

健康指南： 鸡蛋黄含铁丰富，可以补充身体所需的铁剂，是宝宝摄取铁质，预防缺铁性贫血的一个重要食物来源。

427

食物过敏

症状说明

　　小儿食物过敏也称为食物变态反应或消化系统变态反应、过敏性胃肠炎等，是由于某种食物或食品添加剂等引起的免疫反应，而导致消化系统或全身性的变态反应。此病的患病率为6%～8%，而牛乳是最常见的过敏食物，占其中的3.0%～7.5%，以1岁以内的婴儿多见。

保健提示

　　一般易引起过敏反应的食物有：牛奶、鸡蛋、面粉、黄豆、鸡肉、玉米、奇异果、菠萝等，尤其是蛋白质食品。不易引起过敏反应的食物有：粳米、胡萝卜、红薯、菠菜、梨等。此外，喂母乳时，宝宝会受到母亲饮食的影响，也可能会过敏。

○ 宜　粳米、胡萝卜、南瓜、土豆、红薯、菠菜、梨、苹果

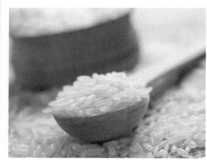
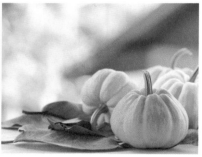

× 忌　韭菜、香菜、洋葱、柿子、辣椒、胡椒、芥末、姜、葱、蒜、蟹、虾、海贝、鱿鱼

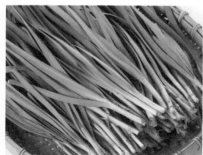
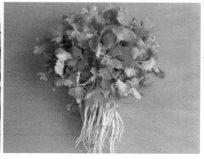

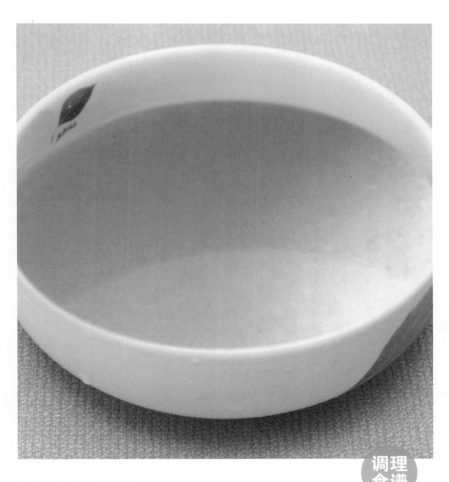

调理食谱

胡萝卜稀粥

原料： 粳米20克，胡萝卜20克

做法：

❶ 粳米洗净，加水浸泡，备用；胡萝卜去皮洗净，剁碎，用纱布过滤。

❷ 粳米入锅，加适量水熬成粥，然后放入胡萝卜，待胡萝卜软烂即可。

温馨提示： 待宝宝稍大，消化能力逐渐健全后，再制作此粥时，可直接用粳米熬煮，胡萝卜切小块即可。

健康指南： 胡萝卜营养丰富，是宝宝生长发育不可或缺的营养食物之一。另外，适当多食用胡萝卜，还能增强宝宝的免疫功能。

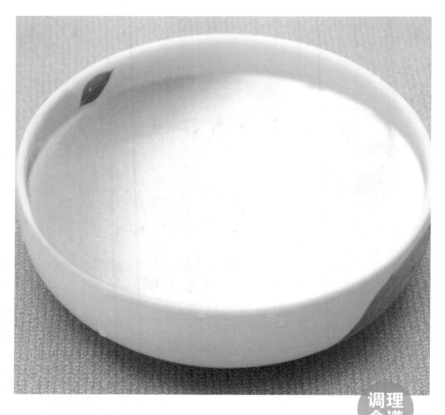

调理食谱

花菜汤

原料: 花菜50克

调料: 淀粉少许,骨头汤1碗

做法:

❶ 淀粉入碗,加入少许水,搅拌后待用;花菜剖开,洗净。

❷ 水入锅,烧开后加入搅拌好的水淀粉,将洗净的花菜入锅汆烫,以去除苦味,稍后放入冷水清洗一下,最后沥水剁碎。

❸ 骨头汤去油入锅,用小火煮开;煮开后将碎花菜放入汤中,至花菜软烂即可。

温馨提示: 9个月以上的宝宝,花菜可以切成小块食用,以锻炼宝宝的咀嚼能力。花菜的花开后,容易失去味道和营养,不宜食用。没煮完的花菜,最好用热水汆烫后保存。花菜汆烫时放一点醋可以保持颜色。

健康指南: 用骨头汤煮食的蔬菜,味道更美味,很多宝宝都会喜欢吃。

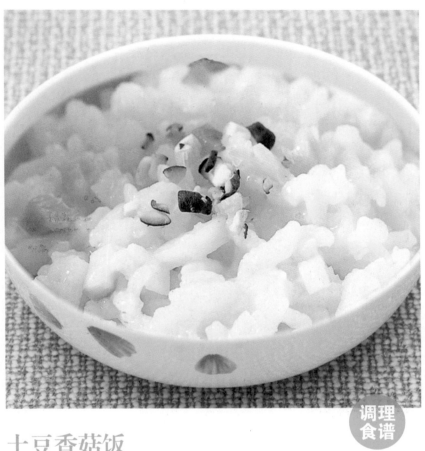

调理食谱

土豆香菇饭

原料： 软米饭40克，土豆、香菇、金枪鱼肉各20克

调料： 花生油少许，海带汤100克

做法：

❶ 土豆去皮洗净，切成小丁；香菇洗净，氽烫一下，切成与土豆同样大小；金枪鱼洗净，切成块。

❷ 加花生油起油锅，煸炒土豆、金枪鱼，然后放入香菇。

❸ 再放海带汤和软米饭熬煮至收汁，最后淋入香油即可。

温馨提示： 香菇含有的蛋白质分解素有利于消化，且其所含的维生素K能迅速止血。

健康指南： 金枪鱼含有丰富的铁和维生素B₁₂，且易被人体吸收，经常食用，能补充铁元素，预防缺铁性贫血。

流涎

症状说明

流涎亦称小儿流涎，是幼儿最常见的疾病之一，多见于1岁左右的幼儿，常发生于断奶前后，是一种以流口水较多为特征的病症。小儿流涎的病因较多，一般分为生理性和病理性两种。如果宝宝超过7个月后还是流涎，应考虑去医院就诊，确定病因。

保健提示

一般情况下，小儿流涎持续的时间较长，最长的可达半年以上，如果父母调理得当，通常1个月内即可治愈。脾胃积热证的宝宝可食用清热泻火、养胃利脾的食物，如绿豆汤、丝瓜汤、芦根汁等；脾胃虚寒证的宝宝可以食用温和健脾的食物，如虾、海参、花生、核桃等。

○ 宜 粳米、小米、胡萝卜、南瓜、西红柿、香菇、扁豆、芋头、苹果、梨、西瓜、鲫鱼、鳝鱼、带鱼

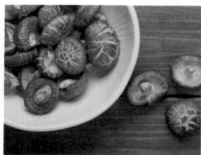
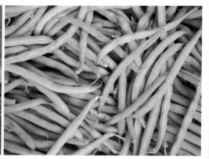

✕ 忌 辣椒、洋葱、姜、蒜、胡椒、花椒、芥末、酸梅、蟹、鲜贝

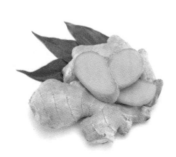
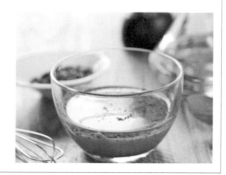

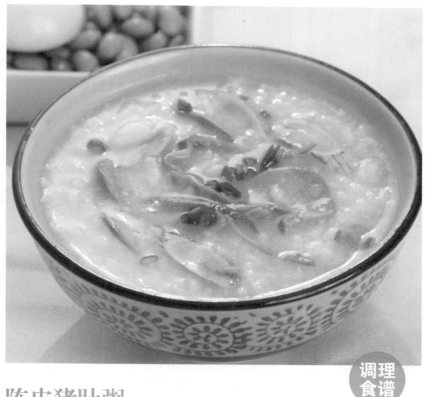

调理食谱

陈皮猪肚粥

原料： 陈皮10克，猪肚、粳米各60克，黄芪15克

调料： 盐少许，葱花适量

做法：

❶ 猪肚洗净后，切成长条状；粳米洗净，加水浸泡；黄芪、陈皮洗净，切碎。

❷ 水入锅，将浸泡好的粳米放入锅中熬煮。

❸ 水烧开后，将切好的猪肚、陈皮、黄芪倒入锅中，转中火熬煮。

❹ 待米粒软烂，小火熬煮至粥浓稠时，加少许盐调味，撒上葱花即可。

温馨提示： 新鲜猪肚呈黄白色，黏液多，带有内脏器官特有的腥臊味。在清洗的时候，可以将猪肚用少许食用碱反复搓洗，再放入沸水锅内汆烫。

健康指南： 猪肚有补虚损、健脾胃的功效；陈皮可促进消化液的分泌；黄芪具有很强的杀菌能力，三者一起煮粥对宝宝流涎有很好的改善作用。

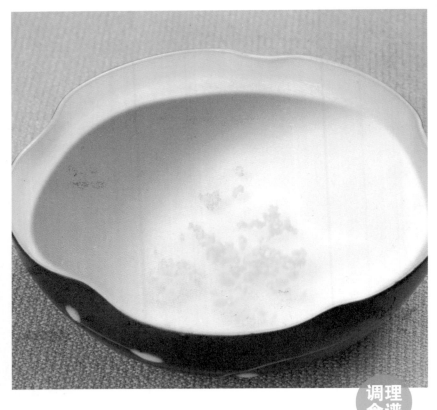

调理食谱

土豆起司羹

原料： 土豆泥40克，剁碎的洋菇、花菜各10克，原味起司1/2片

调料： 奶油1/2小匙，配方奶、高汤各1/4杯

做法：

❶ 花菜只取花的部分，洗净，余烫一下，剁碎。

❷ 用奶油煸炒土豆、洋菇、花菜，加高汤煮熟。

❸ 待汤凉后，倒入搅拌机，搅碎，再加上配方奶，最后放入起司。

温馨提示： 起司、花菜、土豆，放在一起是很有营养的副食品。

健康指南： 土豆营养丰富，和配方奶、高汤一起食用，基本能满足宝宝身体所需的营养成分。花菜含多种矿物质以及人体所需的氨基酸、维生素，与土豆、洋菇搭配食用，会使这道菜的营养更加丰富。

单纯性肥胖

症状说明

单纯性肥胖是独立于继发性肥胖之外的一种特殊疾病。本病多发于婴儿期、学龄期，发病儿童皮下脂肪分布均匀，外表肥胖高大，体重超过同龄儿，且身高、骨骼都在同龄儿的高限；面颊、肩部、胸腹脂肪积累尤为显著，大腿、上臂粗壮而肢端细。

保健提示

预防宝宝单纯性肥胖最好的方法就是从宝宝出生起就实行母乳喂养，到4个月之后再合理添加辅食。1岁以内的胖宝宝，30%长大后体重会超过标准体重。两三岁的宝宝可能会因为食谱搭配不合理而导致体重骤增，因此我们提倡科学合理地安排膳食，以减少肥胖儿的发生。

〇 宜　芹菜、笋、萝卜、青菜、豆腐、苹果、瘦肉、鱼肉、鸡蛋

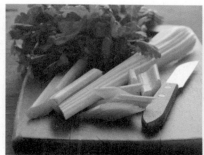
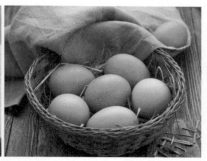

✕ 忌　肥肉、油炸食物、巧克力、蛋糕、冰激凌

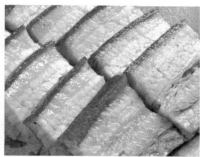
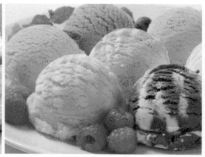

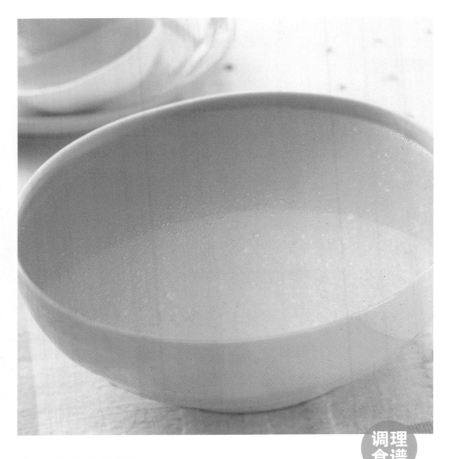

调理食谱

白萝卜清汤

原料： 牛肉、白萝卜各30克，洋葱10克

调料： 高汤2杯

做法：

❶ 牛肉洗净，切小块，余去血水后，剁碎；白萝卜、洋葱去皮洗净，剁碎。

❷ 锅里放入牛肉、高汤煮一会儿，再放进白萝卜、洋葱。

❸ 充分煮熟后用筛子筛过，留汤即可。

温馨提示： 新鲜的白萝卜，色泽嫩白，掂起来比较重，捏起来表面比较硬实，根须是直的。如果白萝卜根须部杂乱，分岔多，那么就有可能是糠心白萝卜。

健康指南： 白萝卜含有胆碱物质，能促进脂肪类物质更好地进行新陈代谢，防止其在皮下堆积，对单纯性肥胖的宝宝有很好的减肥效果。

436

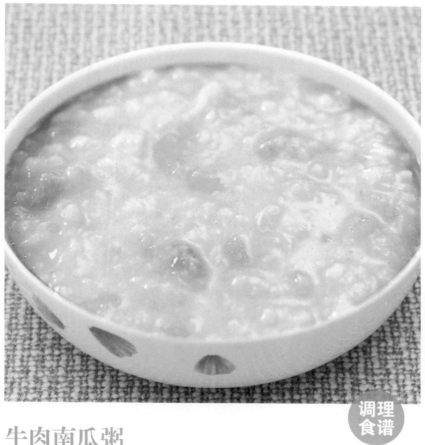

调理食谱

牛肉南瓜粥

原料：粳米20克，南瓜30克，牛肉10克

调料：高汤120毫升

做法：

❶ 牛肉洗净后，切小块，余去血水后，剁碎；粳米洗净后，加水浸泡；南瓜去皮、去籽，洗净蒸熟，剁碎。

❷ 浸泡过的粳米磨碎；碎牛肉蒸熟后，再剁碎。

❸ 在磨好的粳米里加入高汤熬成粥后，放入牛肉，最后放入南瓜煮熟。

温馨提示：清洗牛肉时，先将牛肉放冷水里浸一会儿，待血水渗出来，再用盐水清洗一下放入冷水锅里，大火烧开后，去掉血沫。

健康指南：牛肉是优良的高蛋白食品，最重要的是，牛肉大部分是瘦肉，属于低热量食物，对于单纯性肥胖的宝宝来说，吃牛肉是最适宜不过了。

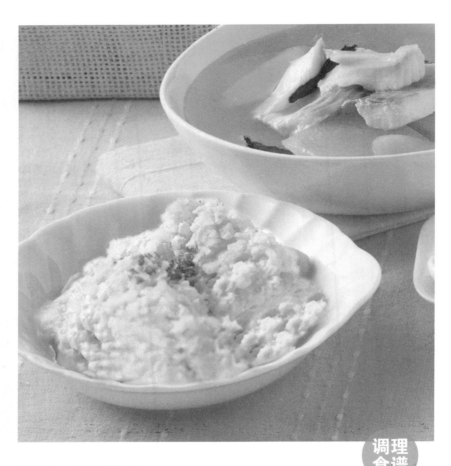

调理
食谱

虾仁鸡蛋糕

原料： 鸡蛋黄1个，虾仁20克，土豆40克

调料： 水淀粉1大匙，配方奶1/2杯

做法：

❶ 虾仁洗净，切碎；土豆去皮洗净，切成小丁。

❷ 在鸡蛋黄上面放虾仁、土豆、水淀粉、配方奶，放入蒸笼蒸熟。

温馨提示： 虾的直肠中布满了黑褐色的消化残渣，含有细菌。在清洗时，可用剪刀将虾头的前部剪去，挤出胃中的残留物，将虾煮至半熟，剥去甲壳，此时虾的背肌能轻易地翻起，可把直肠去掉，再加工成各种菜肴。

健康指南： 此菜味道鲜美，能增进宝宝食欲，且脂肪含量低，多吃不胖。

口腔溃疡

症状说明

　　口腔溃疡又称为口疮，是1～6岁儿童最易患的一种口腔黏膜疾病。口腔溃疡是发生在口腔黏膜上的浅表性溃疡，多发生在舌部、颊部等处，大小可从米粒至黄豆大小、呈圆形或卵圆形，溃疡面下凹，周围充血。溃疡具有周期性、复发性等特点。

保健提示

　　对嘴和喉咙有刺激的食物会让宝宝很难接受，容易下咽的无刺激性的食物对宝宝比较好。副食品要多加水煮或做成像果冻布丁一样。过于烫或咸的东西都不适宜。鸡蛋、豆腐、土豆、香蕉等容易下咽，还可以将西红柿、橘子等水果榨成汁饮用。

○ 宜

西瓜、苹果、香蕉、土豆、芹菜、南瓜、西红柿、牛奶、绿豆、豆腐、蜂蜜

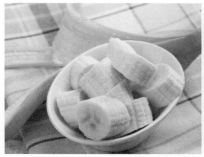
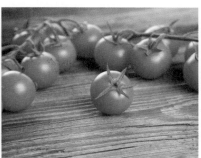

✕ 忌

辣椒、胡椒、花椒、姜、人参

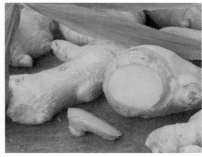
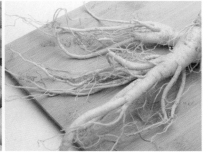

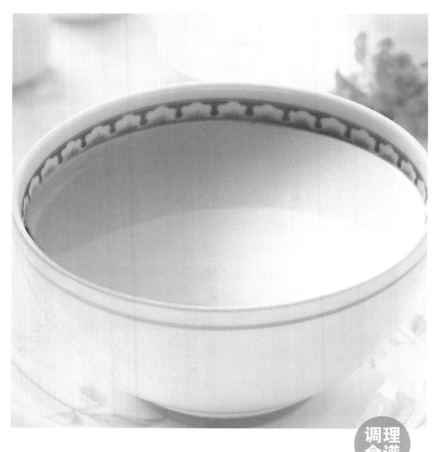

调理
食谱

水蜜桃香蕉稀粥

原料： 粳米、水蜜桃各10克，香蕉5克

做法：

❶ 粳米洗净后，加水浸泡；水蜜桃、香蕉去皮，煮熟，剁碎。

❷ 将浸泡后的粳米磨碎，加水煮成粥，最后将剁碎的水蜜桃和香蕉放进粥内煮烂。

温馨提示： 宝宝稍大后，可直接用粳米熬粥；水蜜桃和香蕉也可切成小块。水蜜桃可能会引起过敏，第一次喂食时要先观察宝宝是否有过敏反应。

健康指南： 水蜜桃中含有丰富的水分，患有口腔溃疡的宝宝需要多食用水分多的水果；水蜜桃还含有丰富的维生素C，能促进溃疡面快速愈合。

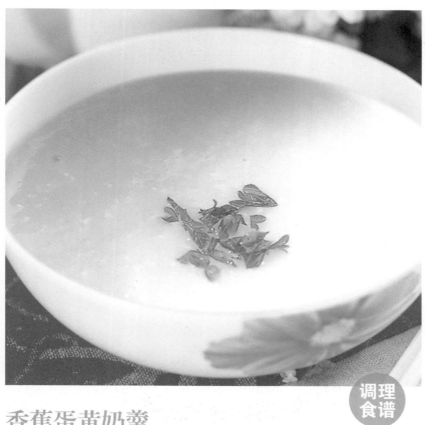

调理食谱

香蕉蛋黄奶羹

原料： 香蕉1根，鸡胸肉50克，鸡蛋黄1个

调料： 奶油1/2小匙，鲜奶100毫升，鸡高汤适量

做法：

❶ 香蕉去皮，捣碎；鸡胸肉洗净煮熟，撕成丝。

❷ 用奶油煸炒鸡胸肉，加入鸡高汤、鲜奶加热。

❸ 打入鸡蛋黄搅拌，熟后熄火，放入香蕉即可。

温馨提示： 鲜奶煮久了营养成分就会流失，一旦开瓶就要在2～3天内喝完，而且鲜奶容易串味，所以鲜奶不要和味道重的东西放在一起。

健康指南： 香蕉营养高、热量低，气味香甜，其富含的维生素A能促进生长，增强抵抗力；患有口腔溃疡的宝宝宜适当食用香蕉。

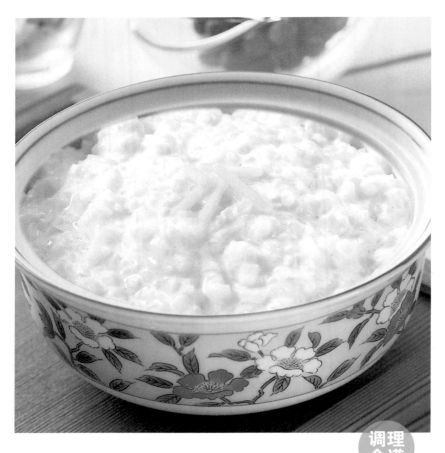

调理
食谱

苹果拌土豆

原料： 土豆50克，苹果30克，原味起司1/2片

调料： 松子粉1/2小匙

做法：

❶ 土豆去皮洗净，煮熟，捣碎；起司捣碎；苹果去皮洗净，捣碎，再放到水里煮到变透明为止。

❷ 土豆里放苹果和起司、松子粉拌匀。

温馨提示： 宝宝稍大后，父母可以将土豆和苹果切成小块供宝宝食用，以锻炼宝宝的咀嚼和消化能力。

健康指南： 土豆和香甜的苹果一起混合制作，能够改善宝宝因口腔溃疡引起的食欲不振，补充宝宝所需营养，增强宝宝的体质。

厌食

症状说明

小儿厌食是以小儿长期厌恶进食、食量减少为主要表现的疾病，在小儿时期很常见。小儿厌食的主要症状有：呕吐、食欲不振、腹泻、便秘、腹胀、腹痛和便血等。这些症状常出现在其他系统疾病时，尤其多见于中枢神经系统疾病及多种感染疾病。

保健提示

用南瓜、红薯等有天然甜味的食材来做食物，宝宝有时不愿吃，制作时可以做得爽滑一点。如果宝宝一直吃柔软的东西，咀嚼能力会下降，所以等适应一段时间后，要增加一些坚硬的食物。用海苔卷或汉堡等色彩和外形鲜明的食物来刺激宝宝的好奇心，也是一种好办法。

○ 宜

胡萝卜、青菜、苹果、梨、橘子、红薯、南瓜、牛肉、豆腐、海苔

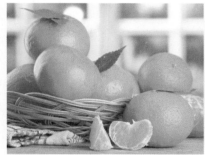
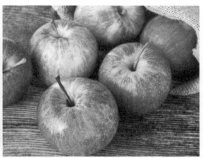

✗ 忌

辣椒、巧克力、胡椒、蜂蜜、糖类、肥肉、牡蛎、人参

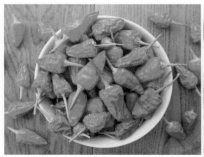
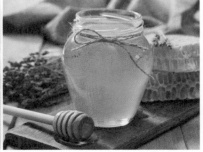

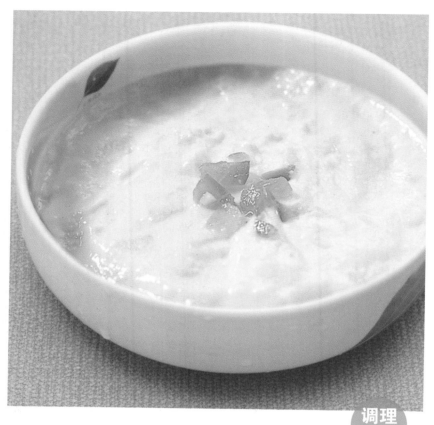

调理
食谱

水果布丁

原料： 鸡蛋黄1个，橘子、苹果各20克，梨10克

调料： 配方奶1/4杯，食用油适量

做法：

❶ 橘子榨成汁；梨和苹果去皮、籽，洗净，捣碎。

❷ 将蛋黄和配方奶拌匀，再用纱布过滤，随后放入橘子汁、苹果和梨。

❸ 在模具里抹一点食用油，倒入步骤2

的食材，用小火蒸即可。

温馨提示： 刚开始宝宝可能会因为梨的果粒而感觉不适，所以最好过滤后食用。

健康指南： 在鸡蛋黄和配方奶中添加苹果、橘子、梨这类温和香甜的水果，能去除蛋黄的腥味，让营养加倍，而且更能增加宝宝的食欲。

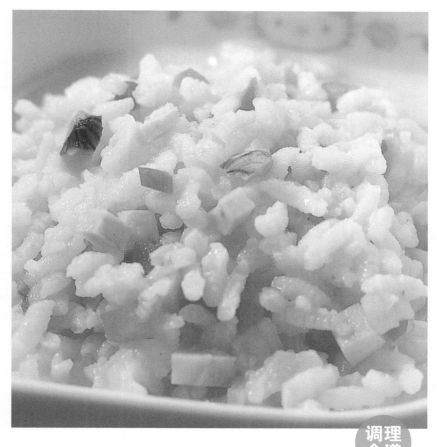

调理食谱

红薯核桃饭

原料：粳米、红薯各20克，胡萝卜10克

调料：核桃粉1小匙，香油少许，海带汤100毫升

做法：

❶ 红薯、胡萝卜去皮洗净，切成小丁；粳米洗净，加水浸泡。

❷ 在泡好的粳米里加适量水，放入红薯、胡萝卜做成饭。

❸ 在做好的饭里倒入海带汤、核桃粉加热，最后淋上香油。

温馨提示：红薯营养丰富、气味香甜，父母可以用红薯制作零食，以补充厌食期间宝宝所需的营养。

健康指南：红薯与米饭、胡萝卜、海带汤混合煮食，能让宝宝开胃，促进食欲。

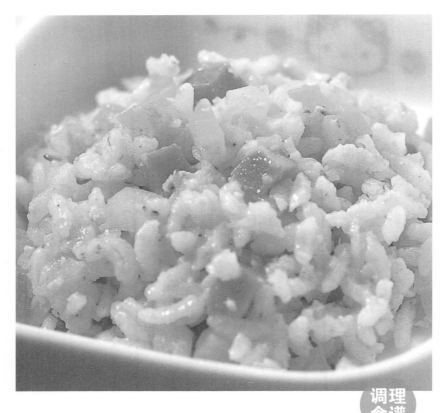

南瓜萝卜饭

调理食谱

原料： 软米饭50克，甜南瓜20克，胡萝卜5克，白萝卜、南瓜子各15克

调料： 香油、芝麻盐各少许

做法：

❶ 南瓜去皮、籽洗净，切成小丁；白萝卜、胡萝卜去皮洗净，切成同南瓜丁一样的大小；南瓜子洗净，捣碎。

❷ 平底锅里放香油，加入南瓜、白萝卜、胡萝卜和芝麻盐煸炒。

❸ 在软米饭里加入炒好的菜，再加水熬煮，最后放南瓜子煮熟即可。

温馨提示： 如果家里没有新鲜的米饭，也可用浸泡过的粳米代替，浸泡过的粳米充分吸收了水分，煮出来的粥又软又稠。

健康指南： 南瓜含有丰富的营养，南瓜子吃起来很香，将其捣碎放入锅中煸炒，最后加入米饭中，能使米饭闻起来香喷可口，激起宝宝的食欲。

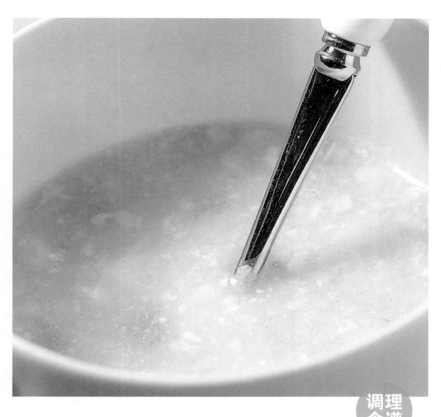

调理食谱

牛肉嫩豆腐粥

原料： 粳米、嫩豆腐各15克，牛肉20克，南瓜10克

调料： 香油、芝麻盐各少许，高汤90毫升

做法：

❶ 粳米洗净后，加水浸泡，将泡好的粳米磨成米浆；牛肉、南瓜洗净，剁碎。

❷ 在米浆里倒入高汤熬煮，放牛肉和南瓜煮熟。

❸ 最后加嫩豆腐煮沸，淋上香油、芝麻盐即可。

温馨提示： 还可以加一些青菜碎在粥里，使粥的颜色看起来更漂亮，更能引起宝宝的食欲。豆花比豆腐还要柔软，更适合不愿吃坚硬食物的宝宝食用。

健康指南： 牛肉是宝宝生长发育的重要营养来源，豆腐富含钙元素，易被宝宝消化吸收。粥中添加了颜色鲜艳的南瓜，能多方面补充宝宝所需的营养。

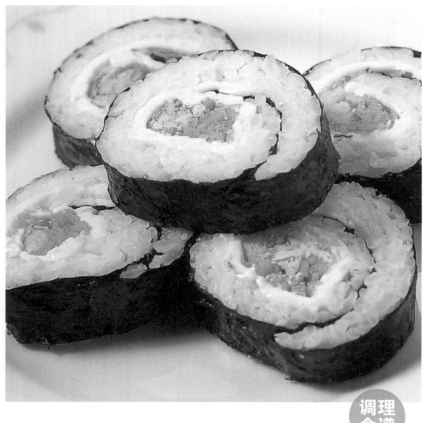

调理食谱

海苔包饭

原料: 软米饭40克,海苔1/4张,蟹肉20克,胡萝卜适量,原味起司1片

调料: 蛋黄酱1小匙

做法:

❶ 蟹肉氽烫一下,撕成丝,和蛋黄酱搅拌;胡萝卜去皮洗净,切丝,煸炒。

❷ 海苔烤好后放平,将软米饭、起司放上去,随后放蟹肉、胡萝卜,卷起来即可。

温馨提示: 宝宝如果还没有到吃饭的年龄,一般不喜欢拿汤匙,最好是能让他用手抓着吃,因此,海苔卷是这个年龄段宝宝的首选食物。

健康指南: 海苔浓缩了紫菜当中的各种B族维生素,其中硒和碘含量尤其丰富,这些营养物质可以帮助维持体内的酸碱平衡,有利于宝宝的生长发育。